I0067571

Le manuel complet sur la scoliose et la chirurgie pour les patients

Un regard impartial en profondeur :
qu'attendre avant et pendant l'opération de la scoliose

Par le docteur Kevin Lau D. C.
Avant-propos du docteur Siddhant Kapoor M.D.

PRENEZ VOTRE
SANTE EN MAIN

ΛCΛ Asociación Americana de Quiropráctica

L'Association Américaine de Chiropratique est heureuse d'accorder ce certificat de membre à

Kevin Lau, D.C.

Je certifie par la présente que ce docteur est membre de l'Association Américaine de Chiropratique, qui défend
les droits des patients et le remboursement des soins aux patients, et a promis de respecter le code d'éthique
de l'ACA fondé sur le principe fondamental que le but principal des services
professionnels des chiropracticiens bénéficiera au patient.

_____
Keith S. Overland, DC
President

_____
April 17, 2012
Date

BUT DE L'ACA
Procurer leadership dans les soins de la santé et une vision positive pour la profession chiropratique et son approche naturelle à la santé et au bien-être.
MISSION DE L'ACA
Préserver, protéger, améliorer et promouvoir la profession chiropratique et les services des docteurs chiropratiques pour le bénéfice des patients qu'ils servent.
LA VISION DE L'ACA
Transformer les soins de santé d'un accent sur la maladie en un accent sur le bien-être

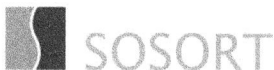

SOSORT

SOCIÉTÉ INTERNATIONALE SUR LE TRAITEMENT ORTHOPÉDIQUE ET RÉHABILITATION DE LA SCOLIOSE

En reconnaissance de sa contribution
aux soins et aux traitements conservateurs de la scoliose,

Kevin LAU, DC
Singapour

Est par la présente déclaré
Membre Associé de la SOSORT en 2012

_____
Stefano Negrini, MD,
Italie, Président

_____
Patrick Knott, PhD, PA-C,
Secrétaire Général

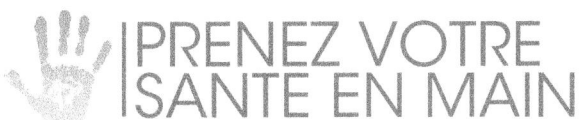

Le manuel complet sur la scoliose
et la chirurgie pour les patients

Sur l'auteur

Diplômé de l'Université RMIT de Melbourne en Australie et du Clayton Collège d'Alabama aux USA, le docteur Kevin Lau D. C. combine sa vie durant une éducation universitaire avec une pratique de la médecine naturelle et préventive. Son approche holistique, immensément fructueuse pour traiter la scoliose, essaye de libérer vos pensées aussi bien que l'esprit et l'organisme de toutes les séquelles de la maladie.

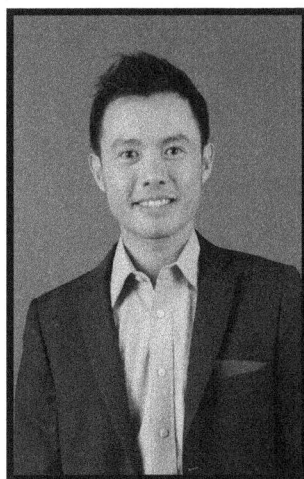

Remarquez la collection la plus étonnante de livres, de journaux, d'outils et de dispositifs pour vous aider sur le chemin de la guérison de la scoliose. Dr. Kevin Lau vous présente, comme jamais auparavant, des livres et des volumes riches en informations sur la scoliose et ceci d'une façon extrêmement lisible. Vous trouverez la meilleure forme de traitement naturel dans le bestseller d'Amazon « Votre programme pour la prévention et le traitement naturel de la scoliose ». Comme parfait accompagnement de ce dernier, « Votre journal de traitement naturel de la scoliose » est juste le compagnon dont vous avez besoin sur le chemin de la guérison. Pour vous guider dans la condition de parent, Dr. Kevin Lau vous apporte aussi le « Guide essentiel sur la scoliose et une grossesse sans complications », une compilation, innovante et sans précédent, de connaissance pratique sur la façon de prendre soin de la conception et de la grossesse avec une scoliose.

Étant un homme de son époque, Dr. Kevin Lau combine aussi parfaitement la technologie avec la pratique des services médicaux. Le DVD « Exercices pour la prévention et la correction de la scoliose » est la compilation d'exercices de correction la plus complète que vous pourriez avoir. Essayez aussi le nouveau ScolioTrack, la plus haut placée des Medical Apps sur iTune et le Scoliometer, l'état de l'art des applications qui peuvent vous aider à garder un œil sur votre déformation et contrôler vos progrès.

Après avoir ausculté des centaines de patients diagnostiqués avec la scoliose et d'autres maladies, Dr. Lau a découvert une méthode qui établit sans aucun doute possible et clairement les mérites d'un traitement non chirurgical de la scoliose.

Un ferme partisan de l'idéologie selon laquelle la santé et la maladie sont sous notre contrôle, Dr. Lau l'est devenu par sa propre expérience. Ses patients viennent de tous les horizons et de tous les âges, des plus jeunes enfants aux vieillards de quatre-vingt-dix-neuf ans. Dr. Lau a été honoré avec le « Best Healthcare Provider Award » d'un journal majeur de Singapour, le Straits Time Newspaper.

Au cours de sa carrière et fondé sur son expérience, Dr. Lau a acquis une expertise spéciale dans le traitement de patients atteints de scoliose, de diabète, de dépression, d'arthrite, de haute tension artérielle, de troubles cardiaques, de douleurs chroniques du cou et de mal dans le bas du dos et de fatigue chronique ainsi que de plusieurs autres « maladies modernes ». Dr Lau sait que le meilleur remède au monde provient de la nature et ne peut être produit en masse et commercialisé par un laboratoire.

La déclaration de Mission du Docteur Kevin Lau

La véritable cure de la scoliose est dans l'éradication des racines de sa cause. Je renforce ici mon engagement pour la recherche à démêler les facteurs qui causent la scoliose. La recherche actuelle est limitée à l'analyse de techniques chirurgicales et la pose d'appareils qui ne traitent que les symptômes et l'impact des désordres occasionnés. La recherche pour identifier et traiter le cœur de la cause de la scoliose offre encore un large éventail de possibilités.

Dans ce dessein, je promets de dédier une partie des bénéfices de la vente de mes livres à la recherche centrée sur la compréhension des racines de la cause de la scoliose, qui nous aidera à protéger nos générations futures de cette déformation de la colonne vertébrale largement répandue.

Avant-propos

Aujourd'hui, le genre humain est au mieux perplexe et déconcertant. La bousculade pour le zénith n'a jamais été aussi intense que maintenant. Avec les mécanismes comme Dieu les a donné, la médecine moderne et la science essaient de continuer le chemin du monde des recherches, des découvertes et des inventions étonnantes. Pour faire partie de ce scénario, y contribuer efficacement et y gagner comme désiré, il est impératif pour l'esprit et l'organisme d'être en forme parfaite. La maladie et des infirmités sont une partie intégrante de notre style de vie, particulièrement par suite des constituants négligents, malsains et des avantages de la vie moderne.

Lorsqu'il s'agit de l'impact et des dangers du style de vie sur notre existence, c'est notre corps, le mécanisme physique et biologique créé par Dieu qui prend peut-être l'impact maximal.

Et par-dessus cela, vient le bilan désastreux du composant qui soutient littéralement notre corps debout. La recherche récente a montré que des problèmes de dos incluant la scoliose deviennent vite la raison la plus souvent rapportée comme maladies fatales en EU.

« Le manuel complet sur la scoliose et la chirurgie pour les patients » est un effort pour comprendre la mécanique de la colonne vertébrale humaine d'une façon limpide. C'est un volume complet sur la scoliose, une des difformités les plus communes de la colonne. L'altération et la perturbation causées par la difformité sont discutées avec d'autres dimensions liées. L'auteur a disposé tous les aspects essentiels de la difformité dans une méthode point par point pour le lecteur pour comprendre et le rapporter à sa propre vie. De la raison pour laquelle la courbe arrive en premier lieu, à l'évaluation de sa gravité, de l'analyse des modes de traitement et finalement aux détails de la chirurgie corrective spinale, la publication couvre tout.

Dr. Siddhant Kapoor, M.B.B.S, D.N.B.
Chirurgien orthopédique

Première édition
Copyright © 2013 par Health in Your Hands Pte Ltd

Première édition imprimée 2013

Mise en page de la couverture par Nemanja Stankovic
Mise en page du livre par Nicoleta Zamfir

Tous droits réservés.

Aucune partie de ce livre ne peut être reproduite ou utilisée sous aucune forme ou par quelque procédé que ce soit, électronique ou mécanique, y compris la mise en mémoire et la récupération d'informations sans la permission écrite de l'auteur. A l'exception des chroniqueurs qui pourraient citer de courts extraits dans leurs critiques.

Dr Kevin Lau
302 Orchards Road #06-03
Tong Building (Rolex Center)
Singapore 238862

Pour plus d'informations sur le DVD d'exercices, le livre audio et l'application pour iPhone ScolioTrack, visitez :

www.HIYH.info
www.ScolioTrack.com

Imprimé aux Etats-Unis

ISBN: 978-981-09-0101-1

L'objet de ce livre est d'apporter des informations afin d'éduquer le lecteur. Il ne doit pas être utilisé pour diagnostiquer ou soigner des maladies et ne peut en aucun cas se substituer à un avis médical, une intervention chirurgicale ou un traitement. Toute conséquence découlant de l'application de ces informations sera de la seule responsabilité du lecteur. Ni les auteurs, ni les éditeurs ne pourront être tenus responsables d'éventuels torts causés ou prétendus être causés par l'application de ces informations. Les individus qui sont malades ou soupçonner de l'être sont fortement encouragés à solliciter l'aide d'un professionnel de la santé certifié avant de mettre en place le moindre protocole contenu dans ce livre.

Remerciements

Une ode à toutes mes personnes aimées, mes chers amis et par-dessus tout pour mes merveilleux patients, qui ont toujours été un soutien à toute épreuve et ont eu une foi inébranlable en mon travail, mes avis et mes conseils.

« Le manuel complet sur la scoliose et la chirurgie pour les patients » est consacré à tous mes associés qui m'ont aidé à développer ma propre théorie des travaux sur la colonne vertébrale, ses difformités et ses traitements.

Remerciements supplémentaires et crédits

Murielle Lucie Clement (*Traducteur, France*) - *Pour avoir traduit professionnellement et méticuleusement ce livre de recettes pour les lecteurs français.*

Nemanja Stankovic (*Graphiste, Royaume-Uni*) - *qui a donné le meilleur d'elle-même pour concevoir une première et une quatrième de couverture pour le livre extrêmement professionnelle et créative lui donnant ainsi une nouvelle définition propre.*

Adriana Nicoleta Zamfir (*Graphiste, Roumanie*) - *Pour avoir donné au livre une mise en page facile à lire, le rendant intéressant aussi bien qu'utile pour le lecteur et rendant le mélange artistique parfait de l'entière publication.*

Jennifer Carter (*Rédacteur, Physiothérapeute, USA*) - *Pour ses efforts méticuleux et infatigables à fournir une grande qualité, une source d'information authentique pour le lecteur et son attention inébranlable aux détails.*

Docteur James Carter (*Éditeur, docteur Médical, USA*) - *Pour m'aider à éditer et avoir fourni les informations de grande valeur que les patients ont le désir de connaître.*

Docteur Siddhant Kapoor (*Éditeur, docteur Orthopédique, Singapour*) - *Pour avoir fait la vérification des informations contenues dans ce livre et prêter sa connaissance inestimable sur la chirurgie.*

Jee Choi (*Modèle, Corée*) - *Pour clairement démontrer les exercices contenus dans ce livre.*

Jéricho Soh Chee Loon (*Photographe, Singapour*) - *Pour toutes les photos prises professionnellement.*

Ritwij Sasmal (*Illustrateur, Inde*) - *Pour toute son expertise créative, transmettant le sujet et le concept par images bien conçues et descriptives.*

Table des matières

PREMIÈRE PARTIE

Vue d'ensemble de la maladie

CHAPITRE I

Qu'est-ce que la scoliose?

Maintenant que vous avez compris le but de cet ouvrage que vous avez entre les mains, il est temps de vous guider et de vous en montrer le contenu. Dans ce chapitre, nous vous expliquerons tout sur la colonne vertébrale, sa structure de base et, le plus important, les diverses maladies et troubles qui peuvent l'affecter. Nous vous fournirons aussi une introduction détaillée sur la scoliose, une des déformations les plus communes de la colonne vertébrale. Vous comprendrez pourquoi cette déformation de la colonne vertébrale est considérée comme une condition nécessitant une approche multimodale, incluant des disciplines comme l'orthopédie, la physiothérapie, des traitements chirurgicaux, la chiropractie, et autres, en plus des principes essentiels relatifs à l'alimentation, l'exercice et aux modifications du style de vie.

Le scénario à l'heure actuelle

Chacun d'entre vous doit avoir été confronté à un agenda surchargé à un moment ou un autre. Comme tout le monde, vous avez probablement été tenté de vous engager dans beaucoup plus de buts et activités au quotidien que vous ou votre organisme n'était en mesure de supporter. A la poursuite du progrès, du succès et d'un salaire plus élevé, nous tous avons tendance à dépasser nos limites et à surcharger nos esprits et notre organisme.

Bien qu'il soit vrai que la mobilité et l'action soient essentielles à la vie, pousser votre organisme au-delà d'un certain point est en réalité contre nature. En conséquence, vos énergies physiques sont épuisées, votre esprit perd ses capacités et sa vitalité et, le plus important de tout, votre système physiologique commence à se rebeller.

La colonne vertébrale étant la base du corps humain, c'est donc elle, qui subit le choc principal du style de vie que vous menez. Composée de structures complexes, votre colonne vertébrale maintient votre corps, portant toutes les tensions de vos diverses activités quotidiennes.

Au début de cette section, nous parlerons d'une des parties les plus importantes de votre corps, la colonne vertébrale humaine. Nous vous expliquerons en détail ce à quoi votre colonne ressemble, ce dont elle est faite et, plus important encore, quels sont les problèmes que votre colonne peut développer.

1) Notre colonne vertébrale

Commençons par observer ce dont notre colonne est composée. La colonne humaine est une collection d'os connus comme les vertèbres, arrangés de façon à former une colonne. Votre colonne s'étend directement à partir du dessous de votre crâne jusqu'à votre coccyx, incluant et protégeant votre moelle épinière. Elle fournit aussi le support de votre poitrine, votre abdomen et votre bassin.

C'est votre colonne qui facilite la mobilité physique et la flexibilité de votre corps, vous permettant l'arc et la torsion, d'être debout, assis, de vous plier quand vous le voulez. En fait, il est intéressant de savoir que votre colonne soutient en réalité presque la moitié de votre poids corporel.

Regardons de plus près la structure de base de votre colonne. Après cela, nous verrons quels problèmes votre colonne peut vous donner, par suite d'une maladie, d'une défaillance ou d'autres problèmes.

Les composants clés de votre colonne

Votre colonne est composée de cinq sections principales ou parties. Commençant à la base du crâne, ces parties sont les vertèbres cervicales, thoraciques et lombaires, suivies par le sacrum et le coccyx au bout. Si vous le visualisez comme ceci, votre colonne ressemble à une pile de 33 os ou vertèbres, placés les uns sur les autres. En partant du cou vers le bas, vous aurez d'abord les 7 cervicales ou les vertèbres du cou, cliniquement mentionnées comme C1-C7. En vous déplaçant vers le bas, vous aurez alors, les 12 vertèbres thoraciques ou supérieures, connues comme T1-T12. Finalement, vous aurez les 5 vertèbres lombaires, qui sont mentionnées comme L1-L5. Comme vous vous déplacez encore plus vers le bas, vous aurez le sacrum et le coccyx, qui sont essentiellement les os fusionnés à la base de votre colonne.

La table ci-dessous vous donnera une description claire de l'emplacement de chacune des parties et leur rôle dans votre corps.

Nom	Localisation	Nombre d'os/ vertèbre	Référence clinique	Rôle clé
Vertèbre cervicale	Cou	7	C1-C7	Soutient votre tête, vous permet de secouer, pencher, courber, tourner votre tête et d'opiner
Vertèbre thoracique	Poitrine	12	T1-T12	Celles-ci sont attachées à vos côtes et procurent le cadre clé pour ces dernières
Vertèbres lombaires	Bas du dos	5	L1-L5	Pour porter la majeure partie du poids de votre corps supérieur
Sacrum	Pelvis	5 vertèbres fusionnées ensemble	S1-S5	Constitue le dos du pelvis.
Coccyx	Base de la colonne	4 vertèbres fusionnées ensemble	NA	Restes évolutionnaires de la queue chez d'autres espèces

La vertèbre

Comme nous venons de l'apprendre, les vertèbres sont les composants les plus critiques de votre colonne, avec le corps de la vertèbre comme la zone primaire de soutien du poids. Voyons maintenant de quoi les vertèbres sont composées et comment les problèmes peuvent surgir par l'usure normale ou la blessure de leurs composants.

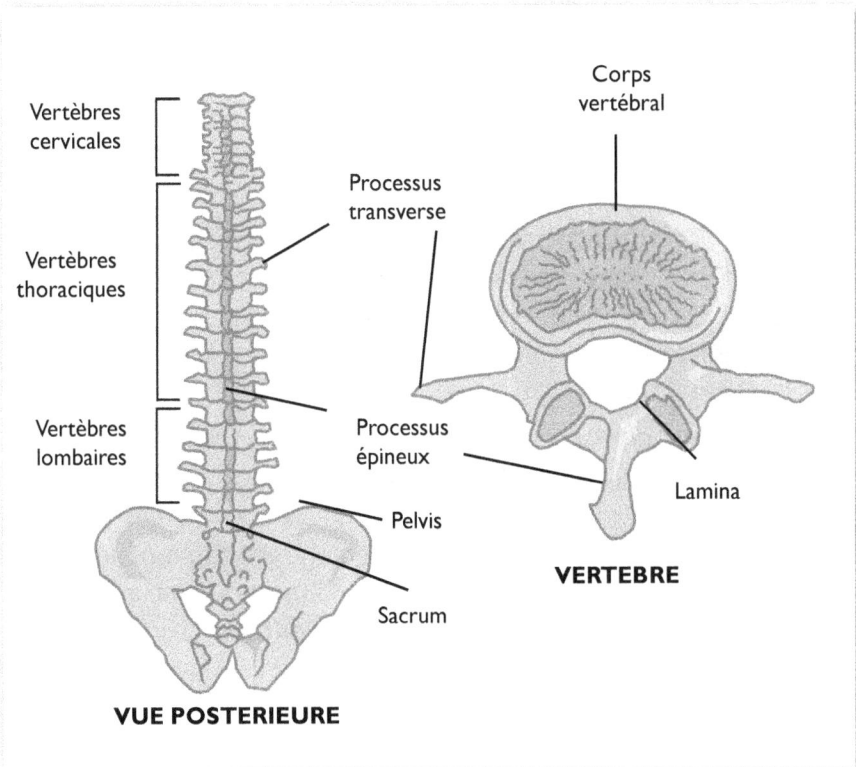

VUE POSTERIEURE

VERTEBRE

Chaque vertèbre est composée de et entourée par, une série de parties et des composants. Comprenons chacun d'entre eux avant d'aller plus loin:

- **Le Corps vertébral** – Ceci est la grande partie osseuse d'une vertèbre, semblable à un bloc, qui porte la majeure partie du poids de votre colonne.
- **Le Canal rachidien** – C'est le grand espace dans le centre de la vertèbre de la colonne, qui permet le passage de la moelle épinière.

- **La Lamina** – Elle couvre le canal rachidien, s'étendant du corps de la vertèbre et formant un anneau pour enfermer la moelle épinière, offrant sa protection du dos.

- **Le Processus épineux** – Une partie de la lamina qui s'allonge comme un bec sur le dos. Il s'agit de la partie de la colonne que vous sentez quand vous dirigez votre main en bas de votre dos.

- **Le Processus transverse** – Cette structure est orientée perpendiculairement au processus épineux, fournissant un attachement pour les muscles dorsaux.

- **Le Pédicule** – Il connecte la lamina au corps vertébral.

- **La Facette articulaire** – Semblable à tout autre articulation dans votre corps, les facettes articulaires sont les articulations de la colonne vertébrale. Chacune des vertèbres possède quatre facettes articulaires qui lui sont attachées. Tandis qu'une paire face le haut, l'autre face le bas. Chaque facette articulaire s'enclenche avec les vertèbres adjacentes qui prêtent ainsi plus de stabilité à la colonne.

- **Les Disques intervertébraux** – Ceux-ci sont les petites structures qui séparent les vertèbres, agissant comme des coussins doux, semblables à du gel entre elles. Un intervertébral ou un disque intervertébral est rond dans le diamètre et plat sur le sommet et le fond, et fermement attaché aux vertèbres au-dessus et au-dessous de lui. Ces disques aident à absorber la pression et empêchent aussi les os de frotter l'un sur l'autre. Chacun de ces disques est composé de deux parties, l'annulus fibrosus (l'anneau de cartilage fibreux) et le noyau pulposus (le noyau gélatineux/pulpeux). Tandis que l'annulus est la couche dure, extérieure, l'intérieur du cœur est connu comme le noyau. Un disque spinal ou intervertébral est peut-être l'amortisseur le plus fort et le plus important de votre corps. Il porte tout l'accent et la pression de votre style de vie incluant l'exercice et d'autres activités physiques. Chez un adulte normal, sain, le disque intervertébral est bien hydraté avec le noyau consistant en 80 % à 85 % d'eau et l'annulus consistant approximativement en 80 % d'eau. Par le processus normal de vieillissement et les changements biochimiques associés à votre organisme, le contenu global d'eau va probablement diminuer à 70 %. Tandis que l'on considère cette diminution d'une quantité du liquide comme une partie intégrante au vieillissement, c'est la dégénérescence au-delà de ce point qui forme le terreau pour une maladie de disque dégénérative.

Quelques mots sur la moelle épinière

Votre moelle épinière est un grand paquet de nerfs qui passe dans la cavité creuse dans le centre de votre colonne vertébrale, attachée au cerveau, et elle est une partie du Système nerveux central (CNS). Ces nerfs exécutent la fonction importante de retransmission des messages entre votre cerveau et le corps entier. D'environ 45 centimètres de long, ils s'étendent de la base du cerveau jusqu'à près de votre taille. Ces fibres nerveuses contiennent collectivement deux types de neurones du moteur, expliqués comme indiqué ci-dessous :

Les neurones moteurs supérieurs : Ceux-ci sont le composant primaire des fibres nerveuses situées dans votre moelle épinière.

Les neurones moteurs inférieurs : Ceux-ci sont présents dans les nerfs spinaux qui bifurquent la moelle épinière à intervalles réguliers vers le cou et le dos.

2) Les problèmes de la colonne vertébrale

Maintenant, nous savons que notre colonne est responsable d'une énorme série de fonctions que nous exécutons chaque jour. En fait, nous pouvons sans risque supposer qu'une colonne saine est la pierre angulaire d'une vie saine. D'où, il est impératif qu'un problème de n'importe lequel de la multitude des composants de la colonne, y compris les disques, les vertèbres ou les articulations puisse mener à une série de complications et de troubles, s'étendant aux défauts de naissance, à des blessures et des infections, aux tumeurs et à d'autres conditions comme la spondylarthrite ankylosante et la scoliose.

La douleur de disque intervertébral

Les experts divisent toutes les formes de douleur de disque intervertébral et des troubles dans deux larges catégories, à savoir :

Douleur axiale : Ceci est la douleur que vous sentez quand votre disque intervertébral lui-même est la source de douleur. Elle se produit quand vous avez une maladie de disque dégénérative, qui est essentiellement associée à l'usure à laquelle vos disques intervertébraux font face en raison du processus de vieillissement. L'amortisseur et l'espace entre vos vertèbres diminuent, menant plus loin à des petites larmes dans la partie extérieure du disque, aboutissant à la douleur discale.

Vue axiale du disque intervertébral

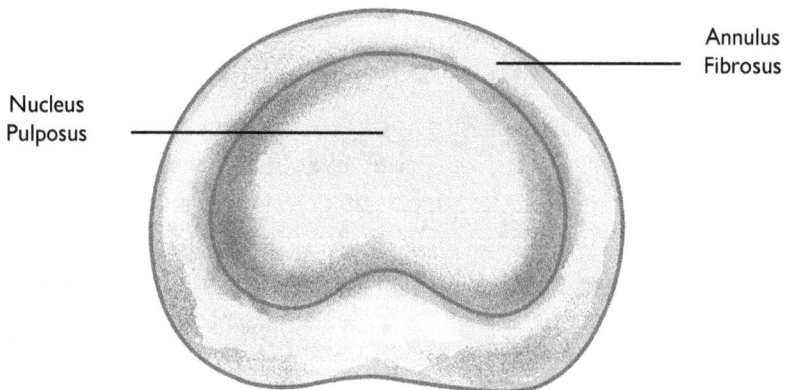

Annulus Fibrosus

Nucleus Pulposus

Le nucleus s'insère dans l'annulus, touchant/compressant une racine de nerf : Douleur radiculaire.

Types de problèmes					
Discopathie dégénérative	Fractures vertébrales	Difformités au plan coronal et sagittal	Maladie inflammatoire	Blessures de la colonne	Autres
Hernie discale (Cervicale, Thoracique et Lombaire)	Fracture par compression	Lordose	Spondylarthrite	Tétraplégie	Spina Bifida (dysraphie spinale) et dysraphisme spinal
Sténose spinale (Cervicale, Lombaire, Foraminale)	Fracture-éclatement	Cyphose	Spondylarthrite ankylosante	Paraplégie	Tumeurs discales (bénines et malignes)
Instabilité vertébrale	Fracture par flexion distraction	Scoliose			Spondylolyse
Spondylolyse	Fracture + dislocation	Hyperlordose			Spondylolyses
	Stable vs. unstable fracture				

Douleur radiculaire : Ceci est un type de douleur de racine de nerf qui voyage le long d'un des nerfs qui sortent de la colonne. Vous éprouverez une douleur radiculaire si le noyau intérieur se rompt, ou fuit à l'extérieur du disque des larmes dans l'annulus et entre en contact avec la racine du nerf. On connaît aussi ce phénomène comme l'hernie discale ou la rupture. Le noyau peut se rompre de part et d'autre du disque et peut finalement comprimer la racine du nerf, aussi connu comme un nerf pincé, causant la douleur radiculaire. Dans quelques cas, votre douleur pourrait ne pas être le résultat d'une compression de racine du nerf directe. Les petits fragments de noyau dans l'espace épidural peuvent aussi déclencher une réaction inflammatoire qui peut causer l'irritation à la racine du nerf adjacent, comme démontré par Jinkins dans son étude, où l'augmentation de la racine du nerf a été observée chez 5 % des patients qui se sont plaint de douleur dans la jambe ou le dos. Mis en termes profanes, cette recherche implique qu'un nerf pincé, comme expliqué ci-dessus, peut en réalité causer la douleur dans le dos ou même la jambe, quoique les deux puissent sembler sans rapport.

La table ci-dessous vous donne une vue détaillée de toutes les maladies communes et les troubles qui peuvent arriver en raison de votre colonne.

Dans le but d'une étude sélective, nous nous concentrerons ci-après seulement sur le sujet de la scoliose. Nous présenterons des informations approfondies sur les aspects divers de la condition, de son contexte historique, des catégories et des facteurs causatifs aux gens qu'elle pourrait affecter le plus. Finalement, nous discuterons aussi des options de traitement diverses, y compris l'importance de mettre en œuvre des mesures correctives dès le début, et de recourir finalement à la chirurgie si d'autres options de traitement ne sont pas efficaces.

3) Scoliose - Le trouble de la déformation

Comprendre la scoliose

La scoliose est définie comme une condition locomotrice qui a une déviation latérale anormale de la colonne comme sa caractéristique principale.

La colonne vertébrale d'un individu avec la scoliose se plie latéralement dans une courbe qui peut ressembler à la lettre "S" ou la lettre "C".

En général, la scoliose peut se développer dans l'une ou l'autre partie : thoracique (le milieu du dos) ou lombaire (le bas du dos), avec la déviation en étant vue en conséquence.

La condition peut encore être empirée par d'autres difformités liées comme lordose, la courbure intérieure ou l'avancée de l'arc dorsal, ou cyphose, la déviation extérieure ou l'arrondissage postérieur dorsal.

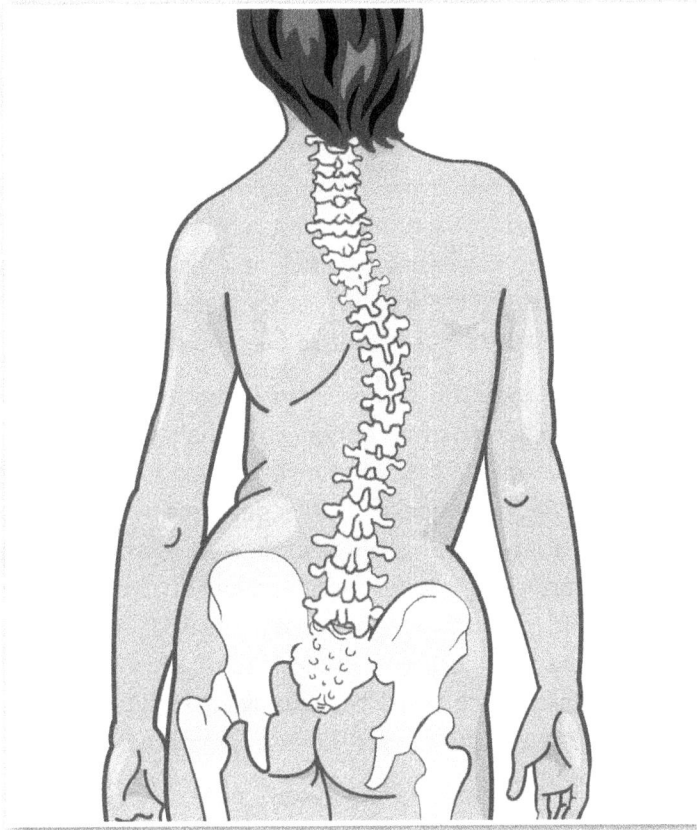

En termes simplifiés, la scoliose est une forme de difformité spinale, ce qui signifie que c'est un état dans lequel la colonne a dévié de sa forme normale. i.e. une ligne droite. Cette condition médicale tire son nom de « skoliosis », le mot grec pour « la courbure ». Quoiqu'elle puisse avoir été abordée d'une façon différente, la scoliose a été reconnue depuis longtemps, cette condition étant mentionnée souvent dans les tous premiers antécédents médicaux.

Un trouble locomoteur assez commun, la scoliose est plus généralement identifiée dans la tranche d'âge de 10-15 ans, quoiqu'elle puisse affecter des adultes et des enfants plus petits aussi. Les statistiques montrent qu'au moins 2-3 % de la population des États-Unis souffrent de la scoliose, ce qui porte à 6 millions de personnes aux seuls États-Unis. Selon les évaluations de la Société de Scoliose Internationale, une femme sur neuf est susceptible d'être affectée, tandis que le nombre d'hommes va probablement être moindre. Dans le chapitre suivant, nous parlerons en détail des causes de la scoliose et aussi des facteurs qui font qu'un certain groupe d'adultes et d'enfants soient plus enclins à la scoliose.

Dans quelques cas, la déviation de la colonne pourrait en réalité se développer comme une réaction à un autre problème fonctionnel du corps. Des exemples communs pourraient être un spasme dans les muscles du dos, une divergence dans la longueur des jambes ou une position incorrecte sur une très longue période de temps.

Cependant, les experts s'interrogent toujours de savoir si la scoliose est principalement une condition spinale, au moins dans ses étapes initiales. Quoique le mécanisme réel qui cause la scoliose reste encore à être spécifiquement défini, la recherche a montré un manque possible de développement approprié dans le centre de contrôle postural automatique du rhombencéphale ou du tronc cérébral. En raison de ce déficit neurodéveloppemental possible, le mécanisme humain ne peut pas coordonner la croissance rapide à laquelle le corps fait face dans l'adolescence. Vous lirez plus avant sur le rôle possible de la génétique dans la cause de la scoliose au Chapitre 2.

Référez-vous au diagramme ci-dessous pour une vue généralisée sur la progression de la scoliose et des options de traitement possibles aux étapes diverses.

Ce que la scoliose vous fait ?

Quand vous avez la scoliose, votre apparence physique pourrait donner les signes indicateurs de votre condition, particulièrement en y regardant de plus près. Puisque la scoliose à propos de l'asymétrie physique et du déséquilibre, le trouble se manifeste lui-même en forme d'attributs physiques.

Ainsi, qu'arrive-t-il vraiment à votre apparence quand vous avez la scoliose ? Ici, nous avons inscrit certains des changements les plus importants et des divergences dans la symétrie de votre corps que vous ou d'autres pourriez remarquer:

- Différence entre la longueur de vos jambes
- Différence entre la hauteur de vos épaules ou hanches
- Votre tête peut ne pas sembler être centrée
- Proéminence de la cage thoracique ou d'un omoplate, particulièrement quand vous vous courbez en avant
- Une courbe apparente dans la colonne
- Le pantalon ou même les ourlets peuvent pendre inégalement

Les spécialistes croient fortement que la scoliose devient finalement une condition qui affecte le corps entier. Il englobe votre système entier et peut avoir un impact sur des fonctions physiques multiples. En fait, idiopathique la scoliose est souvent mentionnée comme un trouble à multiples facettes qui peut avoir un impact sur les 5 systèmes d'organe vitaux incluant le digestif, le musculaire, l'hormonal, le squelettique et le neurologique.

Quelques domaines spécifiques d'impact pourraient être:

- N'importe quelle partie du système squelettique, y compris les côtes (difformité des côtes), la colonne et le bassin
- Le système nerveux central et le cerveau (CNS)
- Les systèmes hormonaux et digestifs
- Le cœur et les poumons (essoufflement)
- Une douleur chronique

L'image à la page suivante dépeint plus clairement la colonne courbée.

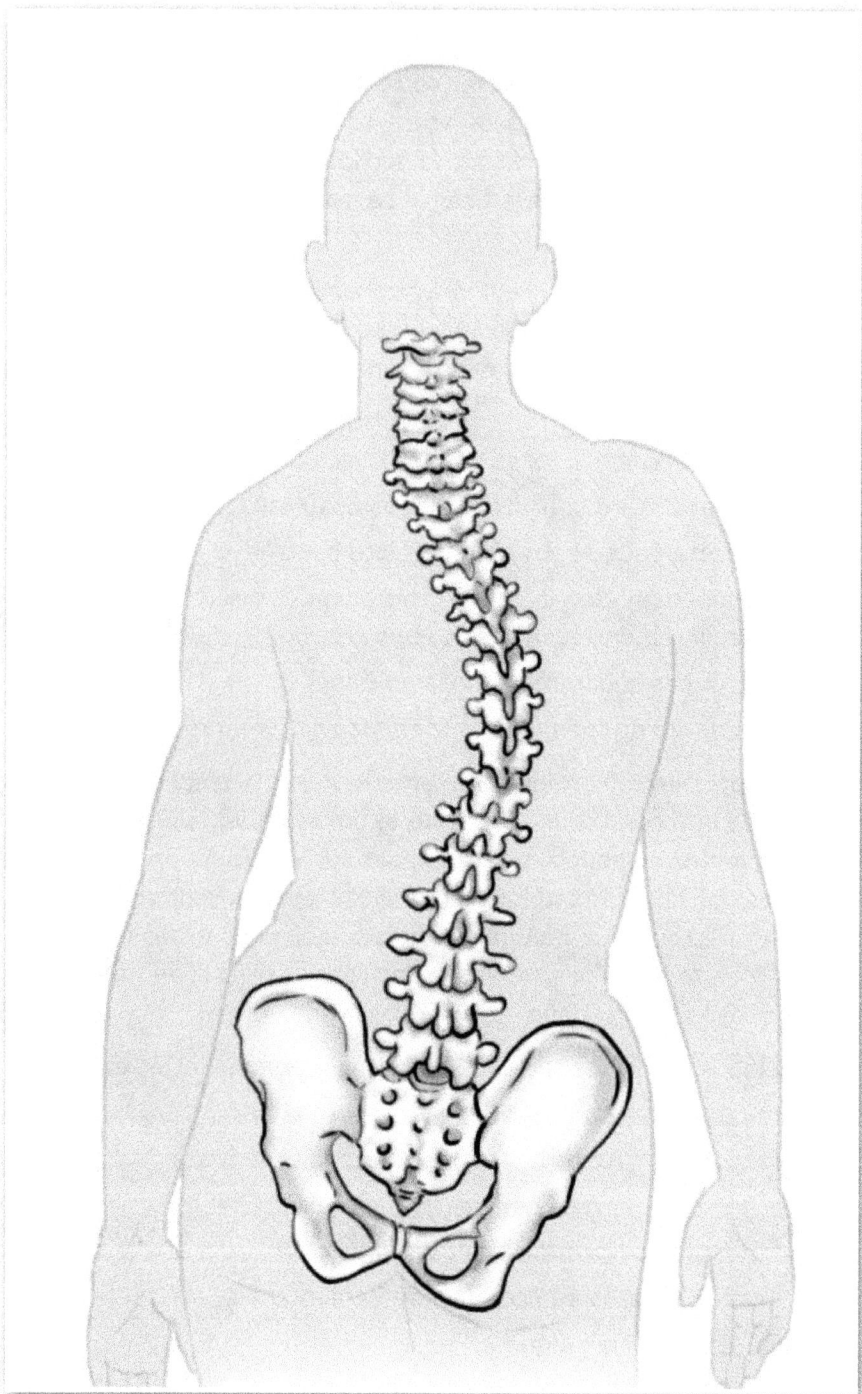

L'histoire du Traitement

La toute première mention d'une condition semblable à la scoliose est trouvée dans les annales d'histoire par Hippocrate, dans les 400 av. J.-C. Une courbure dans la colonne était plus souvent observée chez des jeunes filles, particulièrement celles avec une ménarche retardée.

Historiquement, la scoliose était souvent soumise au conventionnel « attends et observe », une approche où on s'est attendu à ce que la courbure progressant lentement ait fait halte ou, mieux, s'inverse toute seule. Malheureusement, la scoliose chez de jeunes adolescents est souvent écartée comme faisant partie de la croissance et gagne l'attention seulement quand la douleur est extrême, ou que l'inconfort ou l'incapacité commencent à faire surface. Jusqu'à il y a quelques années, on avait souvent l'habitude de choisir l'appareil orthopédique comme première option de traitement adoptée à cette étape pour limiter la courbure. Pour être efficace, les appareils doivent être portés pendant une longue période de temps et peuvent souvent limiter le niveau d'activité de l'individu concerné.

Pourquoi la prévention précoce est-elle importante?

Dans la continuation des susdits, la science donne de nombreuses preuves pour indiquer que la scoliose, jusqu'à ce qu'elle progresse à un certain niveau, est toujours dans le royaume de la prévention et du revirement. Puisque le stade ultérieur de progression de la scoliose a une corrélation forte aux facteurs exogènes, il pourrait être possible d'inhiber ou même de renverser la progression de la courbure dans les étapes initiales elles-mêmes.

A la naissance, la colonne d'un être humain ressemble à une ligne droite. Cependant, comme cette difformité spinale particulière commence à survenir, la ligne droite commence lentement à prendre la forme de la lettre 'S' ou 'C'. Ainsi, qu'est-ce qui serait plus facile ? Devra-t-il empêcher la ligne droite de se métamorphoser en 'S' ou la courbure de 'C' alors qu'elle change lentement ? Ou autrement, devra-t-il changer la forme du 'S' ou la courbure du 'C' une fois qu'elle s'est en réalité développée, comme nous essayons de le faire avec l'utilisation d'appareils et la chirurgie finale ? C'est pour cette raison que la science moderne essaie de mettre plus l'accent sur des facteurs comme la première détection, la manipulation physique, la modification diététique, le régime de santé approprié et bien sûr des changements de style de vie.

Jetons un rapide coup d'œil sur les 5 raisons pour lesquelles une approche holistique impliquant des mesures correctives pourrait aider beaucoup plus que le port d'appareils ou la chirurgie pour ce trouble.

1. Les appareils peuvent être très inconfortables.
2. Les appareils ne vous assurent pas du revirement complet de la condition.
3. La chirurgie peut être compliquée et comporte un risque inhérent.
4. Chez de jeunes adolescents, les appareils peuvent affecter le niveau de confiance et peuvent mener au développement d'un complexe d'infériorité.
5. Le revirement complet ne pourrait pas être possible avec des appareils ou de temps en temps, même la chirurgie

Il y a une autre raison pour laquelle l'intervention précoce et une approche holistique pour le traitement sont nécessaires. Puisque la scoliose est une condition progressive, la courbure peut continuer à avancer même après que la maturité squelettique complète ait été réalisée.

La recherche démontre, en juste proportion, qu'indépendamment de votre âge, mesure de la courbe ou de l'histoire génétique, la première détection et des mesures correctives initiales améliorent en grande partie vos chances de guérison de façon systématique.

Dans la partie postérieure de ce livre, vous lirez des options de traitement diverses disponibles et leur pro et contra pour vous aider à décider l'option de traitement la plus appropriée pour vous.

Des faits intéressants que vous devez connaître!

Quelques personnes croient encore que la scoliose pourrait résulter de facteurs comme le transport de lourds articles, la participation à des activités sportives, des positions incorrectes ou une inégalité mineure dans la longueur de membres inférieurs. Quoique ceci ne puisse pas être absolument vrai, la recherche montre clairement que ces facteurs peuvent augmenter le niveau de défaut d'alignement spinal, aggravant ainsi la condition.

→ Les jeunes filles auront probablement plus la scoliose que les garçons.

→ La scoliose a existé et a été même identifiée dans l'âge d'Hippocrate.

→ C'est arrivé à un joueur de golf!

Histoires vraies de scoliose: la chirurgie

La scoliose est une condition assez commune et peut affecter des individus à travers des contextes de santé et des tranches d'âge différents.

Tracy (le nom est changé), une grande joueuse de golf, avait simplement 11 ans quand elle a été diagnostiquée avec la scoliose lors d'un examen à son école. Il est tout à fait étonnant de savoir comment Tracy, maintenant une joueuse de golf professionnelle et une étoile en Tour de LPGA, a atteint le pinacle après le passage d'un cas de scoliose progressive sévère et une chirurgie également difficile.

Après avoir été d'abord examinée, Tracy a porté un appareil pendant une longue période de 7 ans 1/2 pour aider à redresser sa déviation. Quoiqu'elle ait porté l'appareil environ 18 heures chaque jour, une fois qu'elle l'a quitté à 18 ans, sa courbure a continué à progresser rapidement, la laissant avec la chirurgie pour seul choix. Une chirurgie corrective a été effectuée dans laquelle une tige simple et 5 vis ont été insérées dans sa colonne. Elle a porté un appareil pendant 3 mois postérieur à la chirurgie et investi 6 autres mois dans la réadaptation au golf après sa chirurgie.

Avec une colonne équilibrée et un corps plus sain, Tracy continue aujourd'hui à jouer et exceller dans le sport de son choix, malgré les chances qui étaient une fois contre elle.

CHAPITRE 2
Quelles sont les causes de la scoliose ?

Maintenant que vous savez ce qu'est la scoliose, il est temps d'en connaître les causes. Dans ce chapitre nous évoquerons les causes de la scoliose et vos chances d'en être affecté. Vous apprendrez aussi pourquoi certains individus y sont vulnérables et pourquoi.

Saviez-vous qu'aux USA, environ une personne sur mille souffre de scoliose ou d'une déviation de la colonne vertébrale de plus de 25 degrés ?

Maintenant, vous savez que « scoliose » est le terme usité pour définir une difformité de votre colonne vertébrale. Votre colonne vertébrale, à laquelle on référera généralement comme une forme crochue, commencera doucement à ressembler à la forme d'un « S » ou d'un « C » en opposition à une ligne droite à laquelle elle est supposée ressembler. Voici quelques questions que vous pourriez vous poser. Est-ce quelque chose avec laquelle vous êtes né ? Est-ce causé par votre style de vie ? L'avez-vous hérité de vos parents ou de vos grands-parents ? Est-ce que vos nerfs y ont un rôle à jouer ?

Alors que ces questions pourraient vous rendre anxieux, continuez la lecture pour obtenir la réponse à toutes vos interrogations.

Pour commencer, essayons de comprendre comment la scoliose a été perçue dans l'histoire. Aux XVIIIème et XIXème siècles, on pensait que la scoliose était causée par une mauvaise posture ou de mauvaises attitudes posturales.

La meilleure façon de comprendre la scoliose est de la regarder de trois manières différentes:

1. Des raisons physiologiques et dégénératives, comme l'âge, la maladie, un trauma et autres.
2. Des raisons neurologiques, développées à la naissance (congénitales) ou plus tard.
3. Des raisons inconnues et non identifiées (causes idiopathiques).

Avant d'aller plus loin dans les raisons qui procurent la scoliose, il est en premier important de savoir que 80% des cas de scoliose sont idiopathiques de nature, ce qui implique qu'il n'y a aucune cause identifiable. Les incidences de scoliose idiopathique sont si répandues, qu'elles peuvent être divisées en sous-catégories, telles que :

- Idiopathique infantile
- Idiopathique juvénile
- Idiopathique adolescente
- Idiopathique adulte

Curieusement, la scoliose idiopathique est la plus courante chez les filles jeunes, et spécialement pendant les poussées de croissance de la puberté. Vous lirez sur chacune de ces sous-catégories dans les chapitres ultérieurs de ce livre.

Dans la section suivante, nous discuterons en détail, chaque cause possible de la scoliose, fondée sur l'évidence des cas de patients qui en sont atteints, l'histoire médicale des membres de leur famille, les facteurs environnementaux qui prédisposent et ainsi de suite.

Les causes dégénératives et physiologiques

Votre corps subit des changements sans cesse. Des facteurs comme l'âge, des accidents, votre style de vie, des maladies altèrent constamment l'état de votre santé. Dans cette sous-section, nous discuterons diverses causes physiologiques et maladies qui peuvent conduire à un début de scoliose.

Important à savoir

Il y a une ligne très mince entre une cause musculaire de la scoliose ou une cause neuromusculaire. Alors que les causes musculaires sont seulement reliées à une raison musculaire, une cause neuromusculaire est reliée à une action combinée ou à l'anormalité de nerfs qui auront un impact sur le mécanisme des muscles ou vice-versa

La dégénérescence et l'âge sont l'un des exemples majeurs de changements physiques qui peuvent conduire à la scoliose. Une condition, qui se développe la plupart du temps après 50 ans, est caractérisée par la dégénérescence des disques et peut être associée avec une déformation de la colonne.

Quelques-uns des incidents spécifiques, maladies et anormalités physiques qui peuvent être reliés à la scoliose incluent :

→ Des fractures ou des lésions de la colonne vertébrale

→ L'ostéoporose

→ Des grosseurs anormales ou des tumeurs de la colonne vertébrale. Syringomyélie, un trouble dans lequel des kystes se développent le long de la colonne vertébrale est un exemple de la façon dont une grosseur anormale peut causer une scoliose.

→ Un patron anormal de croissance ou de fonctionnement musculaire, comme démontré dans le cas d'un trouble dans la croissance des muscles para vertébraux, pourrait être la cause possible d'une scoliose idiopathique.

→ La paralysie des muscles et la tension d'une fracture.

→ Dans certains cas, les anormalités de la moelle épinière et du tronc cervical peuvent jouer un rôle significatif dans la progression de la déviation.

Il y a aussi des études qui suggèrent qu'un déséquilibre dans les muscles autour des vertèbres peut exister. A cause de ce déséquilibre, toute déformation ou distorsion qui puisse exister ira en progressant avec l'âge.

Toutefois, il y a d'autres causes physiologiques qui pourraient mener à une scoliose provisoire ou non structurelle. Dans ces types de scoliose, la colonne vertébrale est normale et la déviation est le résultat d'autres causes, comme une différence dans les longueurs de jambes, des spasmes des muscles, l'appendicite ou d'autres conditions semblables. Vous lirez sur ce type de scoliose dans les sections à venir.

Les causes neurologiques

Il y a des études suffisantes pour montrer que n'importe quelle forme de perturbation du système de réflexe postural peut conduire au développement d'une scoliose[1,2]. Avant que vous ne lisiez davantage, regardons de plus près le concept d'équilibre postural. La scoliose est supposée être associée étroitement avec l'alignement postural naturel de votre corps et son schéma. N'importe quelle anomalie ou même une déviation mineure du modèle postural normal et équilibré peut être liée à la scoliose à deux niveaux différents :

→ Un déséquilibre postural initial peut conduire au début d'une scoliose.

→ L'importance du déséquilibre postural peut déterminer le degré de la déviation.

Souvent nommée la troisième cause principale, après les causes idiopathique et physiologique, la cause neurologique peut conduire à ce qu'il est convenu d'appeler la cause neuromusculaire. Un nombre de troubles ou de maladies neurologiques peuvent causer ce type de scoliose à se développer. Plus spécifiquement, ces maladies qui peuvent vous rendre plus vulnérable à développer une scoliose incluent :

- La paralysie cérébrale
- La myopathie primitive progressive
- La poliomyélite (Polio)
- Le myéloméningocèle
- Les myopathies

• Spina-bifida

De plus, la scoliose peut aussi se développer due à des causes dégénératives variées comme la spondylite. D'autres facteurs comme une lésion de la moelle épinière ou une lésion cérébrale traumatique peuvent aussi être une cause reliée.

Dans la majorité de tels troubles, les enfants ont en réalité des troncs faibles qui ne peuvent pas soutenir le poids de leurs corps, pour cette raison leur colonne commence à se courber en une forme de long 'C'. Chez des enfants nés avec de tels troubles, les signes initiaux de scoliose pourraient prendre du temps à se développer, mais ils apparaissent invariablement avant qu'ils n'atteignent l'adolescence. Par exemple, presque 80 % d'enfants nés avec la myélodysplasie commenceront à montrer les symptômes de scoliose à l'âge de 10 ans[3]. Ceci est essentiellement un terme donné à un groupe de troubles dans lesquels la moelle osseuse ne fonctionne pas d'une façon normale. En raison de ceci, elle produit une quantité insuffisante de cellules sanguines, ce qui conduit à encore plus de complications.

De plus, même les blessures au cerveau peuvent aboutir au développement d'une déviation de la colonne vertébrale. Un exemple typique dans le cas où un déséquilibre cinétique est dû à la tension sous occipitale (KISS)[4]. Il s'agit d'une blessure à cette partie du cerveau qui est responsable de coordonner le moteur et l'apport sensoriel. Ce défaut est souvent trouvé chez les nouveau-nés qui ont souffert du trauma de naissance comme en raison de grossesses multiples, de naissances multiples, de délivrances entravées ou prolongées, de délivrances assistées, de césariennes et d'autres cas de ce genre.

Est-ce que l'hérédité joue un rôle ?

La recherche moderne a placé un accent de plus en plus important sur l'influence de la génétique dans le développement de la scoliose. La science de l'épigénèse suggère qu'un individu qui est plus vulnérable à la scoliose peut reformer son code génétique par un style de vie modifié et un régime d'exercices.

La recherche démontre maintenant avec des preuves concrètes que les gènes jouent un rôle important dans le développement de la scoliose. Une étude publiée dans le journal, Nature Genetics, indique la possibilité d'une corrélation directe du gène GPR126 et le début d'une scoliose idiopathique adolescente[5]. En fait, les experts ont suggéré qu'il y a une forte possibilité pour un individu à développer la scoliose si quelqu'un d'autre dans la famille est aussi atteint, cliniquement il est mentionné comme le composant familial.

Les experts ont aussi trouvé une anomalie héréditaire particulière qui affecte la perception ou la coordination. Chez des enfants souffrant de la scoliose, ce défaut va probablement contribuer à une croissance inhabituelle dans la colonne. Par exemple, le syndrome du Tourneur, qui est une maladie génétique des femmes et est connu pour affecter le développement physique et reproducteur, peut probablement être associé à la scoliose.

Une forte preuve a été établie par des études multiples indiquant un rôle possible de l'hérédité comme cause de la scoliose. Les découvertes de Wynne-Davies suggèrent un fort schéma d'hérédité, pointant vers un gène dominant simple ou des gènes multiples contribuant collectivement au développement du trouble[6]. D'autre part, Cowell et al. suggère que le trouble est principalement lié à une hérédité, lié probablement à un gène dépendant du genre[7].

Cependant, l'observation est également troublante où dans le cas de vrais jumeaux, un des enfants de mêmes parents peut avoir la condition tandis que les autres restent épargnés[8].

Les marqueurs génétiques

Des recherches récentes font allusion à un rôle probable d'une variation dans le gène CHD7, qui peut rendre des individus plus enclins à une scoliose idiopathique[9]. De plus, les chercheurs à l'hôpital écossais pour Enfants, le Texas Scottish Rite Hospital, parlent aussi des gènes CHL1 et DSCAM comme les marqueurs probables pour la scoliose idiopathique[10]. Selon les experts de l'hôpital, ces deux gènes participent au processus de croissance du nerf, guidant la direction dans laquelle la moelle épinière est censée grandir. Une perturbation de tels mécanismes en raison du mauvais fonctionnement des voies nerveuses peut être tracée au début d'une scoliose.

Les chercheurs soulignent, que jusque récemment, la scoliose a été vue exclusivement comme une maladie osseuse. Mais, cette perception change maintenant rapidement en raison de la recherche actuelle qui indique la présence possible des sentiers neurologiques étant responsables de cette difformité spinale.

Certaines des maladies génétiques qui peuvent inciter des anomalies physiques associées à la scoliose comprennent:

- Syndrome de Marfan
- Syndrome d'Ehlers-Danlos
- Neurofibromatose
- Ostéopétrose génotypique (ou maladie d'Albers-Schönberg)
- Ataxie de Friedreich
- Polyarthrite chronique évolutive
- Ostéogenèse imparfaite
- Syndrome de Cushing

Parmi la population totale affectée par la scoliose, il y a une haute incidence de nouveau-nés qui sont nés avec des difformités spinales. L'état est mentionné comme la scoliose congénitale, qui peut développer une colonne vertébrale déformée ou mal formée. Dans de telles situations, il peut y avoir quelques problèmes avec la formation de la colonne vertébrale. Des exemples communs sont l'hémi vertèbre ou une vertèbre coincée. De plus, il est aussi possible que les vertèbres ne soient pas jointes ensemble correctement ou soient jointes ensemble dans des blocs. Vous lirez plus avant sur la scoliose congénitale au Chapitre 3.

Hormones, Enzymes et Processus du Corps

Quoique le système endocrinien soit une unité différente du corps humain, il y a eu une étude qui indique la possibilité d'anomalies hormonales comme étant une cause de scoliose. Considérerons le cas de mélatonine, qui est une hormone sécrétée par le cerveau et est relatée au schéma du sommeil et de la croissance. A cause d'un certain ensemble de facteurs génétiques, les niveaux de mélatonine dans le sang peuvent diminuer, ce qui peut à son tour affecter le tonus musculaire et le développement pendant le sommeil. Au fil du temps, ceci va probablement avoir un effet d'aggravation sur la déviation de la colonne. Dans une étude pertinente sur des poulets, on a pu observé que des injections de mélatonine administrées dans l'organisme d'individus ayant une épiphyse déficiente, pouvaient prévenir le développement de la scoliose[11].

De plus, on a aussi observé qu'une déficience de mélatonine peut avoir un effet indésirable sur l'activité de la voie vestibulospinale. En outre, une telle transmission de signal détériorée du cerveau aux centres de contrôle postural peut probablement mener à une déviation dans le modèle normal des activités des muscles dorsaux. D'autre part, la recherche indique une corrélation entre les niveaux accrus de l'enzyme connue comme la metalloproteinase matricielle et la maladie de disque dégénérative et la scoliose.

D'autres déficiences qui peuvent être associée avec la scoliose sont traitées plus bas:

→ Magnésium. La déficience de nutriments vitaux comme le magnésium a été liée au prolapsus mitral (ou prolapsus de la valve mitrale) et aussi avec le début et la progression de la scoliose.

→ Vitamine K. La déficience de vitamine K peut être liée à des saignements durant anormalement longtemps et avec l'ostéoporose et, éventuellement, avec la scoliose.

→ Vitamine D. La déficience de vitamine D peut être la cause de rachitisme, qui peut conduire au pectus excavatum, le terme clinique donné à une poitrine creuse qui peut être associée avec la scoliose.

→ Un taux bas de l'hormone estrogène a souvent été lié à l'ostéoporose et l'ostéopénie, toutes les deux associées à la scoliose.

Ainsi, voyons-nous que des anomalies hormonales, peuvent aussi induire la scoliose chez des patients divers, du moins jusqu'à un certain point.

Posez-vous les questions suivantes :

– Ressentez-vous constamment une douleur ou un malaise non diagnostiqués dans votre dos ?

- Souffrez-vous d'une des maladies physiologiques ou neurologiques mentionnées plus haut ?
- Est-ce que quelqu'un dans votre famille souffre d'une des maladies mentionnées ?
- Avez-vous eu dans un passé récent un accident ou avez-vous fait une chute dont vous ressentez encore la douleur ?
- Est-ce que votre apparence physique donne des signes apparentés à la scoliose ? (discutés ultérieurement au chapitre 4)?

Dans les chapitres suivants, vous lirez davantage à propos de ces signes possibles de scoliose et comment les identifier chez vous ou chez les membres de votre famille.

A méditer

L'étude des causes de la scoliose est très multi dimensionnelle. La raison en est peut-être que même maintenant la scoliose idiopathique reste la forme la plus répandue de ce trouble. En fait, c'est le manque de clarté dans l'étiologie de ce trouble qui fait que le traitement reste largement concentré sur la pose d'appareils et la chirurgie, alors qu'il y a quelques mesures préventives à préconiser.

Il est aussi important de comprendre qu'en raison des mécanismes complexes du corps humain, ce peut être une tâche ardue de tracer une ligne évidente entre les causes variées de la scoliose. Un chevauchement d'étiologie des voies physiologiques à neurologiques et même génétiques peut être concevable et par conséquent ne devrait pas devenir une cause d'ambigüité pour le lecteur. Les faits intéressants que vous devez connaître sont les suivants :

→ La scoliose ne peut pas être empêchée, toutefois, vous pouvez influencer la progression de la déviation.
→ Si vous avez souffert de la polio dans votre enfance, il est plus probable que vous développerez une scoliose ou une autre difformité en vieillissant.
→ Les athlètes féminins et les danseurs de ballets sont plus aptes à développer une scoliose.

CHAPITRE 3
Les différents types de scoliose

En effet, le savoir est le pouvoir. Pour combattre la scoliose, en avoir une connaissance complète est extrêmement cruciale. Avant de décider de votre traitement, votre premier pas est de savoir quel genre de scoliose vous avez. C'est exactement ce que vous apprendrez dans ce chapitre. Nous parlerons des différentes sortes de scoliose, les caractéristiques qui les définissent et comment les discerner l'une de l'autre.

La scoliose structurale versus la scoliose non structurale

Les scolioses de types et de fonds étiologiques différents finissent invariablement par la présentation clé d'une courbure vertébrale. Toutefois, comme les modèles de traitement variés ont évolué au fil du temps, il est devenu évident qu'une détection précoce du trouble en même temps que la reconnaissance de son type basique peut effectivement influencer le schéma de la correction.

Comme nous venons de l'étudier au chapitre précédent, la cause basique d'une déviation de la colonne vertébrale déterminera la catégorisation du type de scoliose. Par exemple, une scoliose qui se produit à cause de n'importe quelle anormalité vertébrale qui peut s'être développée antérieurement à la naissance est nommée une scoliose congénitale.

Similairement, une scoliose ayant des remaniements osseux dans la colonne vertébrale sera appelée une scoliose structurale, alors que celles surgissant de problèmes non vertébraux et sans remaniement osseux seront appelées scolioses non structurales. Une scoliose non structurale de longue date peut aussi donner lieu à une scoliose structurale.

De surcroît, chacun de ces types aura une classification approfondie fondée sur différents critères.

La plus importante logique visible qui différentie la scoliose structurale de la non structurale est la présence d'un composant rotationnel. Cet élément de rotation est présent chez un individu souffrant d'une scoliose structurale et est absent dans le cas d'une scoliose fonctionnelle ou non structurale.

En fait, c'est intéressant de noter que la scoliose peut être définie de plusieurs façons, fondées sur un nombre de critères, qui incluent primairement:

→ La cause de la condition
→ L'âge de l'individu affecté
→ La localisation de la déviation

Les chartes à la fin de ce chapitre vous donneront une liste claire du nombre de manières dont vous pouvez classer la scoliose.

Intéressant à savoir...

Plusieurs sous types de scoliose peuvent être groupés sous plus d'une catégorie, ce qui peut conduire à un chevauchement des classifications. Par exemple, la scoliose idiopathique juvénile qui apparaît chez les enfants est principalement catégorisée dans la scoliose idiopathique. Cependant, on peut aussi l'étudier dans la catégorie des scolioses basées sur l'âge. La même chose se produirait avec la scoliose idiopathique adulte. Cela ne devrait pas vous embrouiller à propos de la classification de la scoliose. Gardez seulement à l'esprit que la scoliose peut être définie sur la base de facteurs variés qui affectent la difformité

Dans le but d'une étude plus détaillée, nous avons fourni les descriptions de chacun de ces types de scoliose dans la section suivante.

La scoliose structurale

La scoliose structurale est la déviation latérale de la colonne avec une rotation de la colonne vertébrale. Un exemple très typique est celui de la scoliose dégénérative qui se produit chez les adultes due à la condition générale du vieillissement. Des altérations dans la structure et le schéma de fonctionnement des divers composants de la colonne peuvent conduire à ce type de scoliose. Vous avez déjà étudié les différentes parties de la colonne vertébrale et la moelle épinière au premier chapitre.

Comme la courbure de la colonne, causée par des types variés de scoliose structurale, est survenu en raison des problèmes de la colonne elle-même, la déformation est habituellement irréversible. La condition peut être traité et gérer pour contrôler la progression de la courbure et encourager un style de vie approprié, mais c'est peu probable que la courbure sera inversée.

Dans la section suivante, nous discuterons les types clés de la scoliose structurale incluant :

→ La scoliose congénitale

→ La scoliose idiopathique

→ La scoliose neuromusculaire

→ La scoliose adulte

La scoliose congénitale

La scoliose congénitale est typiquement une déviation latérale de la colonne vertébrale qui se produit à cause d'un défaut présent à la naissance. Il s'agit d'une forme plutôt rare de scoliose, qui a lieu seulement chez un nouveau-né sur 10.000. Cependant, les défauts chez le nouveau-né n'apparaissent ordinairement pas jusqu'à ce que le nourrisson atteigne l'adolescence.

Chez un nourrisson, trois types de difformités peuvent causer une scoliose congénitale. Nous expliquons chacun d'entre eux ici :

1. L'échec dans la formation/la segmentation des vertèbres

Dans les premiers stages de la formation du fœtus, la colonne vertébrale ne forme qu'une simple colonne de tissus. Comme les mois passent, cette colonne commence à se séparer par elle-même et former de multiples petits segments qui éventuellement prendront la forme des vertèbres. Dans certains cas, cette séparation reste incomplète, ce qui peut résulter en la fusion partielle de la colonne vertébrale. Éventuellement, une barre osseuse se formera dans laquelle deux vertèbres ou plus seront fusionnées ensemble. Cette barre osseuse perturbera le schéma normal de croissance, ce qui conduira à une déviation vertébrale comme l'enfant grandira.

Se référer à l'illustration à la fin de cette section pour plus amples informations.

2. L'échec de la formation des éléments vertébraux

Lorsque les éléments vertébraux échouent à se former sur un côté, que ce soit partiellement ou complètement, une difformité congénitale apparaît connue comme un tassement vertébral ou une hémi vertèbre. Un sérieux problème de croissance peut se produire lorsqu'une barre osseuse apparaît sur un côté de la colonne vertébrale et une hémi vertèbre sur l'autre. Si laissée sans traitement, la déviation pourra croître à une vitesse rapide, causant de sérieux problèmes chez les enfants.

3. LES DÉVIATIONS COMPENSATOIRES

Lorsque votre colonne développe une courbure, elle pourra essayer de la contrebalancer en créant d'autres courbes dans la direction opposée pour tenter de garder une position droite. La courbe compensatoire peut se développer ou au-dessous ou au-dessus de la région affectée.

Dans certains cas, la scoliose congénitale peut aussi se produire comme le résultat de troubles spécifiques basés sur le genre comme le syndrome de Rokitansky-Küster-Hauser ou de Mayer-Rokitansky-Küster- Hauser (MRKH). Par ailleurs, on a aussi observé que des nouveaux-nés ayant une scoliose congénitale étaient plus aptes à souffrir d'autres anomalies congénitales, incluant des anomalies anatomiques des voies génito-urinaires ou de lésions cardiaques congénitales.

En plus de ce qui est mentionné plus haut, les enfants ayant le syndrome de Rett montrent souvent aussi des signes de scoliose. Un trouble rare associé à la mutation du chromosome X, ce trouble est surtout trouvé chez les filles.

La scoliose idiopathique

Peut-être que la forme la plus commune de la scoliose est cette catégorie du trouble qui n'a pas de raison ou de cause explicables. Tout cas de scoliose qui n'a pas de raison ou de cause connues est essentiellement nommé une scoliose idiopathique. Au cours de plusieurs décennies, la médecine a analysé des facteurs variés qui pourraient expliquer l'étiologie de la scoliose idiopathique, à savoir les facteurs génétiques, squelettiques, chimiques, neurologiques et musculaires. Des études de IRM, conduites sur un grand nombre de patients diagnostiqués avec une scoliose idiopathique, montrent qu'approximativement 4% à 26% des patients souffrent aussi d'anomalies neurologiques, comme la syringomyélie ou de la maladie d'Arnold-Chiari.

Bien que cela puisse aussi se produire chez des adultes, la plupart du taux des scolioses idiopathiques est observé chez les enfant, spécialement chez ceux qui semblent autrement avoir une croissance normale du squelette.

Lorsqu'elle se produit chez des enfants, la scoliose idiopathique est divisée en trois sous classifications. Nous donnons ici une brève description de chacune d'elles.

La scoliose idiopathique infantile

Une scoliose qui se développe à la naissance jusqu'à l'âge de 3 ans est typiquement appelée une scoliose idiopathique infantile. Ce type de scoliose est généralement indolore et est beaucoup plus observé chez les garçons que chez les filles et est responsable pour presque 1% de tous les cas de scoliose idiopathique. Bien que la raison ne puisse en être expliquée, dans la scoliose infantile, la déviation de la colonne se courbe vers la gauche dans la plupart des cas et est thoracique dans sa présentation.

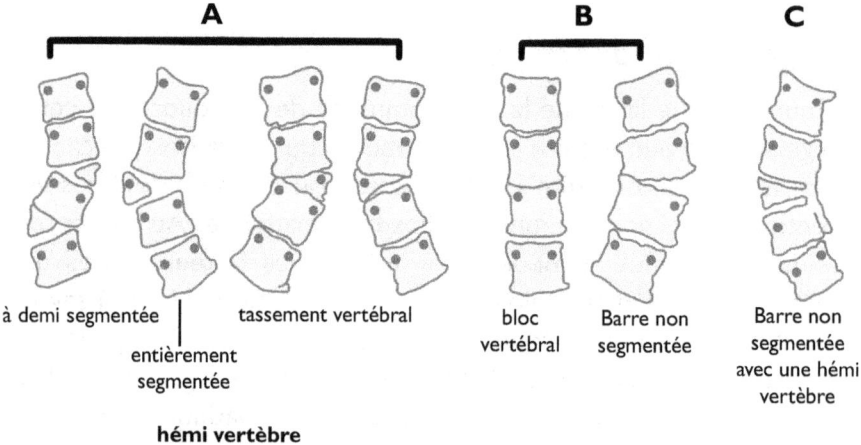

tassement vertébral, hémi vertèbre, bloc vertébral and vertebres non segmentées

A — à demi segmentée | entièrement segmentée — tassement vertébral

hémi vertèbre

B — bloc vertébral — Barre non segmentée

C — Barre non segmentée avec une hémi vertèbre

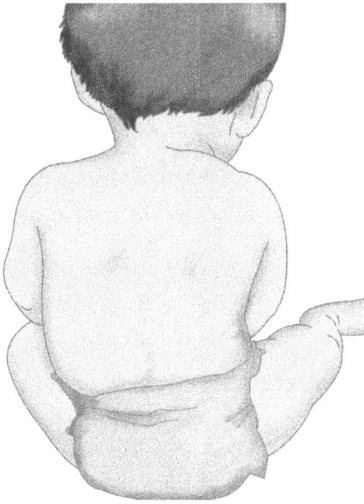

Scoliose idiopathique infantile chez un garçon de 20 mois

Cependant, la recherche indique aussi la possibilité que la courbure qui se produit dans les trois premières années de la vie puisse, en fait, se résorber avec le temps. En 1965, Loyd-Roberts et Pilcher ont rapporté que presque 92 pour cent des cas de scoliose infantile pourraient se résoudre dans la première année.

Scoliose idiopathique infantile	Scoliose idiopathique juvénile	Scoliose idiopathique adolescente
Âge: 0 à 3 ans	Âge: 3 à 9 ans	Âge: 9 à 18 ans (maturité)
Plus commune chez les garçons que chez les filles	Plus commune chez les filles que chez les garçons	Plus commune chez les fille que chez les garçons
Comprend 1% de tous les cas de scoliose idiopathique	Comprend environ 12-21% de tous les cas de scoliose idiopathique	Forme la plus commune de la scoliose idiopathique

On a aussi souvent observé que les petits enfants qui développent une scoliose ou une déviation de la colonne vertébrale avant cinq ans pouvaient aussi présenter des anomalies cardio-pulmonaires.

Les experts soulignent les raisons probables suivantes qui pourraient causer des enfants à développer une scoliose idiopathique infantile et une déviation de la colonne vertébrale en forme de « S » :

→ Dans certains cas, la forme intra utérine a été liée au développement de la courbure. Dans ce cas, les parois de l'utérus dans le corps de la mère exercent une pression anormale sur l'un des côtés du fœtus ou la position du fœtus, ce qui pourrait, en effet, résulter dans le développement de la courbure.

→ Les pressions postnatales, qui sont exercées lorsque l'enfant est positionné pour une longue période de temps dans son berceau sur le dos ou le côté, ce qui pourrait sérieusement impacter les niveaux d'alignements. C'est pour cette raison que la scoliose idiopathique infantile est souvent associée avec des troubles comme la plagiocéphalie ou des déformations du crâne chez les enfants.

Bien que ce qui précède soit supposé, les causes restent largement hypothétiques et de plus amples recherches sont nécessaires pour le valider.

La scoliose idiopathique juvénile

La scoliose idiopathique juvénile se produit entre 3 et 9 ans. Différente de la scoliose idiopathique infantile, cette forme de scoliose affecte plus les filles que les garçons et contient le risque majeur d'une progression rapide de la courbure si non traitée à temps. Une étude contrôlée parmi 109 patients atteints de scoliose idiopathique juvénile a montré qu'alors que la courbure progressait à la vitesse de 1 à 3 degrés par an avant l'âge de 10 ans, elle augmentait à la vitesse de 4.5 à 11 degrés par an après l'âge de 10 ans. On a aussi souvent observé que les enfants avec une scoliose idiopathique juvénile ont plus souvent des déviations thoraciques progressives sur la gauche et associées avec des touffes poilues anormales et quelques incidences plus répandues de pathologie intra vertébrale, incluant de la syringomyélie et de la diastématomyélie.

Un fait intéressant...

La scoliose idiopathique juvénile est peut-être la seule forme de scoliose idiopathique qui arrive quand aucune croissance majeure de la colonne vertébrale ne se produit!

Un peu plus commune que la scoliose idiopathique infantile, la scoliose idiopathique juvénile compte pour approximativement 12-21% de tous les cas de scolioses idiopathiques observés. Cependant, il existe un schéma distinct de la manière dont la scoliose idiopathique juvénile affecte les garçons et les filles. Dans le groupe d'âge de 3 à 6 ans, presque un nombre égal de filles et de garçons développera probablement une déviation vertébrale. Toutefois, dans le groupe plus âgé de 6 à 10 ans, plus de filles que de garçons deviendront probablement affectés.

Les pronostics dans ce type de scoliose idiopathique sont souvent positifs, du moment qu'un diagnostic précis a été établi à temps et que le traitement a été commencé.

La scoliose idiopathique adolescente (SIA)

La scoliose idiopathique adolescente se développe chez les adolescents entre 10 et 18 ans, avec une courbure latérale de la colonne de plus de 10 degrés. Le fait le plus important à propos de la SIA est qu'elle est plus répandue chez les filles jeunes que chez les garçons, peut-être à cause de la croissance physique marquée et précoce chez les filles. En fait, 60-80% de tous les cas de SIA sont constatés chez des filles jeunes. SIA est aussi la forme la plus commune de scoliose, se produisant chez au moins 4% de tous les enfants de l'âge de 9 à 14 ans. En outre, SIA est plus généralement vue chez les enfants ayant une histoire familiale de difformité.

Saviez-vous...

La scoliose idiopathique adolescente (SIA) possède le meilleur pronostic parmi tous les types de scoliose, ce qui signifie que si détectée au bon moment, sa gestion et son traitement seront probablement le plus productif.

Il est aussi important de noter ici que la courbure de la colonne dans une SIA, si laissée sans traitement, peut progresser rapidement et conduire à une difformité significative. Ces difformités peuvent engendrer des détresse psychologiques majeures et des handicaps physiques chez les adolescents. En outre, du à la rotation des vertèbres, la cage thoracique devient affectée ce qui peut éventuellement impacter la fonction du cœur et des poumons, conduisant à de sévères symptômes comme le manque de souffle.

Les formes de scolioses idiopathiques – Les faits clés

La scoliose neuromusculaire

Dérivée du terme « neuro », qui signifie nerf, ce type de scoliose, se produit du à une anomalie dans le développement de la colonne vertébrale provenant de certains troubles neurologiques ou toute forme de faiblesse musculaire. En d'autres termes, la scoliose neuromusculaire sera le résultat d'un manque de contrôle des nerfs et des muscles qui soutiennent la colonne.

Il y a un schéma spécifique du fonctionnement des muscles qui agit pour maintenir un soutien adéquat à la colonne pour ses croissance, alignement et équilibre. Il existe une large gamme de ces troubles neuromusculaires qui peuvent altérer cette façon normale de fonctionner, donnant lieu à une courbure de la colonne, ou comme résultat final ou comme un résultat lié, qui sera habituellement de nature progressive.

Une anormalité dans le fonctionnement neuromusculaire qui cause une scoliose neuromusculaire possède trois classifications :

→ Neuropathique – Est le terme donné à la scoliose qui se produit à cause d'un fonctionnement anormal des nerfs comme une infirmité motrice cérébrale.

→ Myopathique – Ce terme réfère à la courbure qui se développe à case d'un fonctionnement musculaire anormal qui se produit avec les maladies comme une dystrophie musculaire.

Nous avons listé ici quelques-unes des maladies neuromusculaires les plus communes qui pourraient causer une scoliose de cette catégorie :

- Infirmité motrice cérébrale
- Spina bifida
- Tumeurs de la moelle épinière
- Neurofibromatose
- Dystrophie musculaire
- Conditions paralytiques

Un fait important...

La plupart de ces maladies causent des changements neuromusculaires pendant l'enfance. C'est, incidemment, la période où le corps et la colonne grandissent et s'ajustent aux besoins de la croissance physique. C'est aussi la période où le plus de dégâts peuvent être causés à la colonne.

Étudions quelques faits importants à propos de la scoliose neuromusculaire :

→ Les enfants souffrant de ce type de scoliose ont habituellement leur cou, leur tronc et leur tête en mauvaise condition.

→ La cyphose, une courbure anormale en avant de la colonne, est aussi souvent présente.

→ Les chances de progression de la courbure sont plus grandes si la courbure s'est développée à un âge précoce.

→ Les courbures dans les scolioses neuromusculaires sont habituellement plus longues, s'étendant tout le long de la colonne jusqu'au coccyx.

→ Avec cette forme de scoliose, on pourra aussi voir chez les enfants une obliquité pelvienne. Dans ce cas, le pelvis est soulevé, avec un côté positionné plus haut que l'autre.

→ De larges courbure thoraciques (80° ou plus) et des courbures hyperlordotiques, ou une courbure renversée, pourraient aussi ajouter aux problèmes pulmonaires.

Dans la scoliose neuromusculaire, la progression de la courbure est généralement plus rapide que dans la scoliose idiopathique. Bien que ces enfants puissent être capables de marcher et de performer quelque activité physique normale, la plupart d'entre eux deviendra dépendante d'un fauteuil roulant à son adolescence.

La scoliose de l'adulte

Comme vous vieillissez, les parties molles de la colonne et d'autres composants peuvent ressentir des étirements et des tiraillements, conduisant à la courbure de votre colonne. Les experts définissent la scoliose adulte comme une difformité chez un individu dont le squelette a, par ailleurs, atteint sa maturité avec une courbure mesurant plus de 10° utilisant la méthode de Cobb.

Dans le dessein d'une étude, nous pouvons classifier les scolioses dégénératives en trois types :

1. LA SCOLIOSE PUREMENT DÉGÉNÉRATIVE

Lorsque des individus, ayant une colonne parfaitement droite et saine, développent des courbures simplement dues au processus de vieillissement, la condition est mentionnée comme une scoliose dégénérative pure. Quelques experts mentionnent aussi la scoliose dégénérative pure comme la « novo ADS » (Adult Degenerative Scoliosis), simplifiant littéralement la scoliose dégénérative adulte qui a commencé nouvellement due à la vieillesse.

Dans la scoliose de l'adulte, la difformité se produit dans les disques intervertébraux vieillissants, conduisant à une dégénération et finalement finissant par un manque de compétence des éléments vertébraux postérieurs, spécialement les inter apophysaires postérieures. Éventuellement, la rotation axiale attendue des éléments vertébraux concernés cause une instabilité vertébrale latérale et un relâchement subséquent ou une élasticité accrue dans les ligaments vertébraux

2. LES COURBURES IDIOPATHIQUES AVEC DÉGÉNÉRATION

Chez les enfants diagnostiqués avec la scoliose juvénile, infantile ou adolescente, la courbure empire avec le processus de vieillissement. Bien que la courbure a eu son origine dans l'enfance, la dégénération associée avec la vieillesse pourrait aggraver plus loin la courbure.

3. LES CAUSES SECONDAIRES

Il y a un nombre de causes chez un adulte qui pourrait conduire au développement d'une courbure comme les tumeurs, les fractures, les trauma ou les accidents.

La scoliose non structurale

La scoliose non structurale ou scoliose fonctionnelle est un autre type du trouble. Alors que la scoliose structurale émane d'une maladie vertébrale sous jacente ou d'un tel trouble, la scoliose non structurale provient de problèmes qui peuvent ne pas être directement relatés à un problème vertébral. Ici, la courbure sera le résultat d'un problème dans une autre partie du corps, une maladie qui se développe, un style de vie, ou n'importe quelle autre raison.

On peut largement classifier la scoliose non structurale en quatre types différents, incluant :

→ Compensatoire – La cause principale sous jacente à une scoliose non structurale est due à une inégalité de longueur des jambes. Cette scoliose sera le résultat des efforts de votre corps pour ajuster cette divergence.

→ Sciatique – Quand votre corps essaie de contrôler et d'éviter la douleur causée par un problème du nerf sciatique se soulevant d'un côté, vous pouvez développer graduellement ce genre de scoliose.

Qu'est-ce qu'un nerf sciatique?

Le nerf sciatique est le plus long et plus large nerf dans le corps. Une douleur le long de ce nerf peut causer une sévère douleur et un engourdissement ou picotement, tout le long du membre..

→ Inflammatoire – Cette forme de scoliose non structurale est due à des conditions inflammatoires comme l'appendicite ou des spasmes des muscles.

→ Postural – Des habitudes posturales impropres observées sur une longue période de temps peuvent conduire à cette forme de scoliose non structurale, qui peut être corrigée par une méthode de gestion spécifique.

Différente de la scoliose structurale, la scoliose fonctionnelle ou non structurale peut être réversible. En d'autres termes, la colonne peut retrouver son alignement premier si les facteurs aggravants sont possibles à contrôler.

Basé sur la place de la courbe

A plus de tous les critères sus mentionnés, la localisation et le type de la courbure peuvent aussi être utilisés pour classifier la scoliose. Nous pouvons différencier trois types de scolioses basés sur ces critères :

1. La scoliose thoracique : Ce type de scoliose est constaté quand la région thoracique de la colonne est courbée. La courbure sera typiquement inclinée vers le côté droit, quelque part au milieu du dos.

2. La scoliose lombaire : Comme le nom le suggère, la majorité des scolioses est concentrée dans la région lombaire ou le bas du dos. La courbure est plus sur le côté gauche de la colonne.

3. La scoliose thoracolombaire : Dans ce cas, la courbure est prédominante à l'endroit où les colonnes thoracique et lombaire se rencontrent.

Chartes et diagrammes

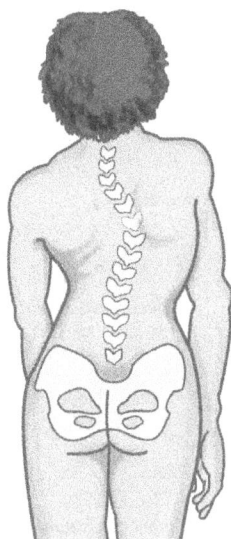

Courbure thoracique

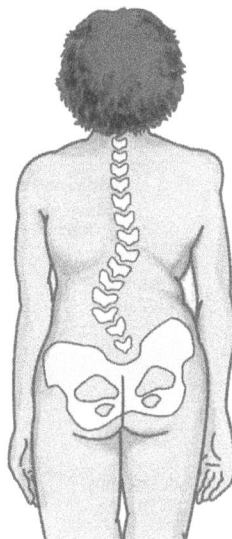

Courbure lombaire

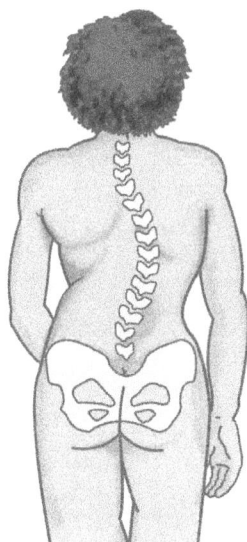

Courbure
thoracolombaire

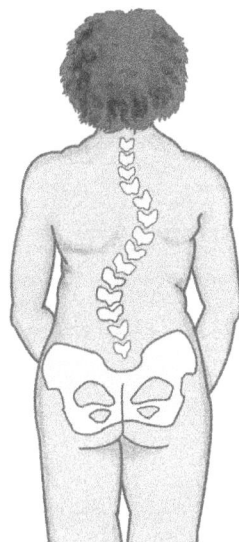

Courbure majeure
double

Types de scolioses

(1) Scoliose struturale (Basé sur une cause, courbure non réversible)

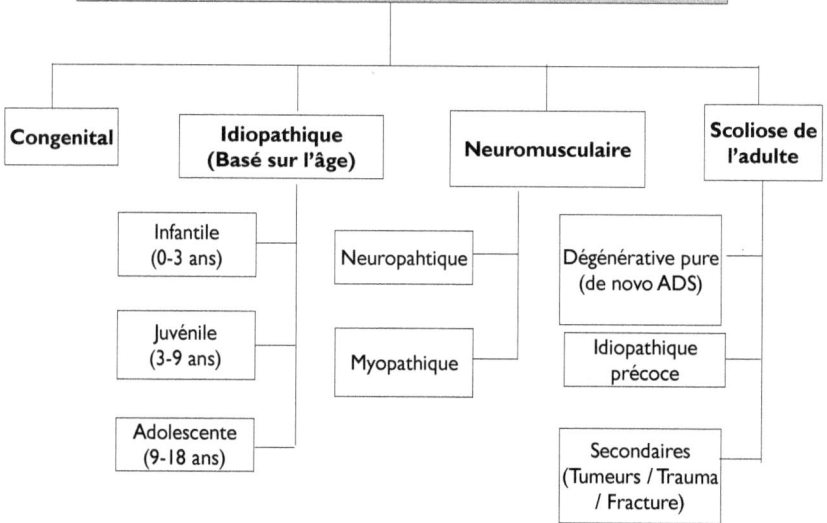

- **Congenital**
- **Idiopathique (Basé sur l'âge)**
  - Infantile (0-3 ans)
  - Juvénile (3-9 ans)
  - Adolescente (9-18 ans)
- **Neuromusculaire**
  - Neuropahtique
  - Myopathique
- **Scoliose de l'adulte**
  - Dégénérative pure (de novo ADS)
  - Idiopathique précoce
  - Secondaires (Tumeurs / Trauma / Fracture)

(2) Scoliose non structurale (Basé sur cause, courbure réversible)

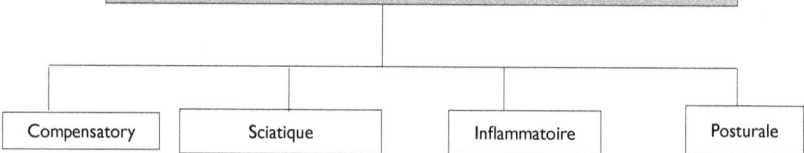

- Compensatory
- Sciatique
- Inflammatoire
- Posturale

(3) Basé sur la localisation de la courbure

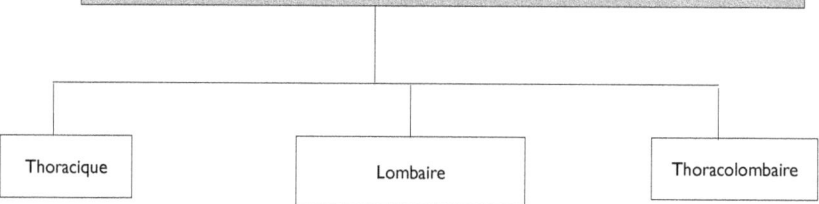

- Thoracique
- Lombaire
- Thoracolombaire

CHAPITRE 4

Reconnaître la maladie

D ans ce chapitre, nous parlerons des signes les plus importants de la scoliose, les communs et les inhabituels. Nous vous apprendrons comment reconnaître les changements initiaux dans l'apparence physique qui se produiront avec la scoliose, chez les enfants aussi bien que chez les adultes. Nous discuterons aussi de la douleur qui est associée avec la scoliose et les diverses formes qu'elle peut prendre. Vous lirez plus à propos de signes, moins communs mais critiques, comme le manque de souffle et la douleur de poitrine qui indiquent le besoin immédiat d'un traitement médical.

Les anomalies physiques

Le déséquilibre dans l'apparence physique est un signe clé de la scoliose, défini par un changement évident dans la posture et une courbure dans la colonne, aussi bien chez les enfants que les adultes. Les spécialistes appellent ces changements des directions anormales de la courbure ou des déséquilibres de la colonne qui ont le potentiel d'avoir un impact sur chaque parties et systèmes de votre corps.

Savoir comment la scoliose peut affecter notre corps est le premier pas de reconnaissance de la maladie. Dit simplement, cette déformation de la colonne a le potentiel de:

→ Changer votre apparence

→ Changer la manière dont vous performer les activités quotidiennes, incluant s'asseoir, marcher et se tenir debout

→ Changer l'entière façon dont vous menez votre vie

Dans les sections suivantes, nous vous donnerons un guide détaillé, facile à suivre que vous pourrez utiliser pour reconnaître la condition, ses signes physiques, les caractéristiques de la douleur et d'autres symptômes moins courants comme le manque de souffle et la douleur de poitrine. Dans les chapitres qui suivront, vous serez aussi capable d'analyser la gravité de vos symptômes et à quel stage vous devriez réellement considérer de subir une opération pour corriger votre difformité.

Alors que les signes initiaux de la scoliose peuvent être quelque peu communs dans tous les groupes d'âge, il y a certains changements squelettiques qui sont plus proéminents et plus faciles à découvrir chez les jeunes enfants, les adolescents et les teenagers. Ici, nous fournissons une liste du top 10 des signes de changements en apparence physique – spécialement dans le système squelettique – qui peuvent se produire dans le groupe le plus jeune.

Le top 10 des changements dans la scoliose

1. Une omoplate va être plus proéminente et plus haute que l'autre

2. Les épaules pourraient paraître plus rondes

3. Une hanche peut paraître plus proéminente que l'autre

4. Un bras peut paraître plus court que l'autre, spécialement dans la position allongée

5. Une jambe peut paraître plus courte que l'autre, spécialement dans la position allongée

6. Les vêtements peuvent pendre de façon inégale

7. La poitrine peut paraître creuse

8. La taille sera asymétrique

9. La cage thoracique peut paraître plus proéminente d'un côté que de l'autre

10. Des plis abdominaux anormaux

Notes importantes

Le corps entier est connecté directement ou indirectement par la colonne. Par conséquent, un changement dans la colonne changera l'alignement dans tout le corps et causera des anormalités, des blessures, des fonctions amoindries et des douleurs dans n'importe quelle articulation.

Ici, regardons de plus près quelques-uns des symptômes mentionnés plus haut:

→ Pourquoi est-ce que les épaules paraissent inégales ?

→ L'épaule du côté convexe de la courbure de la colonne apparaît plus haute par rapport à celle sur le côté concave.

→ Pourquoi est-ce que le corps entier paraît mal aligné ?

→ Dans la structure squelettique d'un adulte normal et sain, le sommet du crâne devrait se trouver en alignement parfait avec le centre du pelvis. Ceci ne se produit pas dans la scoliose secondaire à la courbure latérale de la colonne et, ainsi, crée un mauvais alignement dans tout le corps.

→ Pourquoi est-ce qu'une hanche est relevée ?

→ Cela arrive spécialement lorsque la courbure est proéminente dans le bas du dos et constitue en réalité l'un des signes les plus proéminents de la scoliose.

→ Qu'arrive-t-il à la peau sur la colonne ?

→ Un signe indicateur de conditions comme la neurofibromatose peut être présent sur la peau de la colonne, avec un petit morceau de peau devenant rouge, écailleux ou plus poilu que normalement.

Saviez-vous...

Étant donné que les changements physiques dus à la scoliose sont généralement remarqués en premier par un membre de la famille ou un ami, c'est un piège assez fréquent de prendre la scoliose pour un trouble musculaire. Consultez votre docteur dès que vous remarquez n'importe quel problème approprié de la scoliose, sinon vous pourriez subir une détérioration rapide et drastique de votre condition !

Dans les chapitres suivants, vous lirez plus avant sur les tests spécifiques utilisés pour détecter la présence de scoliose, spécialement fondés sur les changements qui se produisent dans la structure squelettique.

En plus de ce qui précède, la scoliose chez les bébés et les nouveaux-nés est spécialement reconnaissable comme:

→ Une bosse visible d'un côté de la poitrine ou du dos du bébé.

→ Le bébé peut s'allonger sur l'un de ses côtés

Important à savoir...

La plupart du temps, les signes précoces de la scoliose se produisent sans êtes vus chez les enfants, pour ne devenir visibles que lorsque la courbure empire plus tard. Ainsi, il est important de faire attention à n'importe quel signe mineur détecté pendant un dépistage scolaire de routine et d'aller consulter. Une détection précoce peut en vérité aider les prestations médicales à arrêter ou ralentir la progression de la courbure.

Les signes initiaux chez les adultes

En plus des signes mentionnés plus haut observés dans le groupe d'âge le plus jeune, il y a aussi certains changements physiques et des anomalies qui apparaissent chez les adultes. Ceux-ci apparaissent à cause de la colonne osseuse compressant le système nerveux. Dans ce cas, vous pourrez noter quelques-uns de ces symptômes:

- Une incontinence urinaire ou une perte de contrôle de la vessie
- Une incontinence ou une perte de contrôle des fonctions sphinctériennes
- Une faiblesse ou un engourdissement des jambes, des pieds ou des orteils
- Chez les hommes, un dysfonctionnement érectile ou l'incapacité à maintenir une érection

Quelques autres symptômes qui pourraient être remarqués exclusivement chez les adultes, incluent:

- Chez les femmes une inégalité dans la taille des seins
- Une différence dans la hauteur des côtés de la cage thoracique

Une différence visible dans la texture ou l'apparence de la peau, spécialement sur les côtés de la colonne

Tout à propos de la douleur

Avant d'aller plus loin sur la relation entre la scoliose et la douleur, prenons un instant pour comprendre ce qu'est la douleur.

Sentez-vous une douleur ou est-ce juste un inconfort ? Est-ce une chose intolérable ou est-ce le signe d'une autre anomalie dans votre corps, ou même le signe d'une maladie ou une lésion qui pourrait se produire ultérieurement ?

Les spécialistes définissent la douleur comme une sensation déplaisante convoyée au cerveau par les neurones sensoriels. En plus d'être une simple sensation, elle inclut aussi les trois aspects suivants:

→ La conscience physique de la douleur
→ La perception d'un inconfort
→ Une perception subjective et individuelle de l'inconfort

La scoliose et la douleur

Tant que la courbure de la colonne en est à son stade initial, la plupart du temps, la scoliose ne sera pas douloureuse quel que soit l'âge du patient. C'est exactement la raison pour laquelle la scoliose peut passer inaperçue jusqu'à ce que les signes physiques commencent à apparaître, comme expliqué précédemment. Toutefois, dans certains cas, la scoliose procure aussi une douleur à son début, soit par des contractions anormales des muscles ou des spasmes ou un problème ancillaire créé par la courbure.

D'où vient la douleur de la scoliose ? Est-ce d'un os ou d'un muscle ? Est-ce une douleur neuropathique ou est-ce une douleur référée ? Selon les spécialistes, il s'agit entièrement d'une question musculaire. Dit simplement, la douleur de la scoliose provient des muscles qui entourent la région endommagée, qui sont sans cesse contractés et ne peuvent jamais se détendre. Ces muscles, à cause de leur état contracté constant mois après mois, deviennent douloureux et conduisent finalement à la douleur scoliotique.

Les caractéristiques de la douleur

Le mal de dos et une douleur musculaire constante apparaissentt usuellement comme l'un des premiers signes communs de la scoliose. Ces genres de douleurs peuvent avoir une ou plusieurs des caractéristiques suivantes :

- La douleur est pire lorsque vous êtes assis ou debout et s'améliore lorsque vous êtes allongé sur le dos ou le côté
- Une douleur constante quelle que soit la position
- Une douleur qui se propage de votre colonne, par la hanche, vos jambes et parfois vos bras que vous soyez assis ou debout

Dans des cas spécifiques, comme la scoliose dégénérative, la douleur accointée a ses propres caractéristiques typiques. La douleur qui accompagne la scoliose dégénérative aura généralement un ou plusieurs des traits suivants :

→ Elle se développe au fil du temps et commence en association avec une activité physique.

→ Elle est pire le matin et diminue lentement au cours de l'activité.

→ Elle empire pendant la seconde partie de la journée.

→ C'est plus douloureux d'être debout ou de marcher que d'être assis à cause de la pression exercée sur les faces des articulations de la colonne.

→ C'est douloureux de marcher ou d'être debout avec les jambes étant particulièrement douloureuses.

Il est intéressant de noter qu'il y a souvent un débat sur la question de savoir si la douleur existe réellement ou si c'est juste une gêne ressentie par le patient comme continue ou une douleur chronique. Des études montrent que la douleur de la scoliose se classe approximativement 8 sur 10, alors que la mal de dent à son stade le plus haut ne fait que 6 sur 10.

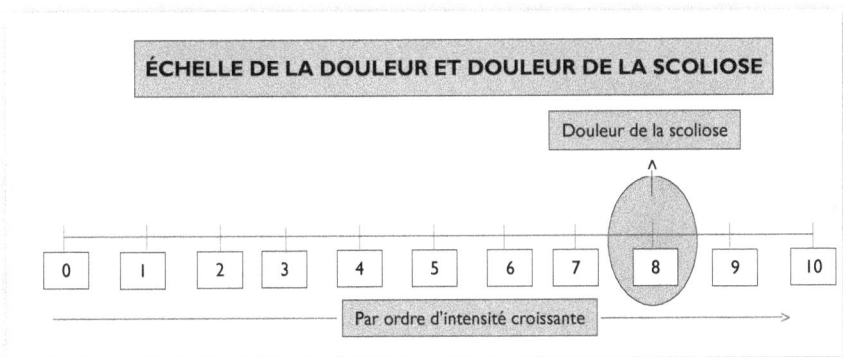

ÉCHELLE DE LA DOULEUR ET DOULEUR DE LA SCOLIOSE

Douleur de la scoliose

0 | 2 3 4 5 6 7 8 9 10

Par ordre d'intensité croissante

Les formes de douleur

Toute la douleur ressentie par un patient atteint de scoliose est largement traitée sous deux rubriques de spécialistes. Cela couvre le spectre complet des aspects physiques du trouble en même temps que tout facteur physiologique relié.

La douleur symptomatique

Cette forme de douleur est relatée aux causes qui affectent la colonne. La douleur émanera de n'importe quel composant de la colonne, muscles du dos ou même quelques organes internes. Cette douleur peut se produire à cause de facteurs comme un contact d'os à os, la compression d'un nerf ou d'un organe.

La douleur psychosomatique

Dans certains cas, un patient suspecté d'avoir une scoliose a une peur incorporée d'une diagnose positive. Du à cette peur, son cerveau commence à créer des symptômes de douleur uniquement sur la base de cette appréhension, alors qu'aucune cause biologique n'est responsable de la douleur présente. Ce type de douleur émane du cerveau qui la propage par l'esprit au contraire de l'être par le corps comme c'est le cas dans la douleur symptomatique. La douleur émanant d'une telle cause psycho émotionnelle sera mieux apte à répondre à une thérapie comportementale et à la connaissance qu'à un traitement clinique.

La douleur et la localisation de la courbure scoliotique

L'intensité de la douleur ressentie par un patient dépendra aussi d'un nombre d'autres facteurs comme l'âge et, le plus important, la localisation de la courbure.

Par exemple, dans la plupart des cas, la courbure thoracique ou dans le haut du dos ne cause pas beaucoup de douleur, même pour une courbure de 90-100°. D'un autre côté, les courbures lombaires de plus de 45° causeront probablement des douleurs la plupart du temps.

La fonction pulmonaire anormale et la douleur de poitrine

IIII y a un nombre de problèmes qui peut impacter n'importe quel groupe d'organes et leur fonctions relatées de par le corps, incluant les voies respiratoires, le cœur, les poumons ou les vaisseaux sanguins. A des fins de référence, sachons qu'alors qu'on se réfère cliniquement au manque de souffle comme dyspnée, hyperventilation est le nom donné par les spécialistes à une respiration excessive et rapide.

Lorsque vous avez une scoliose thoracique de 70° ou plus, la courbure anormale peut en fait commencer à empiéter sur l'espace qui contient le cœur et les poumons. Si ce processus continue sur une période de temps, alors la capacité du cœur et des poumons peut être compromise, ce qui résulte en manque de souffle et en douleur de poitrine.

Les études montrent que si on la laisse sans traitement, de 0,2 à 0,5 % des cas de scoliose peuvent éventuellement atteindre un point où l'espace se restreint à l'intérieur de la cage thoracique, impactant la fonction optimale du cœur et des poumons. A ce stade, vos poumons seront forcés de travailler plus que la normale, ce qui se présentera comme un essoufflement et même une douleur de poitrine.

Le manque de souffle est primairement au troisième stade de la scoliose (voir la table plus bas). Cela implique que cela ne se développera pas immédiatement au début du développement de la courbure. Au lieu de cela, il commencera à se développer seulement lorsque la courbure empirera, affectant souvent votre poitrine ou vos poumons. Lorsque votre courbure de la colonne empire, elle cause en fait votre cage thoracique à tourner. Ce mouvement peut alors mettre une pression majeure sur votre cœur et vos poumons, conduisant à un manque de souffle proéminent ou à une dyspnée. En d'autre termes, du à ce phénomène, votre poitrine perd en fait de l'espace, empêchant votre capacité à respirer librement.

Saviez vous...

Un adulte, normalement sain, pesant environ 70 kilos (150pounds) respire en moyenne à la vitesse de 14 respirations par minutes.

Il y a eu des études qui montrent un autre mécanisme lié entre la localisation de la courbure et le manque de souffle. Par exemple, pour des patients avec une courbure thoracique de 50 degrés ou plus, les risques de manque de souffle ou même de mort sont plus élevés.

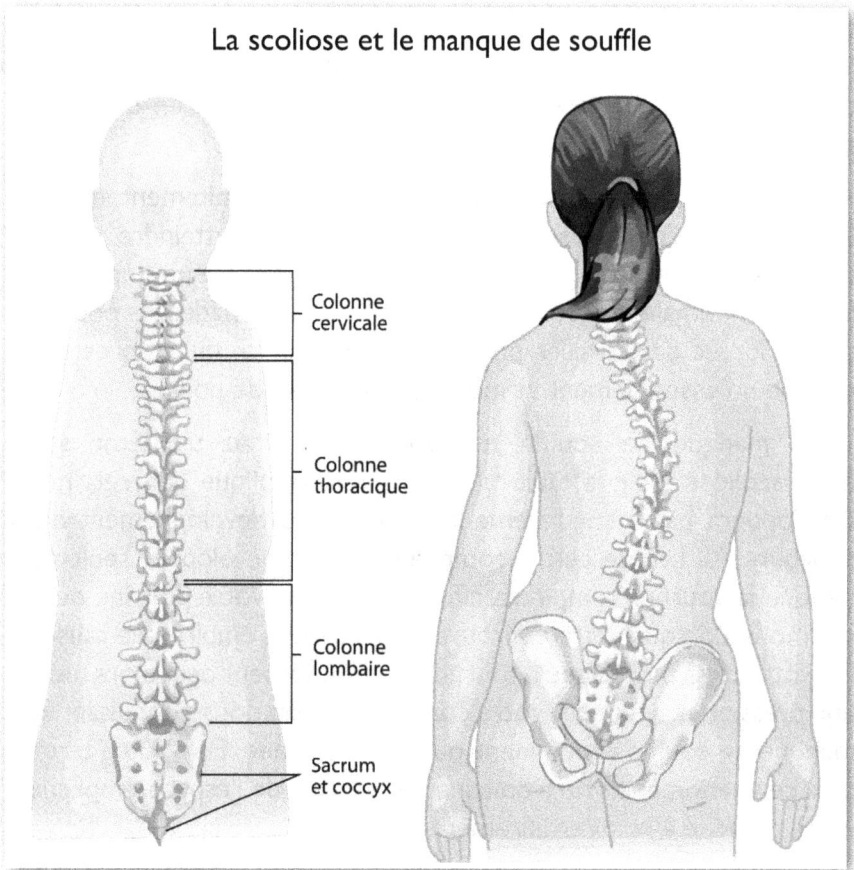

La scoliose et le manque de souffle

Colonne cervicale

Colonne thoracique

Colonne lombaire

Sacrum et coccyx

Il est aussi utile de savoir que le manque de souffle et la douleur de poitrine peuvent souvent apparaître comme un symptôme ou un déroulement de la scoliose des années après que le diagnose initial ait été fait. Des jeunes qui ont été diagnostiqués avec la scoliose dans leurs jeunes années ont souvent été vus avoir un soudain manque de souffle et des douleurs de poitrine 10-12 ans après que l'on ait pensé que la courbure avait arrêté de progresser.

LES SIGNES DE SCOLIOSE - 3 STADES

Stade 1	Initial Onset	Immédiatement visible	Non
	Changement de posture léger	les causes de la douleur	Non
	la courbure de la colonne	peut être détecté	Oui, au dépistage
	Déséquilibre / mauvais alignement du corps	Medical attention	Peut être contrôlé

Stade 2	Progression	Immédiatement visible	Sometimes
	Apparent tilt in posture	Causes de la douleur	Début d'une légère douleur
	Coubature de la colonne proéminente	Peut être détecté	Oui, au dépistage
	Progression du déséquilibre / mauvais aligne-ment du corps	Medical attention	Peut être contrôlé

Stade 3	Courbature grave/sévère	Immédiatement visible	Oui
	Drastic change in appearance	Causes de la douleur	Chronique, constant
	Début d'incapacité physique	Peut être détecté	Oui
	Manque de souffle, douleur de poitrine	Medical attention	Appareil, thérapie physique, chirurgie

CHAPITRE 5
Détection et diagnostique

Maintenant que nous connaissons les signes indicateurs qui pourraient signaler la présence d'une scoliose, nous allons nous tourner vers les outils de la diagnose utilisés pour le dépistage. Nous verrons aussi les pro et contra variés sur le concept de dépistage et les aspects des différents outils de dépistage.

Le dépistage – Le processus, les aspects, les pro et contra

Le dépistage est un terme clinique donné à un groupe de processus conduits pour détecter la présence d'une maladie pendant un contrôle médical. En termes de scoliose, le dépistage réfère à l'examen médical fait pour identifier la scoliose dans des cas méconnus des masses.

La raison clé ici est de confirmer ou infirmer l'estimation procurée par l'analyse de la posture et de relier la difformité externe observée à la gravité de la déformation de la colonne.

La commission américaine des maladies chroniques définit les processus de dépistage comme « L'indentification présumée de maladie inconnue ou de défaut par l'application de tests, d'examens ou d'autres procédures qui peuvent être rapidement appliqués ».

Important à savoir...

Le processus du diagnostic commence avec la reconnaissance des signes physiques initiaux. Ensuite vient le dépistage utilisant des tests de mouvements physiques et, éventuellement, mesurant la courbure.

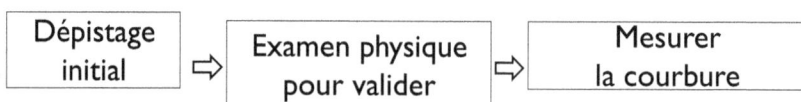

Dépistage initial	⇨	Examen physique pour valider	⇨	Mesurer la courbure

Alors que nous avons discuté la première partie dans le chapitre précédent, ce chapitre se concentre sur le dépistage, tandis que le suivant traitera des mesures de la courbe.

Le dépistage pour la scoliose – Le but

Le dépistage de la scoliose est primairement basé sur des mouvements physiques. Le plus souvent, il est exécuté dans les écoles, puisque ce sont les sites qui permettront d'examiner le plus grand nombre d'enfants.

A ce point, il est intéressant de s'interroger sur le bien fondé de l'importance d'un tel dépistage pour la scoliose. Les spécialistes soulignent qu'une évaluation physique pour un cas de scoliose suspecté est premièrement là pour exclure tout autre cause possible d'une déformation de la colonne. Essentiellement un diagnostic d'exclusion, le dépistage initial aidera le praticien à évincer tout autres causes secondaires de la courbure et des symptômes associés. Comme exemple de ces quelques causes secondaires qui doivent être éliminées durant le dépistage:

- Des troubles héréditaires des tissus connectifs comme le Syndrome de Ehlers-Danlos ou le Syndrome de Marfan
- Des troubles neurologiques comme la Syringomyélie, le Syndrome de la moelle attachée, la paralysie cérébrale
- Les troubles musculosquelettiques comme un développement de la dysplasie de la hanche, le Syndrome de Klippel-Feil et autres

Le dépistage dans les écoles – Les aspects

Un nombre d'états aux USA ont installé des lignes de programmes volontaires ou obligatoires de dépistage de la scoliose dans les écoles. Dans les sections suivantes, nous discuterons en détail les aspects variés du processus de dépistage et aussi nous éclairerons les points clés de la recherche. De plus, nous discuterons aussi les aspects variés de l'efficacité, les pro et contra et la nécessité de tels programmes de dépistage, spécialement dans les écoles.

C'est un fait établi que la fréquence de la scoliose idiopathique adolescente est beaucoup plus élevée que les autres formes du trouble. Cela illustre bien la nécessité de diagnostic et de dépistage chez les écoliers lorsqu'ils sont dans le groupe des adolescents.

Historiquement, les écoliers ont été normalement examinés pour dépistage selon des groupes d'âges différents, incluant :

→ Premier scénario : 10-15 ans, garçons et filles
→ Deuxième scénario : 10-12 ans chez les filles et 13-14 ans chez les garçons

Voici, chacun d'eux vu de plus près.

Premier scénario

Quand les enfants sont examinés dans le groupe de 10-15 ans, il est possible de détecter les courbures à un stade précoce. Cela sauve les enfants de n'importe quelle complication qui pourrait se produire. Toutefois, ce processus est souvent très onéreux et prend beaucoup de temps.

Deuxième scénario

Examiner de manière sélective aide l'équipe médicale à se concentrer uniquement sur les enfants à haut risque. Cependant, la possibilité de manquer des cas probables de scoliose reste ainsi élevée.

En même temps, dans les situations où il n'y a pas de dépistage effectué, il y a une énorme économie de temps et de ressources. Néanmoins, ceci peut s'avérer plus onéreux sur le long terme à cause de complications de santé futures et de progression de la courbure.

Intéressant...

Avec de tels programmes de dépistages effrénés et étendus, n'est-ce pas un miracle que tant d'enfants ne soient pas diagnostiqués ? Selon les spécialistes, la cause en est à rejeter sur les vêtements et la mode. Avec tant d'enfants portant de tels vêtements lâches à la mode, spécialement dans leur adolescence, une courbure qui progresse lentement passera probablement inaperçue!

Une discussion

Dans les quelques décennies passées, le dépistage pour la scoliose est devenu presque une part intégrale de la routine des examens médicaux scolaires, spécialement pour vérifier la présence d'une scoliose idiopathique adolescente. Dans les chapitres précédents, nous avons montré comme il est important d'avoir une détection précoce de la scoliose dans ce groupe d'âge pour éviter une progression future de la courbure.

Des rapports et des directives périodiques de recherche issus de diverses agences de gouvernement ont soutenu la nécessité pour un dépistage régulier de la scoliose et les rapports de courbures pour des traitements futurs. L'Académie des chirurgiens orthopédiques d'Amérique recommande un dépistage régulier pour les filles dans le groupe des 11 à 13 ans et pour les garçons dans le groupe des 13 à 14 ans. Des instructions similaires émanant des « Préventive Services Task Force » des USA en 1996 demandent aux praticiens de rester aux aguets de la présence de courbures proéminentes chez les adolescents pendant les examens médicaux de routine.

Toutefois, il y a un autre inconvénient à un tel degré de vigilance et le stress qui est mis sur le dépistage régulier. Cet aspect se présente sous forme de surabondance de références venant des écoles, due à la détection de courbures insignifiantes chez les adolescents. Toutefois, il existe une série d'études qui montrent que les surplus de références se produisent aussi dans les cas où un nombre d'outils de diagnostique sont utilisés, impliquant ainsi que le dépistage physique n'est pas seul responsable pour une telle exagération de références.

De même, des contradictions existent aussi parmi les directives. Par exemple, L'Académie américaine de pédiatrie stipule que le test « Adam's Forward Bend Test » (l'antéflexion Adams) soit performé pendant les visites médicales de contrôle ordinaires à l'âge de 10, 12, 14 et 16 ans. Toutefois, comme contradictions que nous venons de mentionnées, ces recommandations ne sont soutenues par aucune preuve existante.

L'examen régulier des enfants aux âges vulnérables est aussi conseillé en dehors de l'école. L'Académie américaine de pédiatrie suggère des visites de suivi pour les enfants à partir de 10 ans jusqu'à 18 ans, aussi bien pour les filles que pour les garçons. Ces visites de suivi devraient, dans le cas idéal, consister en un examen médical physique incluant une inspection routinière du dos avec une attention spéciale portée à toute courbure anormale.

L'examen clinique

Au chapitre précédent, nous avons lu comment les signes initiaux de la scoliose peuvent signaler la présence d'une déformation de la colonne. Un changement évident dans la posture ou un déséquilibre apparent dans la structure squelettique soulignera le besoin de méthodes de dépistage de la scoliose encore plus systématiques et orientées vers des résultats.

A cette fin, un examen clinique détaillé, avec un examen neurologique est la première étape après que l'analyse posturale a été faite. Lorsqu'il est fait dans des cas où la scoliose est suspectée, un examen clinique devra rechercher les points suivants:

- Des problèmes de déséquilibre apparents
- Une limitation de mouvement

- Une faiblesse des muscles
- Une douleur ou une gêne
- Les reflexes des extrémités
- Des problèmes de sensation

Pour de tels examens cliniques, le praticien vous évaluera à partir de trois vues clés :

- La vue antérieure
- La vue postérieure
- La vue latérale

L'examen devrait être fait alors que vous serez dénudé (dans les limites acceptables) et noter la présence de n'importe lequel de ci-dessous:

→ Une asymétrie visible de la colonne

→ Une asymétrie dans la hauteur de l'épaule, au niveau de la taille, de la cage thoracique et au niveau des mamelons

→ Des signes d'une compensation du tronc qui peut se produire en résultat du tronc n'étant pas aligné sur le pelvis

→ Une palpation pour des proéminences paraspinales asymétriques, ce qui implique que l'examinateur devra localiser n'importe quels niveaux ou structures anormaux dans les muscles qui sont parallèles ou le long de la colonne

→ Une divergence apparente dans la longueur des jambes

De plus, votre praticien pourrait aussi vous demander de marcher sur la pointe des pieds et sur les talons, ce qui révélera les signes existants d'une faiblesse, même infime, des groupes de muscles dans les extrémités inférieures.

De plus, n'importe quel schéma d'un examen physique pour la scoliose devrait inclure une évaluation du score de Tanner Whitehouse. Ceci est critique du fait que la progression réelle de la courbure généralement se produit au stade 2 ou 3 sur l'échelle de Tanner.

Qu'est-ce que l'échelle de Tanner?

L'échelle de Tanner ou le Score de Tanner est une échelle du développement physique des enfants, des adolescents et des adultes. Elle définie les mensurations physiques basées sur les caractéristiques sexuelles primaires et secondaires, telles que le développement des poils pubiens, la taille des seins, des organes génitaux etc.

En addition à ce qui précède, vous serez aussi probablement examiné en rapport avec des troubles neurologiques ce qui inclura des tests des réflexes, la fonction des muscles et les sensations nerveuses.

Suivant ci-dessus, vous serez alors soumis au test d'antéflexion Adams (un test ou vous devrez vous penchez en avant) et vous serez mesuré avec un scoliomètre à fin d'évaluation et de quantification des résultats.

L'échelle de Tanner

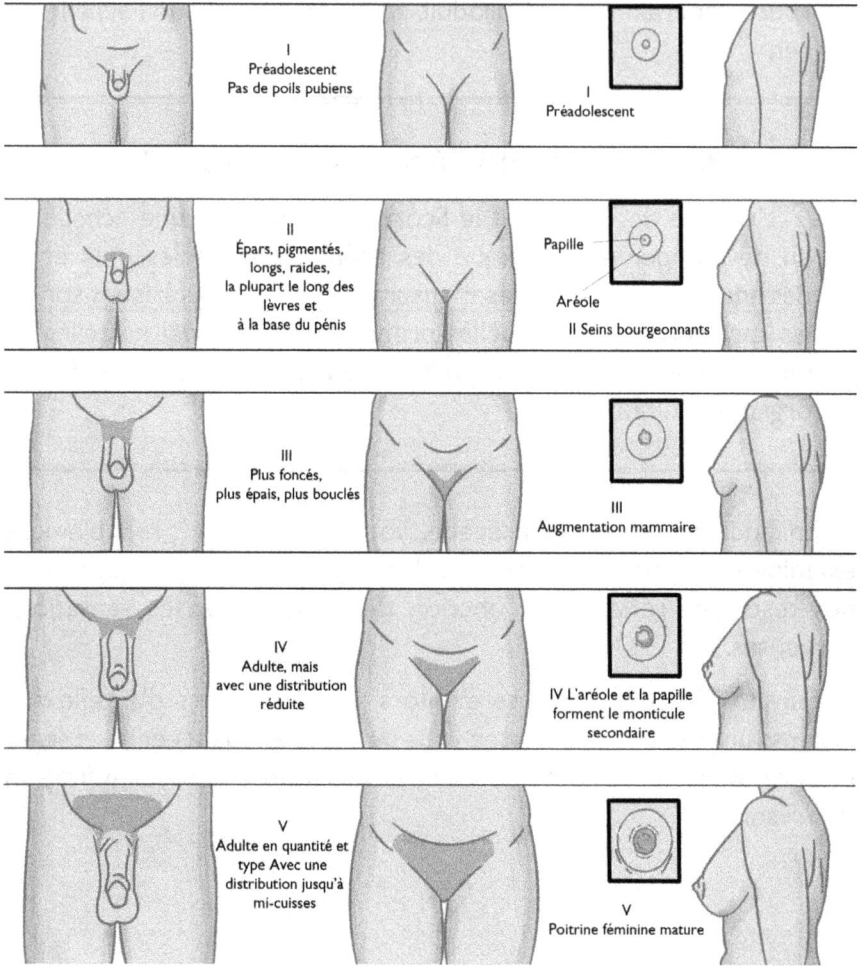

I
Préadolescent
Pas de poils pubiens

I
Préadolescent

II
Épars, pigmentés,
longs, raides,
la plupart le long des
lèvres et
à la base du pénis

Papille

Aréole

II Seins bourgeonnants

III
Plus foncés,
plus épais, plus bouclés

III
Augmentation mammaire

IV
Adulte, mais
avec une distribution
réduite

IV L'aréole et la papille
forment le monticule
secondaire

V
Adulte en quantité et
type Avec une
distribution jusqu'à
mi-cuisses

V
Poitrine féminine mature

L'antéflexion Adams (FBT)

L'antéflexion Adams est habituellement le premier diagnostique technique approprié établi après que les signes initiaux de la scoliose ont été notés d'une posture ou même d'une courbure infime visible. C'est aussi le test de dépistage le plus commun utilisé dans les écoles et par les pédiatres pour déceler la présence d'une courbure de la colonne, spécialement après que les analyses de postures initiales ont montré la probabilité d'une scoliose.

Normalement, conduite pendant les années de lycée, l'antéflexion Adams doit coïncider avec la phase de croissance rapide de l'adolescence. Il est fondé sur l'examen de la topographie de la surface de votre dos.

Comment se déroule l'examen

1. Penchez le tronc en avant à 90°avec les bras pendants.
2. Les pieds doivent être l'un contre l'autre et les genoux serrés et raides.
3. Tout le dos du patient doit être exposé avec la colonne bien visible pour l'examen.

Qu'est-ce que l'examinateur recherchera ?

→ Une asymétrie dans la hauteur des épaules
→ Asymétrie dans la hauteur des hanches par rapport au sol
→ Une distance inégale des bras par rapport au sol
→ Un déséquilibre au niveau de la cage thoracique, lequel est communément nommée une bosse, habituellement causé par la rotation d'une vertèbre
→ Une asymétrie dans la proéminence des omoplates
→ Une proéminence dans les muscles paravertébraux lombaires (le bas du dos)
→ Une tête décentrée
→ Toute déviation latérale de la colonne

Qu'est-ce que l'antéflexion Adams pour le profane...

PPour un profane, l'antéflexion Adams est une méthode commode et rapide pour rechercher des signes concrets de scoliose. Tandis qu'elle ne mesurera pas le degré de courbure, cela vous donnera une confirmation partielle d'un diagnostique de scoliose si les signes présentés sont observés pendant le test.

L'antéflexion Adams (FBT)

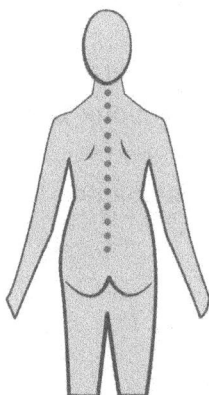

Normal
Le torse est symétrique, la tête et le pelvis sont alignés, les épaules sont égales

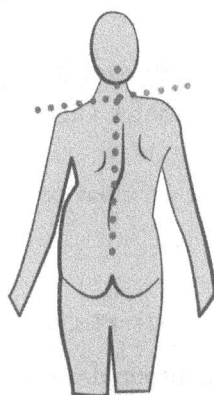

Scoliose possible
La tête est sur un côté de la fissure natale et pas alignée sur elle ; les épaules sont inégales

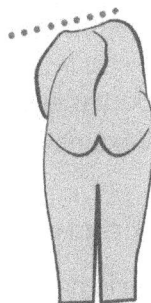

Possible scoliosis
Une bosse, habituellement à droite de la cage thoracique, les omoplates sont asymétriques

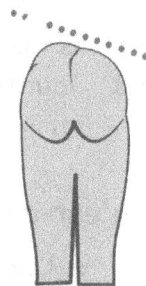

Possible scoliosis
Une bosse, habituellement à gauche de la cage thoracique, la taille est asymétrique

Ce que dit la recherche

Les controverses et les débats abondent sur l'utilisation et l'efficacité de l'antéflexion Adams. Les points de débats les plus typiques sont les suivants:

- Est-ce que ce test élimine avec précision d'autres conditions présentes ?
- Est-ce qu'il prend aussi en considération toutes les autres anomalies possibles, en plus d'une courbure apparente ou un soulèvement dans la posture ?
- Est-ce que le test prend en considération une courbure qui existerait à tous les endroits de la colonne, spécialement dans les lombaires et les cervicales ?

Voyons ces aspects controversés de plus près en détail.

Généralement vu comme la prochaine étape dans une simple analyse de posture, l'antéflexion Adams est surtout regardée comme étant plutôt précise autant que fiable.

En outre, elle est aussi considérée être l'un des outils de dépistage les plus faciles à utiliser, l'un que même les parents ou le professeur peuvent réaliser sans assistance ou n'importe quel appareil ou instrument. La recherche montre aussi que l'antéflexion Adams est une forme de dépistage relativement peu onéreuse, rapide et facile à faire.

Historiquement parlant, l'antéflexion Adams a toujours joui d'un statut fiable comme mesure de diagnostique pour la scoliose. Une étude réalisée par Karachalios et al. rapporte que l'antéflexion Adams a une sensibilité de 84% et une spécificité de 93%. D'un autre côté, le premier argument présenté contre l'utilisation de l'antéflexion Adams serait une erreur de 15% d'une diagnostique correcte dans 15% des cas. Elle pourrait ne pas prendre en considération une courbure dans la partie lombaire de la colonne ou le bas du dos. Considérant le fait qu'il s'agit d'une localisation commune pour la courbure, cela s'avère souvent être une diagnostique erronée coûteuse. De plus, il a souvent aussi été dit que l'antéflexion Adams ne serait pas capable de détecter une courbure chez les enfants obèses.

Utiliser un scoliomètre

Une fois que les signes positifs ont été décelés avec l'antéflexion Adams, un praticien peut utiliser un scoliomètre pour atteindre deux objectifs :

→ Pour valider les résultats obtenus avec l'antéflexion Adams et quantifier les asymétries gauche et droite trouvées avec le test

→ Pour mesurer le degré actuel de la courbure

Un scoliomètre est à la base un appareil utilisé pour un dépistage poussé de la scoliose après l'antéflexion Adams. C'est pour quantifier la mesure de la rotation du tronc.

Aussi connu comme un inclinomètre, c'est un appareil manuel tenu en main, facile d'utilisation et non intrusif qui mesure les degrés de l'asymétrie du tronc.

Un résultat qui indique plus de 5 degrés ou plus à n'importe quelle proéminence (lombaire/thoracique) est généralement considéré comme étant positif.

Comment est-ce qu'il fonctionne?

Le scoliomètre, fondamentalement une version du niveau à bulle de maçon, vous donne une lecture connue comme l'angle de rotation du tronc (Angle of Trunk Rotation : ATR). Un praticien utilisant un scoliomètre suivra habituellement les étapes suivantes:

→ L'enfant se penche en avant, parallèle au plancher, avec les épaules alignées sur les hanches, et les mains touchant presque les orteils.

→ L'examinateur ajuste la position de l'étudiant à un niveau tel où la déformation est le plus prononcée, ce qui variera individuellement. On fait souvent référence à cette difformité comme une bosse dans les régions lombaire ou thoracique.

→ L'examinateur garde ses yeux en focus au même niveau que le dos.

→ Il met gentiment le scoliomètre en travers de la difformité à angle droit avec le corps, lisant les mesures correspondant au point le plus haut de la difformité (apex). En premier, au niveau de la moitié de la cage thoracique, puis au niveau mi lombaire.

→ Le processus complet de mesure est répété deux fois, en demandant au patient de se remettre en position debout entre les deux répétitions.

Les marques numérotées sur l'instrument = La différence en degrés angulaires en hauteur entre chaque côté du thorax, due à la rotation apicale du tronc = angle de rotation du tronc.

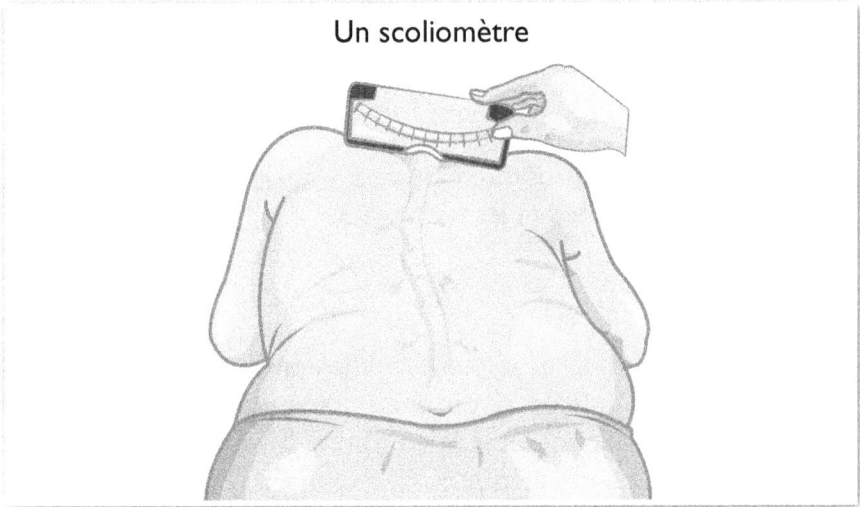

Un scoliomètre

Chose intéressante, il existe la possibilité qu'une scoliose non détectée par l'antéflexion Adams le soit plus tard en utilisant un scoliomètre. Une étude réalisée sur 954 étudiants de sixième a révélé 136 de tels cas qui furent trouvés anormaux en utilisant le scoliomètre, alors qu'ils avaient été déclarés normaux avec le dépistage à l'antéflexion Adams. Une autre recherche similaire montre la corrélation possible entre le ATR et l'angle de Cobb, ce qui peut être utilisé pour documenter le degré de progression de la courbure. Toutefois, il y a aussi des preuves que le scoliomètre, bien qu'ayant un plus haut degré de précision dans le diagnostique, ne peut être utilisé comme alternative aux scans CT pour mesurer la rotation de la colonne.

Un autre trait qui probablement parle en faveur de l'utilisation du scoliomètre est, qu'en plus d'être d'utilisation commode, il donne aussi des directives pour référencer, standardisant ainsi le processus entier du dépistage de la scoliose.

Dans ce dessein, vous trouverez peut-être l'utilisation des applications suivantes comme ScolioTrack et Scoliometer Apps commodes et pratiques pour la maison. Je les ai crées moi-même avec une équipe de programmateurs. Elles ont été spécialement désignées pour importer les fonctions d'un scoliomètre dans les iPhone, iPad et les appareils Android. Alors que Scoliometer Apps aide à mesurer la courbure, ScolioTrack App possède aussi d'autres fonctions comme la création de graphiques et la sauvegarde de photos du dos de l'utilisateur. En fait, de telles applications ont prouvé être assez précises et fiables pour être utilisées en clinique et comme l'une des manières les plus sûres et innovantes de dépister la scoliose chez une personne.

Pour plus d'informations, visiter : www.HIYH.info pour des démonstrations de vidéos et les télécharger.

Renvois

Une fois que vous avez fait l'antéflexion Adams et utilisé le scoliomètre, il est utile de savoir quels cas seront qualifiés pour un renvoi ultérieur pour mesurer la courbure. Il vous est conseillé de consulter un spécialiste si vous correspondez à l'un des critères ci-après, observés pendant l'antéflexion Adams ou avec le scoliomètre::

→ Courbure apparente de la colonne

→ L'un des côtés du haut du dos étant proéminent dans l'antéflexion Adams

→ Le scoliomètre indiquant 7 degrés ou plus à n'importe quel niveau de la colonne

→ Un dos rond que vous ne pouvez pas aplatir même en tendant la tête et le cou à l'extrême

→ D'autres signes appropriés comme des épaules, des hanches inégales ou des plis de la taille

Le dépistage génétique

Le dépistage génétique est largement vu comme la première étape dans l'usage de la technologie de diagnostique comme une méthode pour gérer la scoliose comparée aux mesures comme l'appareillage et la chirurgie.

La recherche médicale a fait maintenant des progrès immenses et offert au monde de la diagnostique, des marqueurs génétiques concrets qui sont capables de prédire la prédisposition génétique d'un enfant à développer une forte courbure de la colonne.

En 2009, il y a eu des rapports de scientifiques et d'experts qui ont identifié des marqueurs génétiques spécifiques qui peuvent prédire l'état de la courbure scoliotique chez un certain patient après quelques années. Au travers d'une série d'études fondées sur les génomes, les généticiens travaillant sur le sujet ont exactement défini le polymorphisme de simples nucléotides marqueurs dans l'ADN qui sont probablement relatés de manière significative au développement et à la progression de la scoliose idiopathique chez l'adolescent.

Il est intéressant de noter qu'utiliser cette forme de dépistage génétique pour prédire le niveau de progression de la scoliose contient un grand potentiel à transformer l'entière méthodologie du traitement de la scoliose. Entre autres, cela aura probablement un large impact sur l'étendue dans laquelle l'appareillage et même la chirurgie sont pratiqués pour les patients de scoliose.

Un point à se rappeler

Alors que la recherche indique que vos gênes pourraient vous rendre vulnérable, il n'y a encore aucune preuve concrète d'une corrélation directe. Conséquemment, avoir été diagnostiqué avec l'un de ces marqueurs génétiques pourrait essentiellement ne pas signifier que vous êtes certain d'avoir la scoliose.

Qu'est-ce que cela signifie pour le profane ?

Pour un profane, la percée dans le dépistage génétique pour la scoliose rend la courbure facile à détecter. Cependant, nous devons noter que ce dépistage génétique n'est pas utilisé comme dépistage de base pour diagnostiquer la présence de scoliose. Au lieu de cela, une fois confirmée la présence de la scoliose chez l'enfant, les marqueurs ADN spécifiques sont utilisés pour prévoir l'étendue à laquelle cette courbure peut progresser à l'avenir.

Scoliscore™ – La découverte capitale

Maintenant que nous connaissons les bases du dépistage génétique pour la scoliose, parlons de l'examen spécifique plus en détails.

Un test génétique, connu comme le ScoliscoreTM, un test moléculaire fondé sur l'ADN, a été développé par Axial Bio-Tech qui revendique pouvoir prédire si un enfant en particulier est vulnérable pour développer une scoliose et dans quelle mesure. En plus de procurer un soulagement psychologique aux patients de scoliose, le test est aussi vu comme un économiseur financier majeur, car il évitera probablement le coût d'un traitement tout autant que des visites médicales. Cependant, il y a aussi un inconvénient à cela. Les experts soulignent que maintenant, le test peut seulement être utile pour des adolescents caucasiens dans le groupe d'âge entre 9-13 ans, qui ont une courbure de 25 degrés ou moins. Comme il apparaît, le test ne peut être appliqué aux patients ayant une scoliose idiopathique infantile ou juvénile.

ScoliscoreTM peut être utilisé par des jeunes garçons et filles du groupe d'âge entre 9-14 ans dont la courbure mesure 10-25 degrés. Selon le test, les patients avec scoliose sont catégorisés en trois groupes principaux :

- Ceux avec un risque faible de progression
- Ceux avec un risque modéré de progression
- Ceux avec une courbure qui selon toute probabilité progressera au-delà des 45 degrés

Pour effectuer le test, un échantillon de la salive du patient est prise et évaluée contre les marqueurs ADN listés. Une fois les résultats obtenus, ceux-ci sont rangés entre 1-200 avec 50 étant identifié comme le point de faible risque, 180-200 étant considéré à haut risque, augmentant les possibilités de chirurgie dans l'avenir.

Les examens d'imagerie médicale

Les examens d'imagerie sont utilisés pour détecter l'étendue de la courbure chez un individu étant examiné pour la scoliose.

Vos services de santé peuvent suggérer une forme différente d'examens d'imagerie dans des situations variées. Par exemple, une radiographie est suggérée pour juger de l'étendue de la courbure une fois que vous avez été trouvé positif sur la base des examens de dépistage comme l'antéflexion Adams ou le scoliomètre.

De même, un scan IRM pourra être suggéré aux patients ayant une courbure thoracique gauche, une douleur inusuelle, des symptômes neurologiques anormaux ou d'autres signes qui pourraient signaler une affectation de la colonne vertébrale due à la présence de tumeurs, une spondylolisthésis ou une syringomyélie.

Quelques formes d'examens communes incluent:

- Radiographie aux rayons X
- CT scan
- IRM
- Myélographie
- Discogramme lombaire

Lisez plus avant le bref aperçu sur quelques tests les plus importants.

Radiographie aux rayons X

Une fois qu'un enfant a été examiné et diagnostiqué comme étant un cas probable de scoliose, il sera dirigé vers une radiographie, qui reste l'examen d'imagerie le plus économique et le plus communément utilisé. Essentiellement indolore et un examen d'imagerie non intrusif, une radiographie consiste en l'absorption de radiation électromagnétique sur un film photographique après avoir été passé au travers du corps. Ayant des ondes relativement courtes de moins de 100 angströms, les rayons X ont la capacité de pénétrer des masses solides de différentes épaisseurs. Ces images sont alors utilisées pour identifier et diagnostiquer la courbure et son étendue..

Important

Si vous avez une radiographie faite dans votre enfance ou comme un jeune adolescent, c'est important de conserver vos clichés soigneusement. Au cas où vous développeriez un problème de dos plus tard, votre docteur pourrait si besoin est s'y référer

Une radiographie typique de scoliose

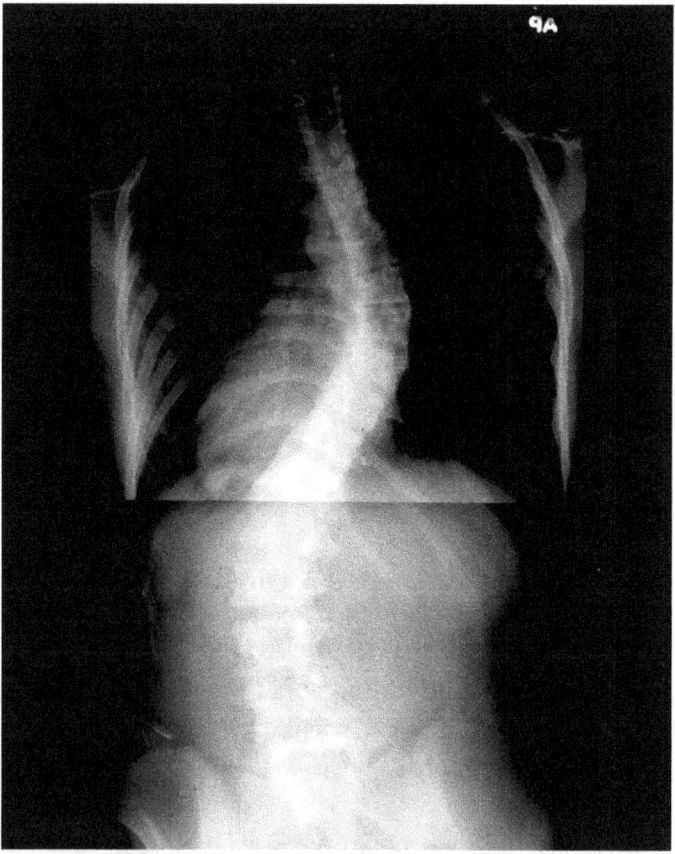

En plus d'identifier le degré et l'étendue de la scoliose, les rayons X aideront aussi à identifier d'autres déformations de la colonne comme la cyphose et l'hyperdolose. Chez les adolescents, une radiographie aide aussi à déterminer la maturité du squelette ce qui indique au docteur dans quel degré la courbure progressera.

De quelle façon le fait-on?

Pour la scoliose, on vous demandera de vous tenir debout et droit pendant que la machine à rayons X est juste devant vous. On vous demandera d'être immobile pendant que la radio est prise. Utilisant de faibles doses d'énergie électromagnétique à ondes courtes, l'appareil prend des images qui sont ensuite analysées.

L'Imagerie à Résonance Magnétique (IRM)

Une technique d'examen avancée, un IRM n'est généralement pas suggéré pour un examen initial. C'est utilisé après qu'une radiographie a été faite. Pour les patients avec une scoliose, un IRM a la possibilité d'identifier des anomalies de la moelle épinière et du tronc cérébral.

Un IRM en cours

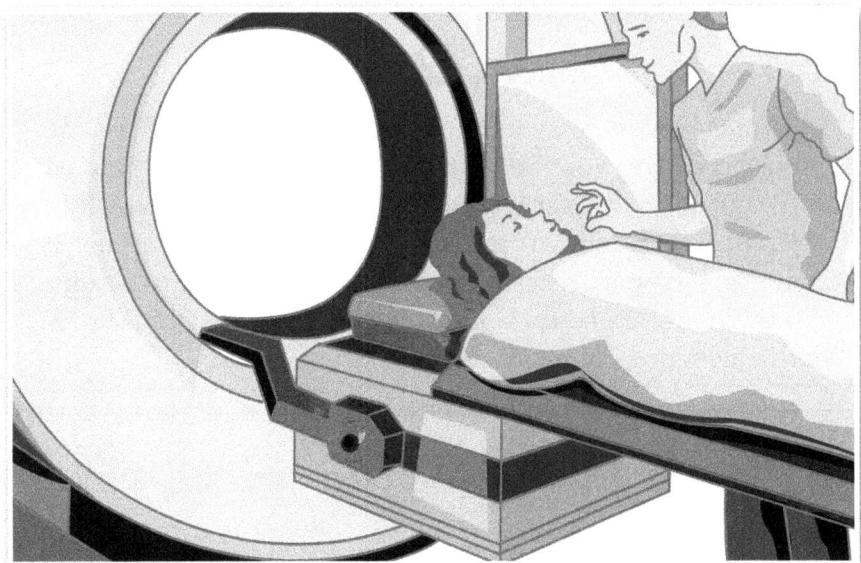

L'une des raisons pour laquelle un scan IRM est souvent préféré pour la scoliose, c'est qu'il peut donner des images des os, mais aussi procurer des images claires des chairs. Et par conséquent, n'importe quelle difformité d'un de ces facteurs peut être clairement reconnue et traitée comme il convient.

De quelle façon le fait-on ?

Pour un scan IRM, on vous demandera de vous allonger sur une table étroite, qui sera alors glissée dans une structure ressemblant à un tunnel. Utilisant des ondes magnétiques, la machine prend des images de la colonne qui ont ensuite examinées médicalement. Selon le niveau des structures devant être examinées, un IRM prend de 20 à 90 minutes.

La tomographie axiale calculée par ordinateur

Aussi connu comme CT scan, cet examen d'imagerie est appelé médicalement la tomographie axiale et utilise un ordinateur pour produire des images en 3D détaillées des structures du corps. Elle combine essentiellement les rayons X avec la technologie d'un ordinateur pour offrir une analyse plus détaillée et plus fiable de la scoliose.

Important à savoir...

Faites savoir à votre médecin si vous souffrez de claustrophobie. Vous pourriez alors être plus à l'aise avec un CT scan qu'un IRM car le CT scan est à l'air libre et pour l'IRM vous devrez endurer d'être dans un espace comme un tunnel pour un moment. (Référez-vous à la ligne grasse dans le cadre : scan CT et IRM ne sont pas interchangeables. Ils ont tous les deux leurs propres indications)

Étant donné que le scan CT donne une vue croisée par sections de la colonne, il permettra au praticien de voir à l'intérieur du corps et de définir exactement la présence et l'étendue de la déformation de la colonne. Le scan CT est considéré être de loin l'un des meilleurs examens d'imagerie disponibles car ayant la capacité à produire des images descriptives des os.

De quelle façon le fait-on ?

On vous demandera de vous allonger sur une table qui avancera lentement au travers du scanner CT qui est un large appareil en forme de beignet. Le processus produit des images 3D de la colonne en utilisant de fins rayons X qui sont ensuite utilisées pour l'analyse.

Pros et contras des diverses imageries

	PROS	CONS
Rayons X	Économique, rapide et moins d'exposition aux rayons	Ne peut pas détecter les changements de la moelle épinière et des chairs
SCAN IRM	Donne des images détaillées des os et des chairs, incluant la moelle épinière	Onéreux, difficile pour les patients claustrophobiques
SCAN CT	Peut être combiné avec d'autres examens comme les myélogrammes and discogrammes et procure des résultats précis, moins d'exposition aux radiations, peut être utilisé pour des patients claustrophobiques	Peut être parfois moins descriptif que le IRM, n'est pas recommandé aux femmes enceintes

Autres examens

A) Examens sanguins

Bien que les examens sanguins pour la scoliose en soient encore à leurs débuts et par conséquent peu communs, ils existent et forment incontestablement une option ancillaire. Pour faire un examen sanguin pour la scoliose, un échantillon de sang d'environ 10ml est prélevé duquel les globules sont obtenus.

La logique de base d'un test sanguin se trouve dans la manière dont nos globules réagissent à la mélatonine. Des études ont montré que dans des diagnostiques individuels de la scoliose idiopathique, le schéma dont les signaux de la mélatonine sont transmis est très différent.

B) Examen biochimique

Cet examen particulier à une base biochimique, dans laquelle il y a un examen fait pour mesurer les niveaux de deux protéines dans le sang, nommément l'ostéopontine (OPN) et le CD44 soluble (sCD44). La recherche indique que le niveau de OPN dans le sang est associé au début de scoliose idiopathique. En fait, des cas de chirurgie (avec un angle de Cobb $\geq 45°$) démontrent les valeurs les plus hautes, comparés aux patients avec une légère scoliose.

Similairement, sCD44 est une molécule protectrice qui peut prévenir OPN de déclencher une scoliose ou la progression de la déformation de la colonne en liant l'OPN libre. C'est pour cette raison que les cas chirurgicaux ont les valeurs SCD44 les plus basses.

Niveaux de dépistage – D'un coup d'œil

Suivant un diagnostique positif après chaque étape, la prochaine étape sera alors recommandée

Étape 1
Analyse posturale, généralement par observation
(Inclinaison dans la posture, courbure visible)

↓

Étape 2
L'Antéflexion Adams (FBT) Examen clinique par mouvement

↓

Étape 3
Scoliomètre
(examiner pour l'étendue de la courbure)

↓

Étape 4
Examen génétique et autres examens si requis

↓

Étape 5
Examens d'imagerie(Rayons X, Scan CT, Scan IRM)

CHAPITRE 6
Le degré de gravité

V ous apprendrez en détail la plus simple unité de mesure de la courbure de la scoliose, qui est le degré de la courbure. Vous apprendrez les degrés divers de la scoliose, comment les mesurer en utilisant la méthode Cobb et finalement, comment classer la courbure. Aussi bien le processus de mesurer que celui de classer la courbure est réalisé dans le dessein de décider objectivement quelle modalité de traitement utiliser

Maintenant, nous savons comment une courbure de la colonne débute et laisse voir une bosse apparente dans la posture de la personne affectée, reflétée principalement au niveau des épaules et du pelvis. Vous pouvez aussi commencer à voir un changement dans son apparence et la manière dont elle marche, bouge ou s'assoit. La scoliose est la façon dont votre colonne développe une courbure pour différentes raisons qui peuvent être analysées et identifiées médicalement. Un déséquilibre visible dans l'évaluation physique conduit alors à un schéma de dépistage élaboré et l'emploi de toute une gamme d'ustensiles médicaux avec des formes variées d'imagerie. Chacune de ces étapes, comme nous l'avons juste lu au chapitre précédent, vise à procurer un plus haut niveau de validation pour confirmer le diagnostique positif de scoliose.

Une fois le diagnostique confirmé, le centre de l'attention médicale se déplace vers une mesure précise et quantifiable et la classification de la courbure. Ace stade, c'est le degré de la courbure qui est devenu l'épicentre de l'attention médicale. Alors qu'initialement, l'attention était dirigée sur une confirmation ou une infirmation de la scoliose au travers de dépistage, ici elle se déplace vers la quantification de la courbure. La direction dans laquelle tout le traitement sera conçu est fondée sur les résultats de cette mesure de la courbure. Le fait qu'un dépistage précoce – une détection et une quantification de la courbure de la scoliose peuvent largement influencer l'issue du traitement – accentue le rôle critique de la mesure du degré de la courbure.

Par conséquent, le seul objectif du processus de mesurer et de classifier la courbure est de développer un programme de soins et choisir parmi les nombreuses modalités de traitement disponibles.

Tout sur les degrés

Une fois que la scoliose a été dépistée et son existence confirmée, la scoliose est alors une question de degrés, de classification, d'évolution…

Le programme complet de soins de la scoliose est fondé sur les trois faits suivants:

→ La cause originale de la courbure (congénitale, idiopathique, traumatique, dégénérative etc.)

→ Le degré présent de la courbure

→ Le scope de progression de la courbure (fondé sur des caractéristiques cliniques variées autant génétiques que d'autres examens)

Vous pouvez vous référez aux chapitres 2 et 3 pour apprendre plus sur la manière dont les causes et les origines de la courbure peuvent impacter les modalités de traitement. Le degré de la courbure est le seul facteur le plus important qui décidera du programme de traitement. Le programme de traitement sera aussi influencé par la façon dont la courbure progressera probablement à l'avenir (scope et évolution). Dans la section suivante, nous expliquerons les degrés de la courbure, en même temps que les manières de la mesurer et de la quantifier.

Avant d'offrir chaque analyse clinique, il est utile de savoir que le degré de la courbure forme la base sur laquelle la communauté médicale définie la scoliose.

Qu'est-ce que le degré de la courbure dans la scoliose ?

Dans la scoliose, le degré est un terme donné à une unité de mesure qui définit l'étendue de la courbure de votre colonne. Le degré de courbure identifiera le stade de votre scoliose, qui vous donnera une indication claire sur le parcours du traitement requis.

Des groupes d'étude comme The Scoliosis Research Society (La Société de Recherche sur la Scoliose), définit la scoliose comme une courbure latérale de la colonne de plus de 10 degrés, mesuré sur une radiographie debout en utilisant la méthode de Cobb. Vous pourrez voir en détails la méthode de Cobb dans les sections suivantes.

Puisque la scoliose peut s'étendre d'une courbure légère et négligeable à une grave courbure de la colonne, tout comprendre sur les degrés de la courbure de la colonne est important pour connaître l'état exact de votre santé.

Mesurer la courbure

Un nombre d'outils, de méthodes statistiques et de techniques géométriques sont employés pour mesurer le degré selon lequel une courbure existe dans la colonne. Des radiographies sont prises de la colonne, sur lesquelles des outils sont appliqués pour évaluer le degré. Le but le plus critique de cette procédure est de former une base pour les futures modalités de traitement utilisées sur la base de l'évaluation de l'étendue selon laquelle la courbure pourrait évoluer.

La méthode de Cobb et la méthode des tangentes postérieures de Harrison sont deux méthodes qui peuvent être utilisées pour mesurer. Tandis que la méthode de Cobb sera aussi bien utilisée pour des difformités sagittales que coronales, la dernière ne le sera que pour mesurer les difformités sagittales.

De plus pour mesurer la courbure, il y a des méthodes disponibles qui utilisent la rotation de la colonne comme mesure du degré de la courbure. Pour ce faire, les pédicules des vertèbres à l'apex de la courbure sont observés pour évaluer leur distance de la ligne médiane. La ligne médiane est essentiellement une ligne verticale hypothétique tracée au milieu du corps vertébral. Idéalement parlant, les deux pédicules d'une vertèbre non tournée devraient être à égale distance de la ligne médiane. Ici, on utilisera une échelle de 0 à 4 pour définir la relative proximité des pédicules à une telle ligne médiane.

La méthode de Cobb

La méthode de Cobb reste la procédure standardisée la plus universellement suivie et la plus largement acceptée pour mesurer le degré de la courbure de la scoliose. Nommée d'après le chirurgien qui l'a inventée, l'angle de Cobb est mesuré en identifiant l'extrémité de la vertèbre de la portion de la colonne vertébrale qui est courbée. Un ensemble de lignes droites perpendiculaires sont dessinées pour mesurer l'angle de la courbure. En 1935, Lippman a introduit cette procédure en dessinant des lignes perpendiculaires aux lignes des plaques d'extrémité du corps vertébral pour analyser les courbures de scoliose sur des radiographies ante postérieures. Cette méthode fut finalement popularisée par Cobb en 1984.

Nous avons listé ici les étapes à suivre pour mesurer l'angle de Cobb.

Les étapes de la méthode Cobb

Seul un spécialiste peut utiliser la méthode de Cobb pour mesurer la gravité de la courbure. Pour utiliser la méthode de Cobb, les étapes suivantes seront généralement suivies.

Étape 1

Une radiographie complète de la colonne est prise en incidence de dos, postéro antérieure, avec les radiations passant de l'arrière à l'avant du corps. Pour obtenir cette radio, votre docteur vous demandera de vous tenir absolument droit avec votre dos faisant face à la machine. La radio couvrira votre dos en entier, s'étendant du haut du cou à votre pelvis. Dans certains cas, votre docteur pourra décider de faire aussi quelques radios en incidence de face, antéropostérieures, avec vous faisant face à la machine.

Étape 2

Les extrémités vertébrales de la courbure sont identifiées. Ce sont les vertèbres au début et à la fin de la courbure.

Étape 3

Votre docteur tracera alors deux lignes à la main sur les radiographies obtenues. La première sera au-dessus de la plaque supérieure de la plus haute vertèbre dans la courbure structurale et la seconde sera au-dessous de la vertèbre la plus basse.

Étape 4

Il tracera alors des lignes perpendiculaires à celles qu'il vient de tracer. Ces lignes se croiseront à un certain angle.

Étape 5

Votre docteur mesurera alors le degré de cet angle, qui est la lecture réelle par la méthode Cobb. Le degré qui sera mesuré sera nommé l'angle de Cobb. Il sera documenté dans le rapport radiographique qui sera un résumé concis de tous les résultats.

L'angle de Cobb

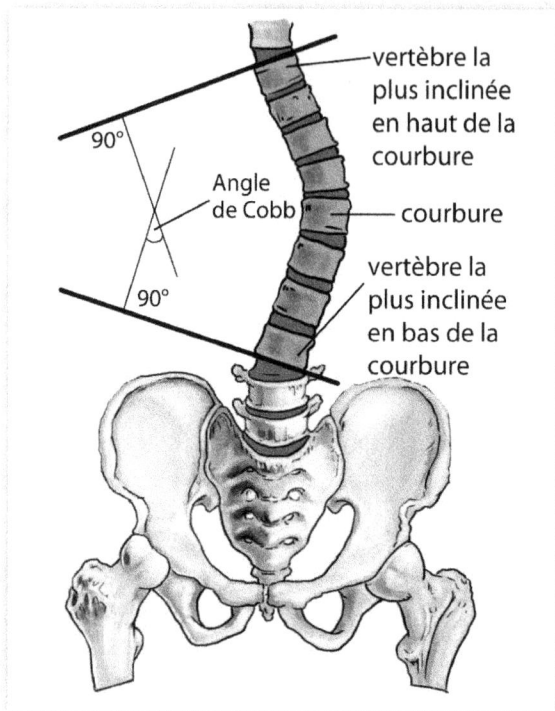

vertèbre la plus inclinée en haut de la courbure

90°

Angle de Cobb

courbure

90°

vertèbre la plus inclinée en bas de la courbure

Interprétation

Les résultats de la méthode Cobb sont habituellement interprétés comme suit:

- moins de 20 degrés = Légère scoliose
- Entre 25 et 70 degrés = Scoliose moyenne
- Plus de 70 degrés = Scoliose grave
- Plus de 100 degrés = Très grave scoliose

Variations et marge d'erreurs

Bien que la méthode Cobb reste l'une des méthodes les plus communes pour mesurer l'étendue de la courbure, les spécialistes soulignent qu'il n'est pas possible de représenter pleinement la difformité de la colonne en trois dimensions. Il y a des études sur la méthode Cobb qui démontrent les sources multiples d'erreurs et subséquemment une variabilité intra observateur, qui s'étendent de 2,8 à 10 degrés. Les spécialistes avertissent que chaque fois qu'une radiographie est prise dans ce but, les positions du corps peuvent légèrement varier. En conséquence, il est important de garder une marge d'erreur de 3 à 5 degrés lorsque l'on utilise la méthode Cobb. Selon la Scoliosis Research Society, les différences de mesures par un chirurgien orthopédique particulier (différence intra observateur) des mêmes radiographies peuvent variées jusqu'à 5 degrés dans le temps, alors que les différences de mesures entre deux chirurgiens orthopédiques (différence inter observateur) peuvent varier jusqu'à 10 degrés comme expliqué ci-après.

Comme suggéré, il y a d'autres facteurs variés qui gouvernent la marge de variabilité i.e. la marge d'erreurs ou combien de lectures le même patient peut donner lorsque la courbure est mesurée avec la méthode Cobb à plusieurs reprises:

- Par le même observateur plusieurs fois
- Par des observateurs différents pour le même patient

Il y a déjà des études suffisantes qui montrent que des facteurs comme l'immaturité squelettique, l'ossification incomplète et un développement anomal des extrémités des vertèbres peuvent causer un degré supérieur de variabilité dans les mesures des angles chez les patients avec une scoliose idiopathique adolescente. Une telle étude rapporte une variabilité intra observateur de $\neq$ 11,8 degrés parmi des lectures variées.

La méthode de mesure des centroïdes

Il est intéressant de noter que des études récentes discutent aussi de la fiabilité des mesures des centroïdes vertébraux en mesurant le degré de difformité, mais une recherche plus avancée est nécessaire pour le valider.

Nous connaissons comment la méthode Cobb mesure les extrémités vertébrales pour définir l'état de votre courbure. Cependant, la surface de l'angle vertébral peut être difficile à mesurer à cause des variations dans l'architecture des extrémités vertébrales. La mesure des centroïdes des vertèbres ou la lordose lombaire se confronte à ce problème. Dans cette technique, les contours des vertèbres L1, L2 et L5 forment la base pour déterminer l'angle de la lordose. Cette méthode est vue comme une approche efficace pour mesurer l'angle de la lordose chez le patient.

La méthode de mesure des centroïdes

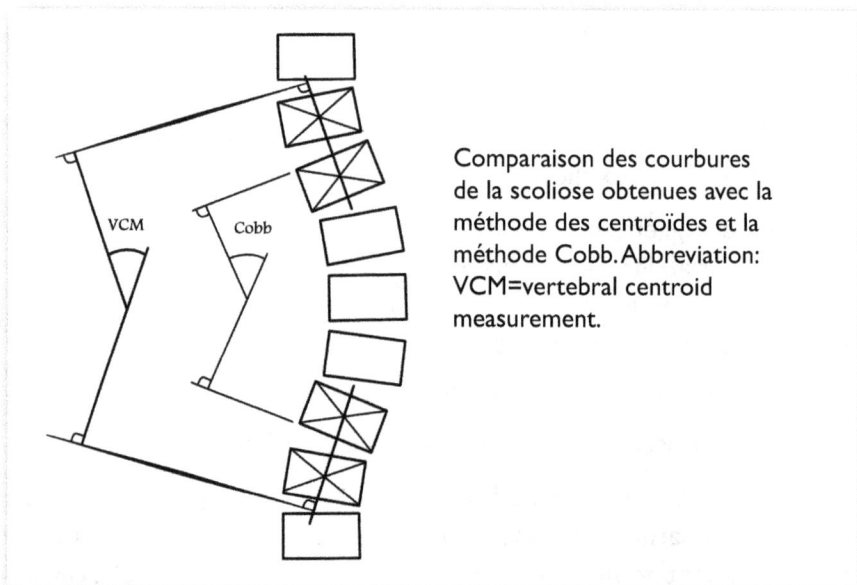

Comparaison des courbures de la scoliose obtenues avec la méthode des centroïdes et la méthode Cobb. Abbreviation: VCM=vertebral centroid measurement.

Classifier la courbure

Une fois que le dépistage initial, le diagnostique et les mesures de la courbure ont été réalisés, vous pouvez vous préparer à classifier la courbure. Une courbure scoliotique peut être classifiée en se fondant sur un nombre de critères et un nombre de manières.

Dans cette section, nous vous donnerons une compréhension des façons les plus utilisées par les chirurgiens de la colonne vertébrale pour classifier une courbure de la scoliose, une fois que le traitement de la courbure est terminé.

La première et la plus commune façon de classifier la courbure est fondée sur le degré obtenu avec la méthode Cobb. Comme nous l'avons déjà mentionné, nous pouvons classifier le degré de scoliose en quatre types :

→ Scoliose légère : A 20 degrés ou moins, il ne s'agit pas d'une difformité sérieuse et peut ne pas nécessiter plus qu'un contrôle de base.

→ Scoliose moyenne : Mesurée entre 25 et 70 degrés, bien qu'il n'y ait pas de risque immédiat, cela peut causer de sérieuses complications plus tard.

→ Scoliose grave : Quand la courbure atteint plus de 70 degrés, elle réduit votre respiration et vous prive d'un certain niveau d'oxygène. Cela se produit essentiellement à cause des différences de tailles dans l'hémothorax par la déformation de la scoliose.

→ Scoliose très grave : Vos poumons et votre cœur peuvent être remodelés à cause de l'étroitesse de l'espace si la courbure est supérieure à 100 degrés.

La classification de Lenke

La classification de Lenke donne essentiellement une image plus complète de la scoliose à partir d'une perspective multi dimensionnelle, ce qui permet de planifier la correction de la courbure d'une manière plus efficace. Cette méthode identifie six schémas primaires différents de courbures et inclut des facteurs additionnels qui modifient chacune de ces courbures (voir l'image).

Regardons de plus près cette méthode. Le docteur prendra une radiographie standard de votre colonne. Si vous avez déjà des radiographies qui ont été prises pour mesurer le degré de la difformité en utilisant la méthode Cobb, ces radiographies peuvent être utilisées. Une fois les radiographies faites, chaque position est évaluée. Une fois cela fait, chaque courbure de la colonne est classifiée sur la base de :

→ Région de la localisation de la courbure de la colonne

→ Degré de la courbure

→ Difformité de la plaque sagittale

La classification de Lenke pour la scoliose

	Type de courbure (1-6)					
Modificateur de la colonne lombaire	Type 1 (Thoracique principale)	Type 2 (Thoracique double)	Type 3 (Majeur double)	Type 4 (Majeur triple)	Type 5 (TL/L)	Type 6 (TL/L - MT)
A	1A*	2A*	3A*	4A*		
B	1B*	2B*	3B*	4B*		
C	1C*	2C*	3C*	4C*	5C*	6C*
Critères structurels sagittaux possibles (Pour déterminer le type spécifique de courbure)	Normal	PT Cyphose	PT et TL Cyphose	TL Cyphose	Normal	TK Cyphose

T5 – 12 modificateur d'alignement sagittal: −, N, or +
−: <10°
N: 10-40°
+: >40°

Types de courbures – Système de classification de Lenke

Type	Thoracique proximale	Thoracique principale	Thoraco Lombaire/ Lombaire	Description
1	Non structurale	Structurale (Majeure)*	Non structurale	Thoracique principale (MT)
2	Structurale	Structurale (Majeure)*	Non structurale	Thoracique double (DT)
3	Non structurale	Structurale (Majeure)*	Structurale	Majeure double (DM)
4	Structurale	Structurale (Majeure)*	Structurale (Majeure)*	Majeure triple (TM)
5	Non structurale	Non structurale	Structurale (Majeure)*	Thoraco Lombaire/ Lombaire-Majeure Thoracique (TL/L)
6	Non structurale	Structurale	Structurale (Majeure)*	Thoraco Lombaire/ Lombaire-Thoracique majeure (TL/L-MT)

CRITERE STRUCTURAL
(Courbures mineures)
Thoracique proximale
– Penchant d'un côté Cobb ≥25°
– T2-T5 Cyphose ≥ +20°

Thoracique principale
– Penchant d'un côté Cobb ≥25°
– T2-T5 Cyphose ≥ +20°

Thoraco lombaire / Lombaire
– Penchant d'un côté Cobb≥25°
– T2-T5 Cyphose ≥ +20°

*Majeure = La mesure de Cobb la plus grande, toujours structurale
Mineur = Toutes les autres courbures avec un critère structural
Type 4= MT ou TL/L peut être une courbure majeure

LOCALISATION DE L'APEX
(SRS Définition)

COURBURE	APEX
Thoracique	T2-T11/12 Disque
Thoraco lombaire	TL2-L1
Thoraco lombaire/ Lombaire	L1/2 Disque-L4

MODIFICATEURS

Modificateur de la colonne lombaire	CSVL à Apex Lombaire		Profile Thoracique sagittal T5 +T12	
A	CSVL entre les pédicules		- (Hypo)	<10
B	CSVL touche le(s) corps apical		N (Normal)	10°-40°
C	CSVL Complètement médiane		+(Hyper)	>40°

Type de courbure (1-6)+ Modificateur de La Colonne lombaire (A, B, C)+

Modificateur thoracique sagittale (–, N, +)

Classification (e.g. 1B+): ....

La table ci-dessus donne une liste détaillée de la classification de la scoliose avec la méthode de Lenke.

La classification de King

La classification de King, classifie la courbure de la scoliose comme l'un des cinq schémas qui sont utilisés pour déterminer le traitement chirurgical.

Selon la classification de King, la scoliose idiopathique est classée en cinq types différents, utilisant les deux paramètres suivants pour définir la gravité de la courbure :

- Lectures de la méthode Cobb
- Lectures de l'index de flexibilité obtenu par les radiographies penchées

La classification est comme suit :

Type 1 – Une courbure en forme de S qui croise la ligne médiane des courbures lombaire et thoracique

Type 2 – Une courbure en forme de S où les courbures thoracique et lombaire croisent la ligne médiane

Type 3 – Une courbure thoracique où la courbure lombaire ne croise pas la ligne médiane

Type 4 – Une longue courbure thoracique où la 5ème vertèbre lombaire est centrée sur le sacrum. La 4ème vertèbre lombaire est orientée dans la direction de la courbure

Type 5 – Une double courbure thoracique où la 1ère vertèbre thoracique (T1) sera orientée vers la forme convexe de la courbure supérieure

Il y a deux désavantages principaux associés à l'utilisation de cette méthode, comprenant:

- Le profile sagittal reste exclu au moment de l'évaluation
- Le système ne prend pas en compte les courbures doubles et triples

La classification de King

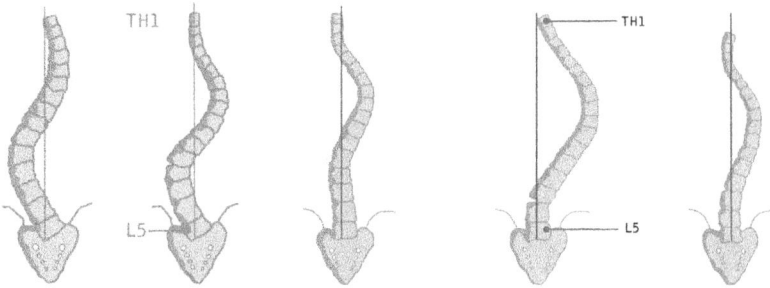

Ce que votre docteur ne vous dira peut-être pas...

→ Que la méthode Cobb peut être une méthode populaire et commune pour quantifier la difformité, mais que l'évaluation de la courbure requiert aussi d'autres méthodes de classification.

→ Que le degré est important, même s'il indique qu'aucune intervention n'est nécessaire pour l'instant exceptée l'observation.

→ Que les degrés peuvent toujours vous aider à choisir une option de traitement pour arrêter la courbure, s'ils sont correctement mesurés.

→ Que des erreurs peuvent exister dans les lectures des résultats. Ainsi, penser deux fois avant de ressentir de la panique si vos degrés apparaissent élevés.

CHAPITRE 7

L'évolution de la courbure

Une fois que votre courbure a été mesurée et classifiée, vous ne serez plus qu'à un pas de connaître la forme exacte de traitement dont vous avez besoin pour votre scoliose. Dans ce chapitre, nous allons examiner les facteurs que votre docteur prendra en considération dans l'estimation de l'évolution probable de votre courbure. Nous discuterons aussi les risques éventuels d'avoir une courbure de scoliose évolutive.

Sur l'évolution de la courbure

Une connaissance appropriée de l'évolution probable de votre courbure est essentielle puisque la courbure progressera probablement rapidement jusqu'au point où la pleine maturité squelettique est atteinte à l'adolescence. Des recherches collectives depuis des décennies démontrent que la manière dont une courbure scoliotique évolue est fortement relatée à des facteurs comme la magnitude et les schémas de la courbure, l'âge du patient, les signes de Risser et, pour les femmes, le stade de la ménarche.

Ainsi quand pouvez-vous dire qu'une courbure de scoliose a évolué ? Les spécialistes définissent la progression comme une augmentation de 5 degrés ou plus sur l'angle de Cobb. Commençons par comprendre un peu en détail l'évolution de la courbure.

Important à savoir

Quand on essaie de comprendre ce qu'est la scoliose, il y a une ligne très fine entre les causes de la courbure et les facteurs responsables de la progression de la courbure. Alors que le premier est concerné avec les raisons qui font qu'un individu développera une courbure, le dernier l'est à propos des facteurs responsables de toute progression ultérieure de la courbure.

Être dépisté et diagnostiqué avec une scoliose est tout juste le premier pas vers un traitement. Avant que votre docteur puisse commencer toute forme de traitement, il a besoin de savoir exactement comment, selon toute probabilité, votre courbure se détériorera. Vers la fin de cette période diagnostique, votre docteur utilisera certains indicateurs qui lui donneront une estimation probable de l'aggravation possible de votre courbure. Des recherches intensives montrent que les facteurs qui définissent le risque d'évolution le plus précisément sont le potentiel de croissance et la magnitude de la courbure, quoique d'autres facteurs existent.

Alors que cette estimation est simplement approximative et ne puisse prédire la progression avec l'exactitude la plus complète, elle offre une vue provisoire de la façon dont la courbure pourrait se comporter dans un proche avenir. Dans les sections suivantes, nous vous indiquerons les 4 indicateurs ou « prédicteurs » principaux utilisés par les docteurs pour identifier l'avenir de la courbure.

Les facteurs – La corrélation

Chacun des facteurs que nous discuterons n'est un facteur indépendant que dans la corrélation. Par exemple, bien que l'âge soit un facteur crucial indiquant si la courbure se développera plus avant, la progression dépendra aussi si vous êtes homme ou femme, et quelle est la mesure actuelle de votre courbure. Par conséquent, chacun des facteurs compte aussi bien individuellement que d'avoir un impact combiné sur la décision de savoir de combien la courbure progressera plus avant.

La progression de la courbure – Les 4 facteurs les plus importants

Continuez la lecture pour une explication détaillée et un aperçu des quatre facteurs ou les indicateurs les plus importants qui indiquent l'envergure possible de la progression de la courbure.

La courbure – La localisation et la gravité

Les études indiquent clairement que la magnitude initiale de l'angle de Cobb est l'un des plus importants indicateurs de la progression de la courbure sur le long terme. La mesure de l'angle de Cobb indique aussi si la courbure progressera au-delà de la maturité squelettique. Il y a des recherches suffisantes qui montrent qu'un angle de Cobb de 25° est un seuil important de magnitude pour une progression de la courbure sur le long terme. En fait, ici les facteurs tels que l'âge, le sexe ou la maturité squelettique pourraient être moins importants que le déchiffrage de l'angle de Cobb. Voyons quelques facteurs importants.

Degré/étendue de la courbure

→ Si la courbure est moins de 30 degrés à l'âge de la maturité squelettique, elle ne progressera probablement pas beaucoup.

→ Si la courbure est entre 30-50 degrés, elle progressera probablement à un taux de 10 à 15 degrés toute la durée de la vie.

→ Si la courbure est plus de 50 degrés à l'âge de la maturité squelettique, elle progressera probablement à une vitesse de 1 degré par an.

→ Les courbures de 25 à 30 degrés pendant l'adolescence (13-19 ans) progresseront probablement rapidement avec la croissance.

La localisation de la courbure

→ Les courbures thoraciques progresseront probablement plus que les courbures thoraco-lombaires ou lombaires.

→ Les courbures thoraciques de moins de 50 degrés à la détection progresseront probablement à une rapidité moindre que celles de plus de 50 degrés.

→ Une courbure avec un apex au-dessus de la vertèbre T2 progressera probablement beaucoup plus que les courbures lombaires isolées.

→ Les courbures lombaires de plus de 30 degrés à la maturité squelettique progresseront probablement beaucoup plus que les courbures de moindre degré.

→ Les courbures à double schéma progresseront probablement plus que les courbures à schéma simple.

L'âge au moment du diagnostique – La croissance squelettique menaçante

La règle d'or avec la scoliose est que plus l'âge de l'enfant est avancé, moins la courbure progressera. Par exemple, si nous comparons deux jeunes filles (l'une de 13 ans et l'autre de plus de 15 ans) diagnostiquées avec une courbure de moins de 19 degrés ; la courbure progressera probablement au taux énorme de 10% pour la fille la plus jeune et de seulement 4% pour la plus âgée.

Quand un adolescent est diagnostiqué avec la scoliose, le risque de progression est élevé s'il reste un potentiel majeur de croissance. Il y a des études variées qui suggèrent que la croissance rapide du squelette pendant l'adolescence est l'un des facteurs majeurs qui influencent la progression de la courbure scoliotique.

La colonne vertébrale est considérée croître avec l'âge et continuer à croître jusqu'à ce que la maturité squelettique soit atteinte. En conséquence, la corrélation entre l'âge et la maturité squelettique est très forte.

Comprenons la logique sous-jacente ici. La vitesse à laquelle la courbure d'un jeune pourrait progresser dépend de l'état de la maturité squelettique, ce qui signifie qu'un adolescent ou un jeune qui possède encore un squelette immature rencontrera probablement un taux plus élevé de progression de la courbure qu'un individu qui a déjà atteint la maturité squelettique.

Qu'est-ce que la maturité squelettique?

La maturité squelettique est le terme que nous donnons au processus de croissance de la structure des os d'un individu ou le système squelettique. On dit d'une personne qu'elle a atteint la maturité squelettique quand sa colonne vertébrale atteint le sommet de la croissance attendue. Étant donné que la vitesse de croissance et de développement chez l'être humain n'est jamais uniforme et contient toujours des épisodes d'accélération et de décélération, l'évaluation de la maturité squelettique contient une signification majeure dans le domaine de la médecine. C'est sur l'un des fondements de telles estimations que les méthodes optimales de traitement peuvent être décidées de façon appropriée.

Pour la scoliose, nous pouvons évaluer la maturité squelettique d'un individu en utilisant l'une de ces deux méthodes :

→ La méthode de Risser
→ La fusion des épiphyses de la main et du poignet

Quand un individu a atteint le point de maturité squelettique, c'est souvent mesuré par les paramètres de l'ossification des apophyses iliaques et l'arrêt de la croissance des vertèbres. L'ossification des apophyses iliaques arrive lorsque le développement des os dans la région du pelvis est considéré comme complet. Cette étape indique habituellement que l'individu a atteint la pleine maturité des os. Cette ossification pendant laquelle les os humains sont finalement formés comme des structures solides, peut ne pas toujours servir comme un signe de pleine maturité squelettique. Même lorsque indiqué sur l'échelle de Risser, il y a toujours la possibilité que le temps de la complète ossification ne soit pas le même que celui de l'arrêt de la croissance vertébrale.

La maturité squelettique et l'ossification

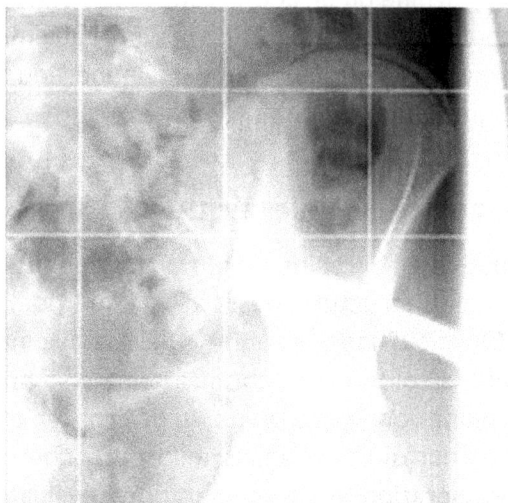

L'état d'ossification du pelvis (Signe de Risser) correspond avec la maturité squelettique et peut être vu sur une radiographie.

Les degrés de Risser-Fergusson

Les degrés de Risser-Ferguson sont essentiellement une échelle de 0 à 5 qui donne une estimation utile de la croissance squelettique restante. Ces mesures sont faites en graduant la progression de la fusion osseuse des apophyses iliaques, où la région au sommet de l'os de la hanche est graduée sur la base de la quantité d'os déjà fusionnée. Alors qu'un degré bas sur l'échelle de Risser indiquera qu'il reste encore une grande croissance des os à venir, un degré élevé signifiera que la croissance squelettique est près de la maturité et que la courbure vertébrale ne progressera probablement plus. Lisez la section ci-après pour apprendre comment calculer la maturité squelettique en utilisant la méthode de Risser.

C'est possible d'utiliser la méthode de Risser pour mesurer la maturité squelettique comme les apophyses iliaques s'ossifient d'une manière standard très attendue du devant vers l'arrière, le long de la crête iliaque.

L'échelle de Risser est catégorisée comme suit :

- Degré 0 : Pas d'ossification
- Degré 1 : Jusqu'à 25% d'ossification
- Degré 2 : 26-50% d'ossification
- Degré 3 : 51-75% d'ossification
- Degré 4 : 76-100% d'ossification
- Degré 5 : Fusion osseuse complète des apophyses

Se référer à l'image ci-dessous pour une vue précise.

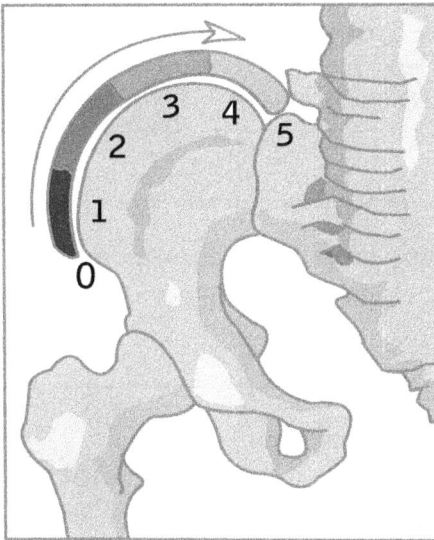

**DEGRÉ RISSER –
0 À 5**

L'ossification des
apophyses iliaques
crée un signe Risser.

Risque de la progression de la courbure – Fondée sur l'angle de Cobb Angle et les degrés de Risser

Courbure (degré)	Potentiel de croissance (degré de Risser)	Risque*
10 à19	Limité (2 to 4)	Bas
10 à 19	Élevé (0 to 1)	Modéré
20 à 29	Limité (2 to 4)	Bas/Modéré
20 à 29	Élevé (0 to 1)	Élevé
>29	Limité (2 to 4)	Élevé
>29	Élevé (0 to 1)	Très Élevé

* **Risque de Progression:** Risque bas = 5 à 15 pourcent; risque modéré = 15 à 40 pourcent; risque élevé = 40 à 70 pourcent; risque très élevé

La progression au-delà de la maturité squelettique

Après ce qui précède, il est aussi important de mentionner que la progression de la courbure pourrait continuer même quand la maturité squelettique est entièrement terminée. Comme exemple typique, les courbures lombaires de plus de 30 degrés progresseront probablement à une vitesse constante même au-delà de la maturité squelettique. De même, les courbures diagnostiquées comme 50-70 degrés au moment de la maturité squelettique chez des adultes pourraient progresser à raison de 1 degré par an.

La progression chez les adultes

La recherche montre que les courbures scoliotiques ont tendance à progresser pendant la maturité, spécialement si l'angle de Cobb est supérieur à trente degrés à la maturité squelettique. Bien qu'un grand nombre d'études soit concentré sur la progression de la courbure chez les adolescents, il y a aussi un schéma spécifique dans lequel la courbure progresse chez les adultes, quoique le taux puisse être beaucoup plus bas, tel que 0,5-2 degré par an.

Alors que les courbures qui sont moins de 30 degrés chez les adolescents peuvent progresser de façon improbable, celles au-delà de 50 degrés forment le plus grand risque de progression à l'âge adulte. En fait, même un degré de scoliose mineur, décelé à l'âge de 6 ou 7 ans, peut progresser comme une courbure majeure chez l'adulte plus âgé, nécessitant un contrôle et une gestion réguliers.

Parler des facteurs peut aider un adulte à savoir comment sa courbure pourrait évoluer ; la rotation apicale vertébrale peut servir à une mesure appropriée qui peut prédire la progression de la courbure et même estimer si et quand le patient pourrait avoir besoin d'une intervention chirurgicale pour la scoliose.

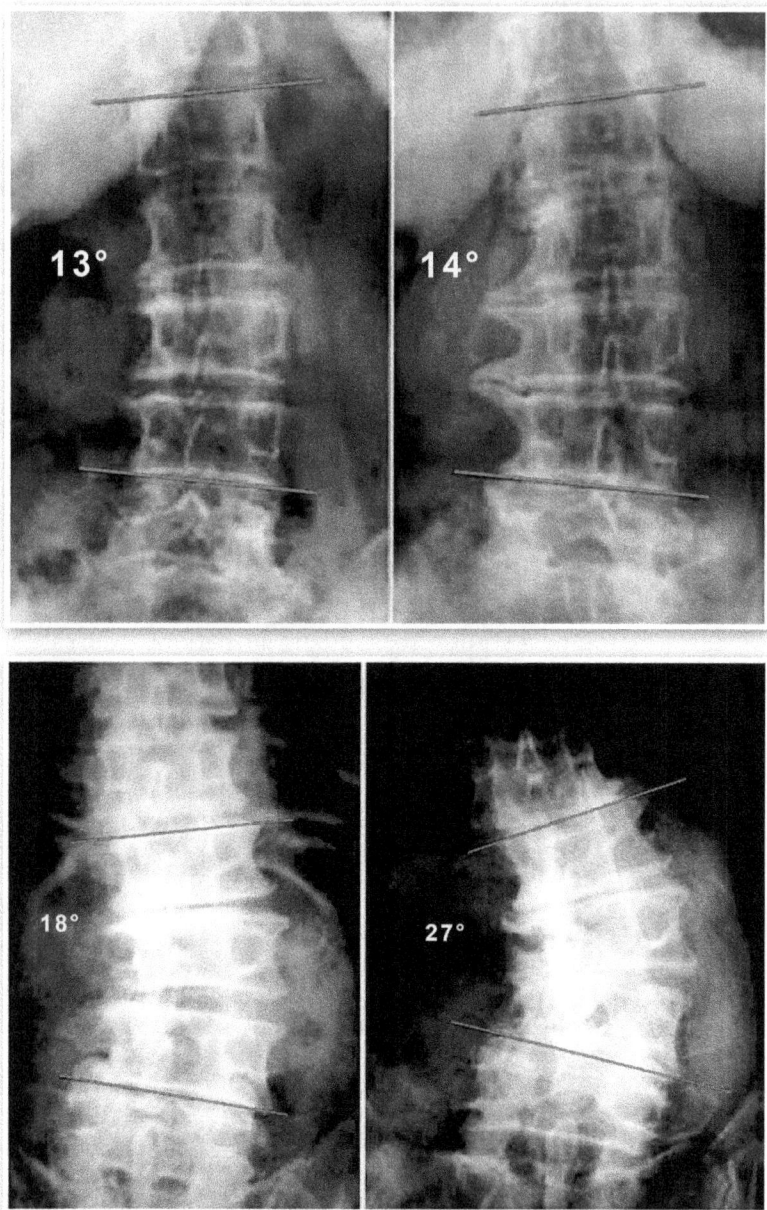

La radiographie ci-dessus décrit la progression de la courbure chez deux adultes de plus de 20 ans. Elle montre que plus le degré de la courbure initiale est élevé au moment du dépistage, plus grande est la chance d'une progression.

Conclusion

Si l'âge et la croissance vertébrale correspondante contribuent vraiment à la progression de votre courbure est une question devenue récemment l'objet de recherche et de débats. Dans leur étude, les chercheurs canadiens Hongfa Wu et ses collègues ont trouvé que l'âge est de moindre signification comparé aux autres facteurs comme le sexe ou la magnitude et la gravité de la courbure..

Le sexe

La recherche a souvent indiqué une forte corrélation existant entre le sexe de l'enfant et les chances d'une progression de la courbure. Cette corrélation est supposée de plus grande signification que les autres facteurs comme le schéma et la magnitude de la courbure et la maturité squelettique. En conclusion générale, la scoliose progressera probablement plus rapidement chez les filles que chez les garçons, avec la différence de sexe étant très proéminente dans les études sur l'incidence de difformité vertébrale. La recherche estime même que la scoliose est au moins dix fois plus commune chez les filles que chez les garçons, avec un taux drastique de 11 :1.

Une autre conclusion intéressante est que la courbure progressera probablement moins chez les filles qui ont une scoliose dans le bas du dos et où il y a la colonne mal alignée de 1 inch (2,54 cm) ou plus. Voyez l'image ci-après pour en savoir plus sur la façon dont le type de courbure chez les filles détermine son paramètre de progression

Les types de courbures qui progresseront très probablement chez les filles

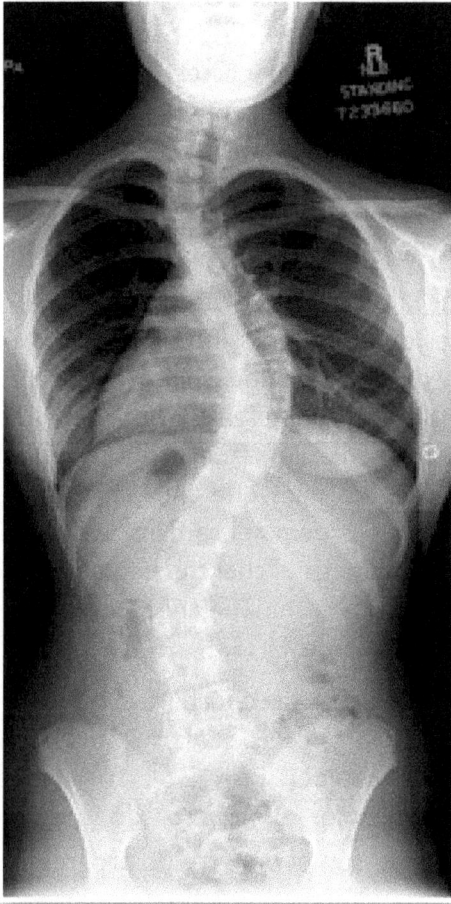

Chez les filles, les schémas de courbures qui progresseront le plus probablement sont la courbure thoracique droite et une double courbure majeure

Alors que chez les filles, la courbure thoracique droite et la double courbure majeure progresseront probablement d'une façon maximale, la courbure lombaire gauche chez les garçons sera celle qui progressera probablement le plus. De même, une courbure scoliotique de plus de 30 degrés chez les filles rencontrera plus de progression que le même degré chez les garçons.

Le stade pubère/Le stade de ménarche

Il est généralement observé que les filles expérimentent une progression plus rapide de leur courbure scoliotique avant le début des premières menstrues, aux environs de 11 ou 12 ans, alors que les garçons rencontrent une telle progression légèrement plus tard, aux environs de 13 ou 14 ans.

En fait, de toute évidence, les filles qui sont diagnostiquées avec une scoliose dans leur adolescence verront probablement une progression d'un taux de 10 à 15 degrés chaque année, spécialement si elles sont habituellement au seuil de leur ménarche.

Chez les filles jeunes, la progression de la courbure est beaucoup plus élevée si la courbure a été décelée avant le début de la ménarche. En fait, les filles au stade pré-ménarche subiront probablement une progression rapide si elles sont diagnostiquées avec une courbure de plus de 20 degrés.[1] D'un autre côté, celles avec une courbure moyenne, mesurant moins de 20 degrés, ne subiront probablement pas une telle rapidité de progression, spécialement celles qui auront atteint une maturité squelettique. Vous pouvez vous référez aux sections précédentes pour en savoir plus sur la maturité squelettique.

En ce qui concerne la corrélation de l'état de la ménarche de l'adolescente avec la portée de la progression, on a noté que le schéma de la courbure, l'angle de Cobb au début de la puberté, et la rapidité de la progression de la courbure, sont des facteurs prédictifs forts de la progression de la courbure. Par exemple, la scoliose juvénile de plus de 30 degrés augmente rapidement et contient le pronostique d'une intervention chirurgicale à 100%.[2]

Le stade de Tanner, une recherche fondée sur une méthode pour évaluer le stade de la maturité sexuelle, est une clé utilisée pour prédire la progression de la courbure. Essentiellement, la courbure aura une progression maximale pendant les stades de Tanner 2 ou 3.

Le système de Tanner est fondé sur la croissance des poils pubiens chez les deux sexes, le développement des génitales chez les garçons et le développement de la poitrine chez les filles.

Autres facteurs

En addition à ce qui précède, il y a d'autres facteurs qui ont une influence, tels que les facteurs génétiques ou même épigénèses. Une étude montre comment dans le cas de jumeaux monozygotiques, non seulement les chances de développer la scoliose sont plus élevées, mais le taux de la progression de la courbure est aussi presque similaire, en dépit des influences environnementales variées subies.[3] Un autre facteur qui pourrait être impliqué est la hauteur de l'individu. Par exemple, une fille de 14 ans, avec une courbure de 25-35 degrés, qui est plus petite que les autres filles de son âge, aura moins de risque de progression qu'une fille plus grande du même âge avec le même degré de courbure. Aussi, chez les enfants nés avec une scoliose congénitale, leur condition est plus susceptible d'empirer à une vitesse rapide après la naissance et avec l'âge.

Pour résumer, la charte ci-dessous, vous indique quels facteurs gouvernent la progression de la courbure. Elle vous indiquera aussi à quelle vitesse et à quel taux votre courbure de scoliose actuelle va progresser:

Résumé – Les facteurs qui déterminent la progression

FACTEURS GOUVERNANTS	CORRELATION*
Âge	Plus l'âge est bas, plus la portée de la progression est élevée
Sexe	Les filles ont généralement un taux de progression plus élevé
Courbure(degré/direction/ étendue)	Les doubles courbures progresseront plus rapidement. Plus la courbure est ample à la détection, plus rapidement elle progressera.
Ménarche/Maturité sexuelle	Les courbures diagnostiquées avant le début de la ménarche progresseront plus

*Les rapports de recherche disponibles peuvent varier

Les risques clés des courbures progressives

Une progression de la scoliose non traitée ou rampante peut causer de sérieux problèmes esthétiques et aussi fonctionnels. Des douleurs constantes et des déséquilibres posturaux arrivent souvent comme l'impact des courbures progressives sur le long terme, souvent au dos, aux épaules, aux hanches, aux jambes et au cou.

Toutefois, le risque le plus commun et alarmant des courbures progressives est leur impact possible sur les fonctions pulmonaires.

Comme les courbures thoraciques progressent plus avant, elles peuvent causer de sévères manques de souffle. Il y a une diminution linéaire dans la capacité totale de vos poumons à se remplir de l'air respiré. En attendant, dans les courbures aussi élevées que 100 degrés, la réduction totale peut être estimée être jusqu'à 20%. Un effet relié aux courbures progressives est la cavité de la poitrine qui se déforme, ce qui peut éventuellement causer une maladie restrictive des poumons.

Vous pouvez vous reportez au chapitre 4 pour en savoir plus à propos de la fonction pulmonaire et du manque de souffle.

La spondylose, une condition arthritique de la colonne vertébrale, est un autre facteur de risque des courbures progressives. Comme la courbure progresse, les articulations de la colonne deviennent enflammées, le cartilage, qui rembourre le disque, s'affinera et éventuellement les éperons des os deviendront douloureux.

Dans certains cas, spécialement chez les femmes, la scoliose peut éventuellement être associée avec l'ostéopénie, un état qui inclut une perte de la masse osseuse. Si on la laisse sans traitement, l'ostéopénie pourra causer de l'ostéoporose, une perte sérieuse de densité des os parmi les femmes post ménopause. Les adolescents qui ont la scoliose courent le risque de développer de l'ostéoporose à leur maturité.

Un autre risque proéminent de la courbure progressive, surtout chez les adultes, est l'impact qu'elle peut avoir sur le choix du traitement.[4] En fait, la recherche indique clairement le fait que si une détection est faite à temps et le taux de la progression est mesuré correctement, une intervention chirurgicale peut en réalité être évitée.[5]

En outre, les patients avec une courbure progressive de scoliose souffriront probablement un impact émotionnel grave qui apparaîtra à cause de leur handicap physique, associé à des problèmes esthétiques et en conséquence la perte de productivité et de qualité de vie.

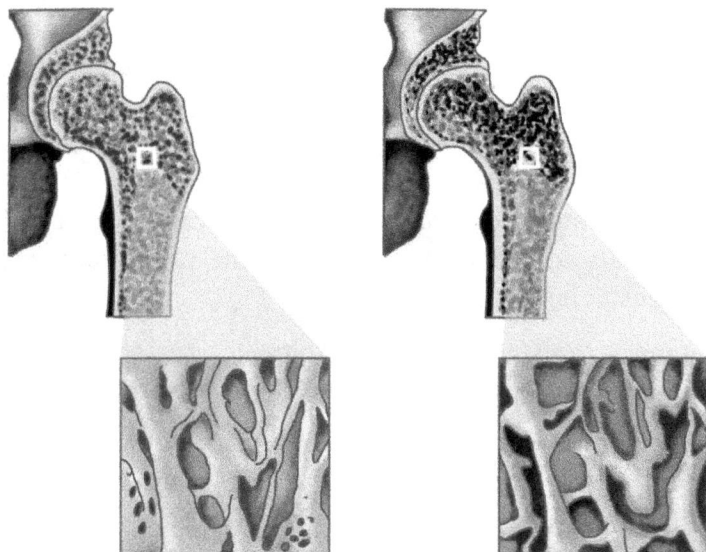

Os normal   **Os ostéoporotique**

Les histoires vraies de scoliose : La rapidité de la progression!

Quoique la rapidité de la progression de la courbure soit régie par un nombre de facteurs, une progression rapide a tout de même invariablement un impact psychologique similaire sur le patient. Elena était en 4ème et à l'âge de 13 ans elle fut diagnostiquée avec la scoliose. La courbure avança d'à peine 30 degrés à 46 degrés en quelques années. Les docteurs conseillèrent une intervention chirurgicale seulement si la courbure dépassait les 50 degrés.

En même temps, son apparence physique commença à empirer. Le côté droit de ses côtes commença à ressortir et devint inégal comparé à l'autre côté. Ses hanches étaient inégales et un côté de son corps commença à être soulevé d'un côté surtout lorsqu'elle était debout. La bosse dans sa cage thoracique sur le côté la faisait ressembler à un bossu, spécialement lorsqu'elle se penchait en avant. Ceci la rendait très consciente d'elle-même et la gênait. Elle se méfiait de porter un maillot de bains devant ses semblables. Elle ne pouvait pas s'habiller décemment parce que les vêtements ne lui allaient pas. L'impact fut finalement si grand que toute sa posture semblait gauche et qu'elle ressentait de l'appréhension à apparaitre en public. Elle a été finalement inscrite pour la fusion spinale qu'elle a subie à environ 18 ans.

CHAPITRE 8

Vos options de traitement

D ans cette section, nous verrons les différentes options disponibles pour gérer votre scoliose en tenant compte des options non invasives. Nous vous dirons en détail ce que chacune de ces options comprend avec une analyse de chacune d'elles. Nous discuterons aussi du bon moment pour décider en dernier recours d'une intervention.

Introduction

La scoliose est essentiellement une maladie de votre colonne vertébrale, littéralement la colonne de votre corps. De savoir que la ligne de vie de votre corps est affectée et qu'elle puisse être malade est intimidant et démoralisant. Cependant, avec l'avancée de la recherche scientifique et les analyses en profondeur de cette difformité de la colonne, le patient avec une scoliose possède des outils appropriés pour gérer et prévenir le problème. Que vous ayez un degré minime de courbure ou que vous progressiez à un point où l'intervention chirurgicale restera la seule option, chaque stade de la scoliose peut être pris en main, géré et traité efficacement.

Dans ce chapitre, nous expliquerons les options de traitement disponibles pour vous en accord avec le degré ou stade de votre scoliose diagnostiquée. Utiliser ces directives vous donnera une indication claire de la ligne de traitement que vous pourriez choisir pour gérer votre courbure.

1) L'observation et la gestion

Largement considérée être un cours de traitement passif, l'observation est habituellement la première étape suivie pour gérer la scoliose chez les patients des types suivants :

→ Ceux avec une courbure de moins 25 à 30 degrés, encore en croissance qui n'ont pas atteint la maturité squelettique.

→ Ceux avec une courbure de moins 45 degrés qui ont atteint leur pleine croissance.

→ Ceux avec des courbures qui peuvent être le résultat de conditions comme des inflammations, des spasmes musculaires ou des jambes de longueur inégale.

→ Les enfants avec des petites courbures, mais qui ont des schémas équilibrés

Ce sont essentiellement les courbures qui présentent peu de risques de progression qui sont idéales à mettre en observation. Par exemple, un garçon âgé de plus de 17 ans et une fille de plus de 15 ans avec une courbure scoliotique de 25 à 40 degrés seront généralement mis en observation. Dans ce cas, le docteur fera régulièrement des radiographies pour s'assurer que la courbure ne progresse pas plus avant.

Illustrations – Cas recommandés pour l'observation

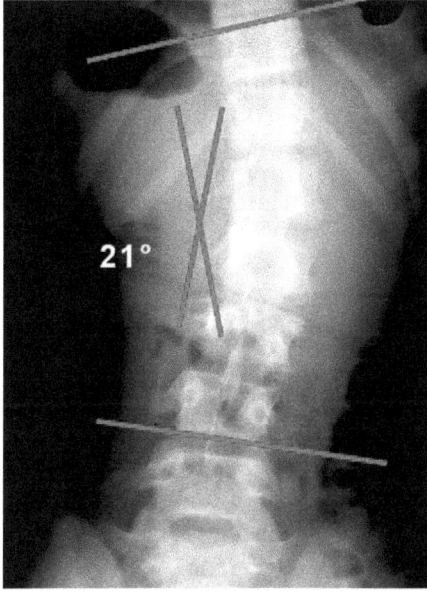

21°

La radiographie d'un garçon de 16 ans diagnostiqué avec une scoliose lombaire droite à qui on a recommandé de rester sous observation, puisqu'il y avait une légère marge de progression.

Il y a deux parties principales à ce stade du traitement, l'observation et la gestion. Avant d'aller plus loin commençons par comprendre un peu ce dont il s'agit avec ces deux termes.

L'observation

La première et plus importante partie de l'observation est pour s'assurer que la courbure ne présente aucun danger pour la colonne. En l'observant constamment et en contrôlant la colonne et sa courbure à l'aide d'examens cliniques et des radiographies, votre docteur rapportera chaque croissance possible et essaiera aussi de prévoir l'envergure de la progression. Vous pouvez vous reporter au chapitre 7 pour en savoir plus sur les facteurs possibles qui pourraient contribuer à une progression future de la courbure de la scoliose.

La gestion

La deuxième partie de ce mode de traitement est de gérer la courbure existante. Votre docteur essaiera d'arrêter la courbure de progresser plus avant en identifiant les causes possibles, comme une mauvaise posture, ou suggèrera des interventions non médicales comme un régime ou des exercices comme la natation, les pilâtes, le yoga ou un régime strict comme trouvé dans mon premier livre « Votre programme pour la prévention et le traitement naturel de la scoliose.

Les outils pour l'observation et la gestion

Votre docteur atteint chacun des deux objectifs d'observation et de gestion de votre courbure à ce stade ci-dessus en employant une série d'outils, dont un ou plus des suivants:

- Vérification de la posture
- Physiothérapie, comprenant des exercices
- Thérapie occupationnelle
- Yoga / Pilates
- Thérapie nutritionnelle
- Stimulation électrique
- Consultation en soin chiropratique
- Des remèdes alternatifs

Ce que les spécialistes disent

Si l'observation pour les patients de scoliose est la bonne approche recommandée, elle est souvent le sujet de débats. Il existe un groupe particulier de spécialistes qui sont d'ardents opposants de l'observation, disant que si la courbure peut être contrôlée à un stade mineur, il n'y a aucune raison de la laisser s'aggraver avant de la traiter. Ce groupe particulier préconise que dès que la courbure est détectée, le mieux est de commencer un traitement conservatif pour éviter la chirurgie. Cette approche originale, conservatrice, défendue par les académiciens est peut-être la raison de cette pratique.

Cependant, les spécialistes de l'autre côté de la barrière argumentent qu'il est préférable d'attendre et de voir venir dans les cas où la courbure est minime ou ne progressera probablement pas plus avant pour éviter tout autre complication possible qui serait reliée au traitement. En fait, en ce qui concerne ce groupe de chercheurs, la triade de physiothérapie, réhabilitation intensive du malade de scoliose hospitalisé et appareillage est souvent une forme de traitement efficace, conservatrice de gérer la scoliose. Dans les sections suivantes, nous expliquerons les aspects importants de chacune des méthodes listées ci-dessus que votre docteur pourrait utilisée pour l'observation et la gestion de votre condition.

Le contrôle de posture

La gestion de la posture est souvent considérée comme la première étape dans le traitement non invasif de la scoliose ou le stade de l'observation et de la gestion. Pendant l'étude de la posture les aspects suivants sont habituellement considérés:

→ La corrélation de la posture avec la scoliose

→ L'impact de la scoliose sur l'équilibre postural

→ Modifier les habitudes posturales pour contrôler la scoliose

Quand vous avez la scoliose, il y a une perte de l'arc du pied qui est due à une pronation excessive du pied qui, à son tour, entraine une série de fautes et de changements de posture, qui pourrait inclure :

• Une rotation interne du tibia et du fémur

• Un abaissement du pelvis vers le côté subissant la pronation pendant la position debout ou la marche

• Un soulèvement du pelvis, abaissant la base sacrale, ce qui entraine un déséquilibre

• Une bosse peut se développer sur les côtes si la courbure progresse vers les vertèbres thoraciques

Une posture déséquilibrée et inappropriée est peut-être la cause la plus proéminente et, avec le temps, un impact évident de la scoliose, spécialement de la scoliose idiopathique. On a habituellement constaté que les patients avec scoliose avaient un pauvre contrôle de stabilité posturale et la recherche montre clairement que la scoliose idiopathique modifie le contrôle d'équilibre. De plus, la courbure de la colonne est connue pour changer la relation réelle entre les segments du corps, ce qui peut affecter la posture d'une façon drastique chez les enfants scoliotiques.

De toute évidence, le fait est démontré que le cerveau humain possède en réalité la capacité à contrôler la posture, modifiant, à son tour, son équilibre dans la scoliose. En fait, chez les patients de scoliose, plusieurs parties du cerveau, comme le cortex vestibulaire et le tronc cervical, ont montré un déséquilibre.

Il est intéressant de noter que les patients de scoliose représentent des traits de posture différents en accord avec la localisation de la scoliose qu'ils ont i.e. lombaire, thoracolombaire, thoracique etc. Des recherches conduites sur le contrôle postural statique et dynamique ont montré un impact postural maximum dans des conditions statiques chez les patients avec des courbures lombaires, alors que ceux avec des courbures thoraciques ont montré un impact maximum dans des conditions dynamiques.

Quelle est l'implication de tout ceci ?

Cette analyse particulière implique que si vous avez une courbure dans la partie basse de votre colonne (lombaire), vous aurez probablement le maximum d'instabilité posturale en position assise ou statique. D'un autre côté, si votre courbure est plus proéminente dans le milieu de votre colonne (thoracique), vous aurez probablement le plus d'instabilité posturale en bougeant ou dans une condition dynamique.

Rééducation posturale – 3 méthodes clés à utiliser

Comme nous avons démontré comment une mauvaise posture peut contribuer à la scoliose, nous allons maintenant montrer comment modifier vos habitudes posturales pour gérer une scoliose moyenne et discuter son efficacité

a) L'utilisation d'appareillages

Récemment, les personnes ayant des courbures scoliotiques ont largement profité de l'utilisation d'appareils et de machines conçues pour stabiliser les postures et arrêter et corriger les courbures. Un exemple est le Vertetrac et le Dynamic Brace System (DBS-Brace Système Dynamique) offert par Meditrac. Cet appareil offre un système ambulant dynamique lombaire de traction pour le traitement de la courbure qui est extrêmement respectueux du patient. Pour commencer, le Brace Système agit en décompressant la colonne et en augmentant l'espace intervertébral. Cependant, avec une utilisation sur le long terme, il utilise la pression de la force pour éventuellement repousser les segments mal alignés dans leur équilibre original de façon à arrêter la progression de la courbure.

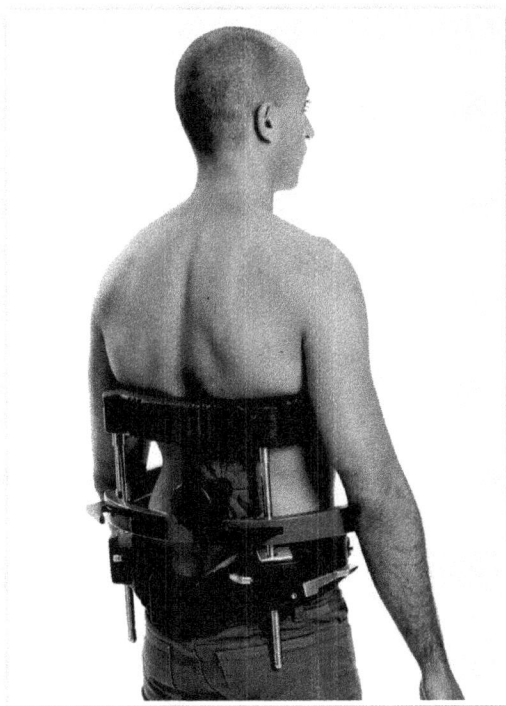

Vertetrac et Dynamic Brace System (DBS)

b) L'observation volontaire et l'auto correction

La deuxième chose que vous pouvez faire est d'observer vos propres habitudes posturales et chercher toute posture inappropriée sur une longue période de temps. Ceci est spécialement applicable si une courbure a été détectée et vous continuez à travailler de longues heures derrière l'ordinateur ou dans toute autre domaine où vous pourriez tendre votre dos ou votre cou trop longtemps.

Une fois identifiées, vous pouvez travailler à rectifier ces habitudes pour atteindre un meilleur contrôle de votre posture. Une telle auto correction est vue comme un outil majeur pour atteindre une stabilisation de la colonne et ainsi résoudre les difformités posturales.

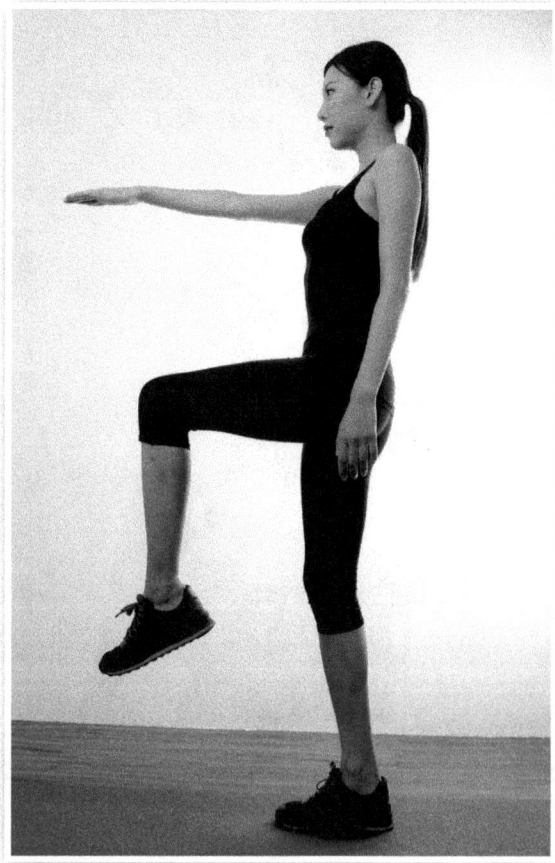

10 recommandations importantes de posture

Voici 10 conseils importants que vous pourriez suivre pour vous assurer de retrouver un équilibre postural que vous pourriez avoir perdu au cours des années à cause d'un relâchement et vous vouter.

1. A faire debout bien droit. Mettez votre dos et votre tête contre le mur et regardez droit devant vous. Tenez cette position pour une minute, relaxez-vous et répétez.

2. Faites attention à tout signe de voutement pendant la journée, spécialement pendant les activités prolongées.

3. Marchez droit, spécialement à l'extérieur.

4. Essayez de maintenir une posture idéale en faisant toutes les sortes d'activités et d'exercices physiques.

5. Ajustez votre chaise de façon à ce que vous cuisses soient parallèles au sol et vos genoux au même niveau que vos hanches avec vos pieds à plat sur le sol.

6. Mettez un petit coussin dans l'espace entre votre dos et le dos de votre chaise, ce qui vous permettra d'être assis avec votre colonne bien droite. C'est aussi important lorsque vous conduisez une voiture ou si vous êtes le passager.

7. Autant que possible, ne croisez pas les jambes lorsque vous êtes assis, car cela crée un mauvais alignement dans le corps.

8. Dormez toujours sur un matelas ferme.

9. Gardez vos muscles tendus avec des exercices réguliers.

10. Lorsque vous êtes debout, gardez les deux pieds à plat. Vous appuyer sur une jambe pourrait causer ou aggraver la courbure.

c) La stimulation externe

Cet outil implique d'être exécuté sous la guidance d'un expert qui procurera les instructions pour les corrections posturales, en plus de souligner les irrégularités posturales évidentes. Le patient est aussi instruit sur la façon de faire les légers ajustements et les corrections à sa posture en différentes parties du corps par stimulation extéroceptive ou en provoquant une réaction de l'équilibre, essentiellement en utilisant une pression ou une force extérieures.

2) La physiothérapie

Puisque la scoliose est toute à propos de la structure essentielle de la colonne étant déséquilibrée, la physiothérapie peut énormément aider dans le redressement de votre dos aussi bien que dans l'aide à votre corps pour retrouver son équilibre original.

Si vous avez la scoliose, on pourrait vous conseiller de faire de la physiothérapie et vous prescrire des exercices pour atteindre une symétrie optique remplissant les objectifs suivants :

- Atteindre indépendamment des corrections posturales
- Renforcer les muscles de votre tronc
- Améliorer tout le soutien du dos

La physiothérapie et ses exercices variés, comme ceux procurés sous formes de Pilates ou de la technique Alexandre est considérée être une façon douce de réaligner votre équilibre corporel et votre posture inappropriée. En fait, la physiothérapie agit beaucoup mieux si la cause essentielle de votre scoliose se trouve dans des problèmes posturaux ou musculaires.

Est-ce que la physiothérapie fonctionne pour la scoliose?

Des recherches au travers des communautés différentes ont démontré l'efficacité des exercices de physiothérapie pour gérer la scoliose. Qu'ils soient faits indépendamment ou avec une assistance orthopédique, ces exercices ont souvent aidé à maintenir la flexibilité et les fonctions chez des individus scoliotiques. Selon des rapports obtenus de la clinique Schroth à Bad Sobernheim en Allemagne, la physiothérapie peut améliorer efficacement la fonction pulmonaire et réduire la douleur chez les patients atteints de scolioses graves.

Information importante

Assurez-vous de consulter votre physiothérapeute avant d'entreprendre l'un de ces exercices. En fait, certains types d'exercices sont connus pour empirer la courbure en augmentant la flexibilité de la colonne au-delà des limites admissibles.

En d'autres termes, la physiothérapie peut fonctionner le mieux pour des patients de scoliose qui n'ont pas d'autres causes sous jacentes, telles qu'un trouble neuromusculaire, un défaut traumatique congénital, une dégénération due à la vieillesse et d'autres troubles analogues. Toutefois, même dans ces cas-là, la physiothérapie pourra aider jusqu'à un certain point en combinaison avec d'autres interventions.

Quoique la physiothérapie ne puisse pas être vue comme le traitement concentré pour la scoliose, c'est sûrement une façon de faciliter le remède suprême de la scoliose. Elle contribue au succès en renforçant votre dos et en améliorant l'équilibre naturel de votre colonne pour arrêter la progression de la courbure.

Plus avant dans cette section, nous avons listé certains exercices physiques supérieurs ainsi que des poses de yoga que vous pouvez pratiquer pour un traitement conservatif de la scoliose.

3) Le programme d'exercices de la méthode de Schroth

La méthode de Schroth est considérée comme l'une des clés physio thérapeutiques des approches de la difformité de la colonne. Une approche trois dimensionnelle au traitement de la scoliose, cette méthode voit la scoliose premièrement comme une multiplicité de troubles posturaux et vise à aider les patients de scoliose selon les critères suivants:

- Réduire la douleur
- Augmenter la capacité vitale
- Arrêter la progression de la courbure
- Améliorer l'équilibre postural
- Éviter la chirurgie

Développée dans les années 1920 par Katharina Schroth (1894-1985), la méthode de Schroth est devenue la norme des traitements non chirurgicaux pour la scoliose en Allemagne dans les années 1960. Les exercices de la méthode de Schroth sont enseignés aux physiothérapeutes et aux patients au Centre Katharina Schroth pour les Difformités de la Colonne Vertébrale, à Sobernheim en Allemagne. Chaque année, près de 1200 patients suivent les cours intensifs de la thérapie pour patients hospitalisés sur une période de quatre à six semaines.

Bien que la gamme des schémas de courbure possibles soit très diverse, la méthode de Schroth considère seulement trois schémas de base de courbure de façon à s'adresser aux plus typiques découvertes de la scoliose. Ceux-ci comprennent :

- Schéma de courbure fonctionnelle 4, et comme forme spéciale du schéma 4 de la courbure, le schéma de la courbure thoracolombaire
- Schéma de courbure fonctionnelle 3 avec pelvis neutre
- Schéma de courbure fonctionnelle 3 avec décompensation

Les 3 clés sous jacentes à la méthode de Schroth

La méthode de Schroth pour la scoliose fonctionne sur la base de 3 logiques fondamentales, comprenant :

- Le tronc comme la composition de trois blocs différents
- La respiration circulaire
- Les corrections posturales

Nous expliquons chacune d'elles dans les sections suivantes.

a) Les 3 blocs du tronc

Dans la méthode Schroth, le tronc est divisé en trois blocs rectangulaires superposés, comprenant la ceinture pelvienne, la cage thoracique et la ceinture scapulaire. Lorsque vous développez une scoliose, ces trois blocs du tronc dévient de l'axe vertical, ce qui résulte éventuellement en un glissement latéral de la colonne. L'image ci-après l'explique bien.

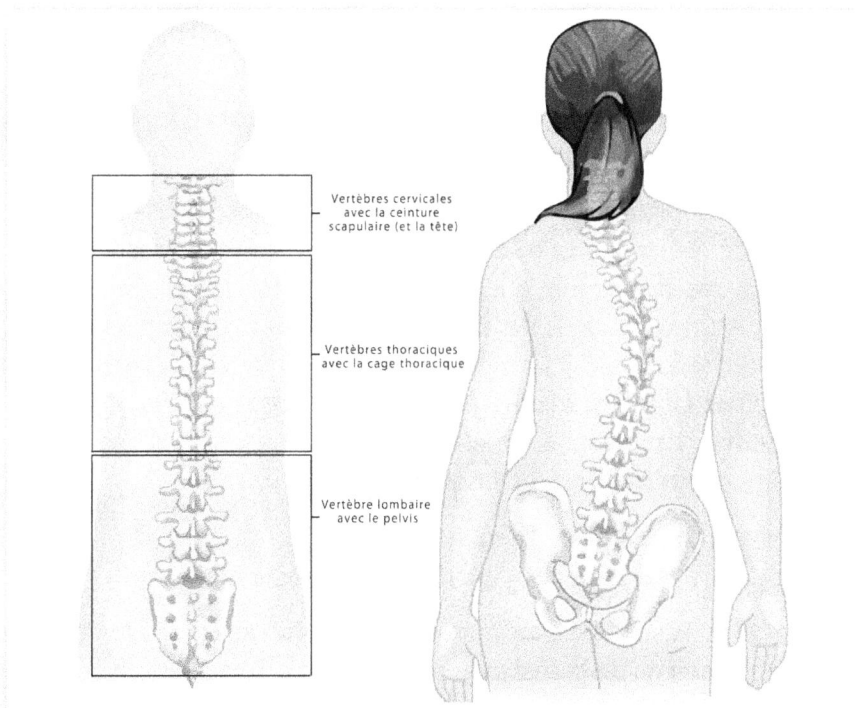

Vertèbres cervicales avec la ceinture scapulaire (et la tête)

Vertèbres thoraciques avec la cage thoracique

Vertèbre lombaire avec le pelvis

b) La respiration circulaire

Selon la lecture et l'enseignement de cette méthode, les côtes sont connectées par articulations avec le processus latéral des vertèbres. Quand les exercices de Schroth sont exécutés, la dite torsion du tronc est réduite à l'aide d'une respiration appropriée.

Ce concept d'exercices fonctionne sur le principe d'un nouveau concept auquel on se réfère comme le mouvement thoracique respiratoire. Selon ce concept, le côté comprimé des côtes est élargi de l'intérieur en utilisant des exercices respiratoires. Un espace plus large sera éventuellement créé, permettant aux côtes de retourner dans un alignement correct.

c) La correction posturale

Cet aspect particulier de la méthode de Schroth est en continuation avec la respiration circulaire qui précède. L'élargissement de la cage thoracique discuté précédemment est atteint par la première correction du trouble postural au travers de la correction posturale.

Qu'est-ce que cela implique pour le profane?

Les exercices de la méthode de Schroth fonctionnent sur la base des principes formés par sa fondatrice Katrina Schroth. Elle a travaillé à partir de la logique que la scoliose est primairement un trouble d'irrégularités posturales qui ont un impact sur la structure de la colonne. Au travers de ses principes d'exercices respiratoires et de corrections posturales, sa méthode guide le patient à reconnaître ces schémas fautifs et aussi à rééduquer le corps à développer des alignements posturaux corrects par la connaissance de soi et un ensemble d'exercices systématiquement planifiés.

4) Le yoga et les exercices

YLe yoga, l'ancienne pratique indienne pour atteindre la détente et le soulagement de la maladie, est considéré être aussi un remède efficace et conservatif pour la scoliose.

En plus d'atteindre un équilibre postural et de corriger les irrégularités, le yoga est aussi considéré être un outil majeur pour soulager le stress, et par la même améliorer votre capacité à vous détendre ce qui est un facteur important dans le traitement de toute affection. La pratique régulière du yoga s'est révélée réguler le poids et alléger les niveaux de stress, accélérant par la même le processus de traitement de la scoliose.

6 façons dont le yoga aide la scoliose

Avant d'aller plus loin et expliquer plus avant quelques exercices physiques et les exercices de yoga les plus importants, comprenons en quelques points importants comment le yoga aide la scoliose.

1. Iyengar yoga, une forme de Hatha yoga qui met en avant l'importance de l'alignement postural, est spécialement utile pour les patients avec la scoliose, puisque les irrégularités posturales sont l'une des caractéristiques de la définition de la scoliose.

2. Le yoga augmente la connaissance du déséquilibre corporel et fournit une vision pour améliorer votre posture.

3. Le yoga soulage la douleur et la raideur associées avec une difformité de la colonne en aidant les muscles à s'allonger et à les fortifier.

4. Les poses du yoga comprenant des positions debout renforcent les jambes, ce qui à son tour aide la colonne à s'allonger plus et la soulage de la raideur associée avec la scoliose.

5. Les poses du yoga qui étendent les tendons du jarret, les quadriceps et les fléchisseurs de la hanche sont extrêmement utiles pour traiter la scoliose puisqu'ils sont des instruments de l'amélioration de la posture.

6. Les poses de yoga qui augmentent la connaissance de la respiration aide à améliorer la fonction pulmonaire anormale associée avec la scoliose.

Un point de réflexion

Comme tous les autres outils d'observation et de gestion conservative de la scoliose, le yoga sera seulement efficace à renverser la courbure s'il est exécuté selon les directives, sur le long terme et d'une façon consistante et disciplinée

Exercices physiques et poses de yoga

Continuez la lecture pour une liste pas à pas des plus communs exercices que vous pouvez faire pour la scoliose.

La correction de la courbure thoracique

Le but de cet exercice particulier est de pratiquer une position correcte pour être capable de rééduquer votre corps et sa sensation kinesthésique. Pour faire cet exercice, suivez les étapes ci-après :

1. Assis droit sur une chaise
2. Tenez la chaise avec votre main gauche.
3. Étendez lentement votre bras droit en l'air et courbez-le en diagonale. Étendez-vous complètement jusqu'à vos limites.
4. Répétez avec l'autre bras par groupe de cinq fois.

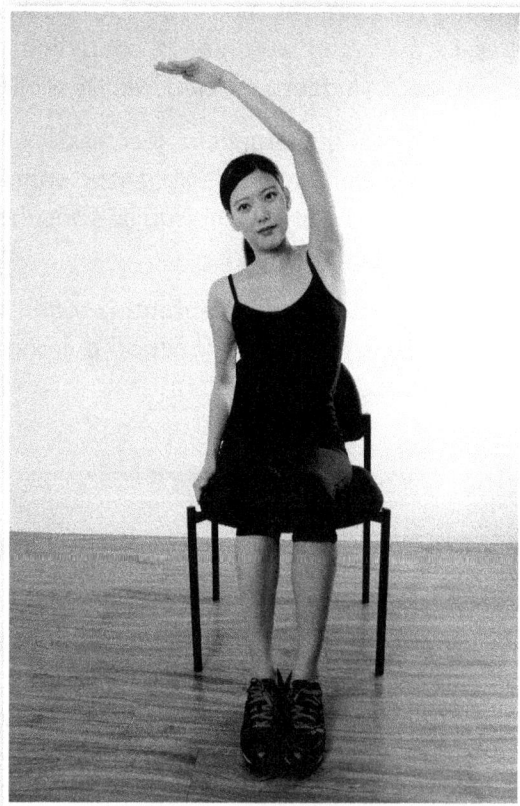

Correction de scoliose droite thoracique et lombaire gauche

Cet exercice particulier vise à corriger la rotation thoracique qui est la caractéristique sous jacente de la courbure thoracique droite. Pour faire cet exercice, suivez les étapes ci-après :

1. Allongé sur une tapis de yoga, avec votre dos aligné au sol.
2. Placez les deux mains derrière la tête.
3. Soulevez votre genou en position pliée.
4. Essayez de soulever votre tête et avec votre coude droit de toucher votre genou gauche en gardant vos abdominaux souples.
5. Répétez avec l'autre côté, 10 fois pour chaque.

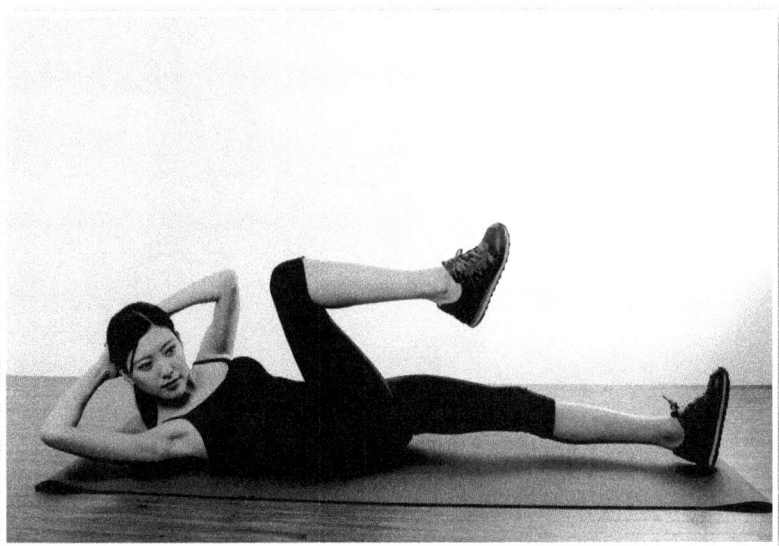

Rotation assise

Les exercices suivants comprenant une rotation de la colonne ont souvent été trouvés utiles pour renverser la courbure de la scoliose. Suivez ces étapes ci-après pour exécuter cet exercice de la bonne façon.

1. Assis droit sur une chaise, votre côté gauche faisant face au dos de la chaise.

2. Gardez les pieds à plat sur le sol.

3. Poussez doucement avec votre main gauche et tournez votre torse vers la gauche.

4. Serrez vos omoplates ensemble derrière vous en gardant votre colonne allongée.

5. Agrandissez votre rotation à chaque fois.

6. Répétez avec l'autre côté.

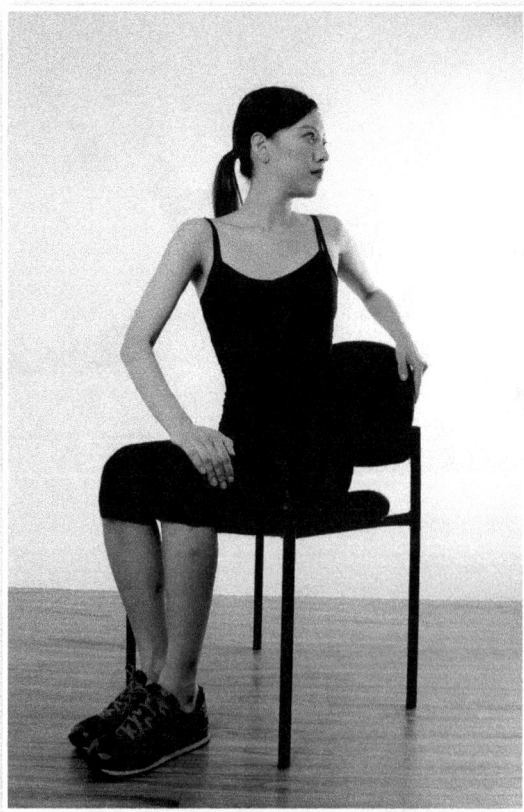

Exercice en contretemps

Cet exercice fonctionne le mieux pour les courbures thoraco lombaire ou lombaire. Avec votre pelvis soulevé du côté convexe vous êtes capable d'utiliser vos muscles pour obtenir un alignement approprié de la colonne. Suivez les étapes suivantes pour faire cet exercice de contretemps:

1. Mettez vous debout sur les deux pieds.
2. Votre talon sur le côté convexe de la courbure, essayez de garder votre hanche et votre genou droits.
3. Gardez cette position en contretemps pour environ 10 secondes.
4. Soutenez-vous avec le dos de la chaise si nécessaire..

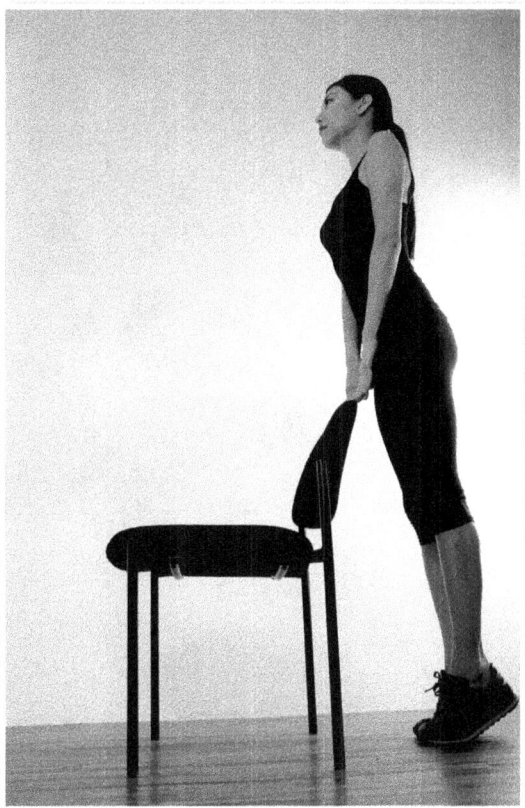

Exercices pour renforcer le tronc

En plus de ce qui précède, vous pouvez aussi faire une série d'exercices pour renforcer le tronc. Les plus importants parmi eux comprennent:

Renforcement des abdominaux

1. Allongez-vous droit sur le tapis

2. Avec les bras le long des côtés, levez la jambe droite à 90° et comptez jusqu'à 10.

3. Descendez doucement d'abord à 60° puis à 30° du sol et relaxez.

4. Faire de même avec la jambe gauche et répétez l'exercice.

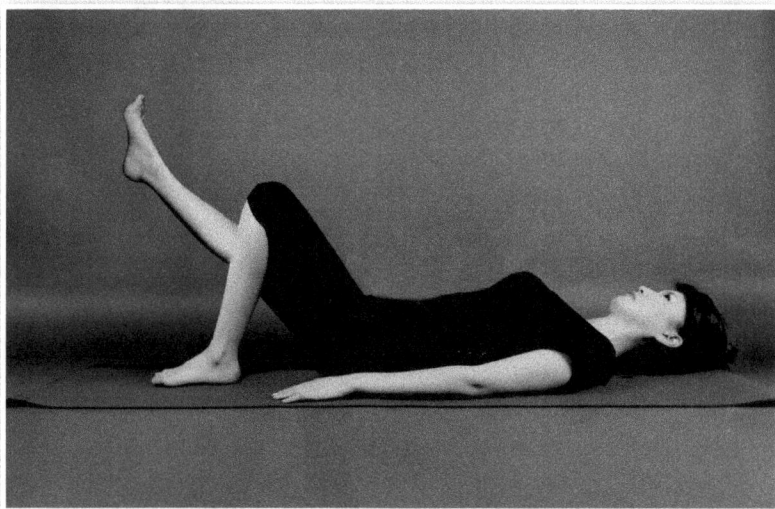

Faire de la bicyclette

1. Allongé sur le sol, avec vos jambes élevées.
2. Faites de la bicyclette dans l'air avec vos jambes.
3. Maintenez toujours le bas du dos au sol.

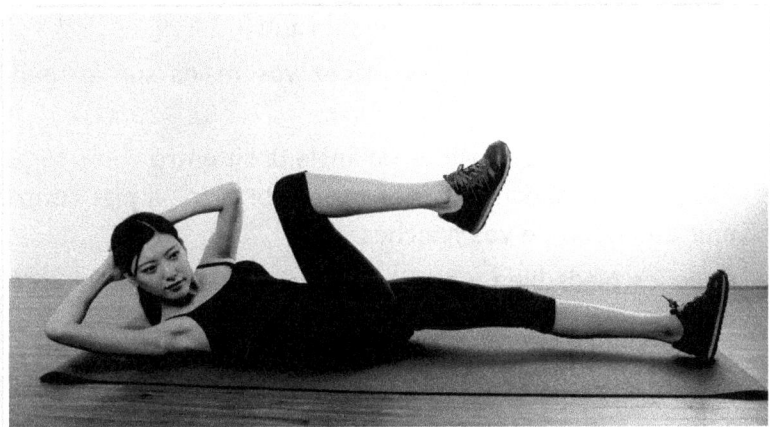

Stabilité du dos

1. Couché sur le ventre avec vos bras étendus en avant.
2. Soulevez votre tronc et les bras en ligne droite avec la jambe alternée et gardez la position pour 5 secondes.
3. Répétez chaque côté 10 fois

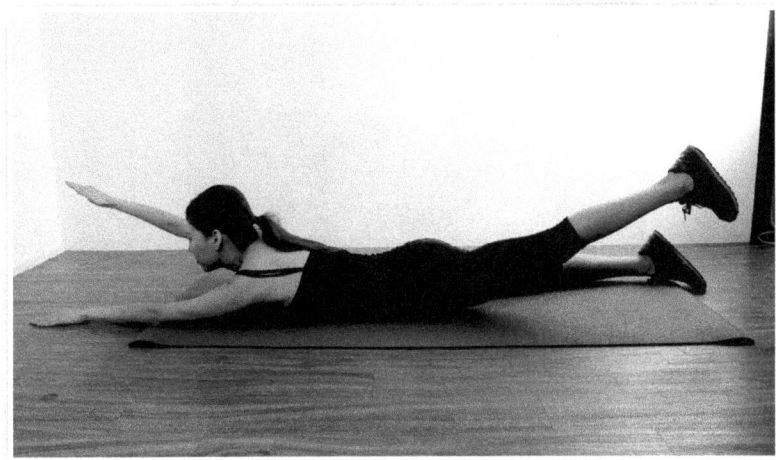

Étirement à angle droit du mur

Cet exercice particulier vise à allonger votre colonne et ouvrir vos épaules pour créer un équilibre parmi les muscles du haut de votre dos. Suivez les étapes suivantes pour cet exercice d'étirement:

1. Tenez vous à quelques dizaines de centimètres du mur.

2. Gardez les pieds éloignés l'un de l'autre.

3. Penchez-vous en avant et placez vos mains sur le mur, les épaules éloignées l'une de l'autre.

4. La position devrait former un angle droit entre votre torse et vos jambes, pendant que vos mains sont bien à plat contre le mur au niveau de vos hanches.

5. Avec les pieds bien à plat sur le sol, poussez le mur avec les mains.

6. Répétez 5-6 fois par sessio

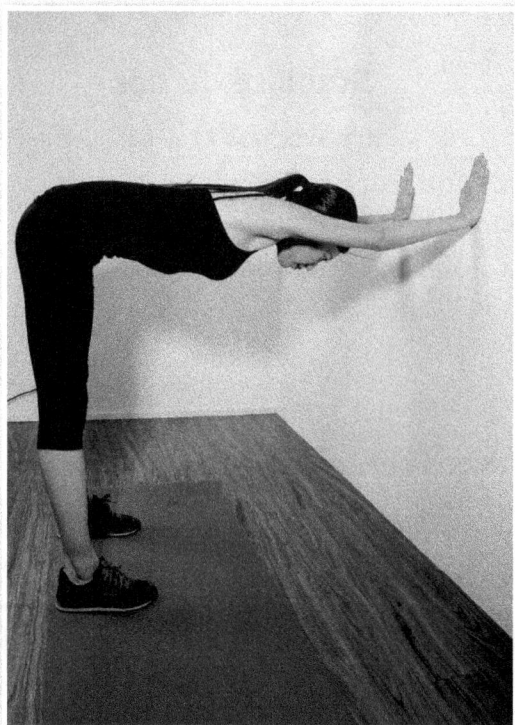

Étirement des tendons du jarret

Puisque l'étirement du jarret peut contribuer à l'amélioration de la posture, cet exercice peut être particulièrement utile. Suivez les étapes suivantes.

1. Allongé sur le dos sur un tapis d'exercice.

2. Prenez une bande de tissu résistante ou une serviette ou une corde et passez-la autour de la plante de votre pied droit, gardant les extrémités dans vos mains.

3. Gardez la jambe gauche à plat et étendez doucement votre jambe droite en l'air au-dessus de votre tête.

4. Quand vous ressentez la raideur dans votre jarret, faites une pause pour une seconde et augmentez l'étirement un peu plus.

5. Répétez avec l'autre jambe.

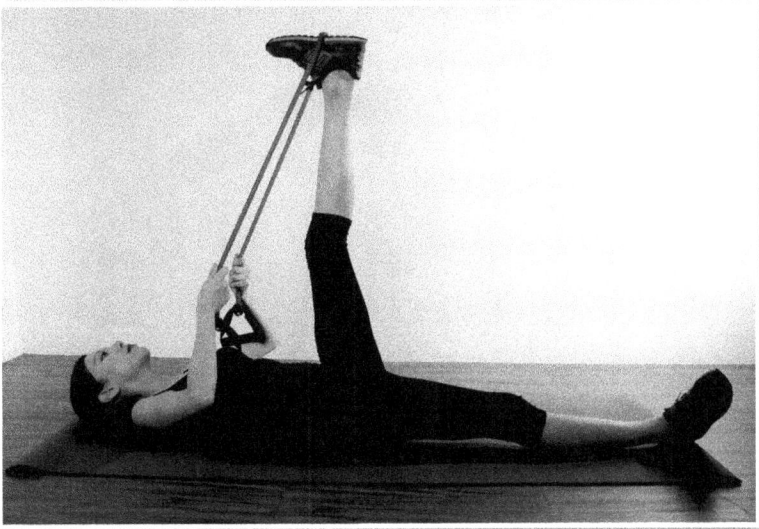

Mouvements brusques en avant

Suivez les étapes suivantes pour faire des mouvements brusques en avant pour aider la scoliose:

1. Agenouillez-vous sur le sol.

2. Placez votre pied droit en avant et le genou en arrière sur le sol.

3. Faites doucement un mouvement brusque en avant afin que votre genou avant soit au-dessus de votre cheville. C'est important que votre genou ne dépasse pas votre cheville.

4. Essayez de ressentir l'étirement à l'arrière de votre hanche et dans l'aine.

5. Répétez

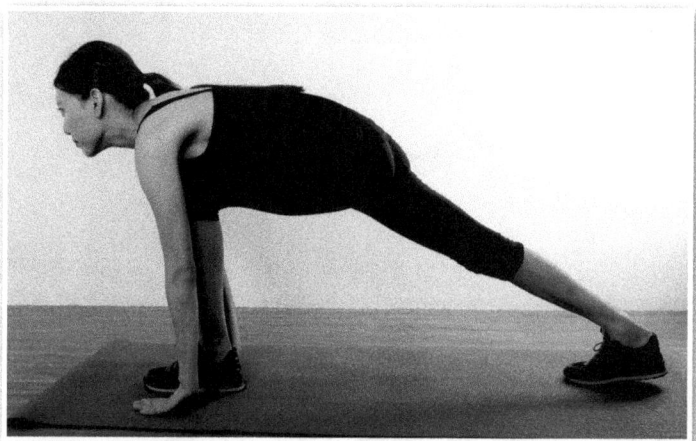

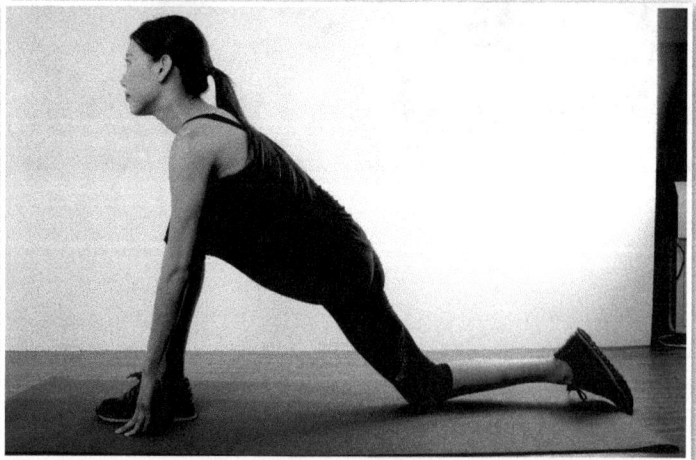

Ouvrir les hanches

Pour faire cette pose de yoga, suivez les étapes ci-dessous:

1. Mettez-vous à quatre pattes.
2. Amenez vos pied et genou droits en avant sur le sol.
3. Travaillez sur vos hanches et essayez de glisser votre jambe gauche bien droite.
4. Essayez doucement de vous appuyez sur vos mains en avant.
5. Répétez avec l'autre côté.

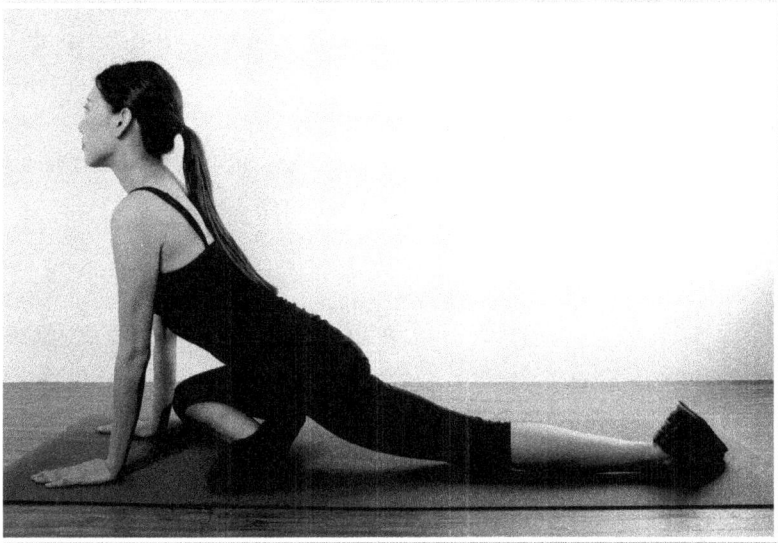

Tirez en trois parties

Suivez les étapes ci-dessous pour faire cette pose de yoga:

1. Tenez vous droit, en regardant l'évier de la cuisine ou toute autre plateforme avec un rebord.
2. Écartez-vous un peu de l'évier.
3. Gardez vos pieds tournés vers l'évier et les jambes droites et penchez-vous en avant à partir des hanches en étirant les fesses.
4. Faites quelques pas en avant de façon à ce que lorsque vous pliez les genoux, vos jambes soient à angle droit avec vos hanches parallèles au sol et vos genoux au-dessus de vos talons.
5. Maintenant tirez un peu en arrière.
6. Faites quelques pas en avant avec les talons touchant le sol.
7. Accroupissez-vous et tirez en arrière

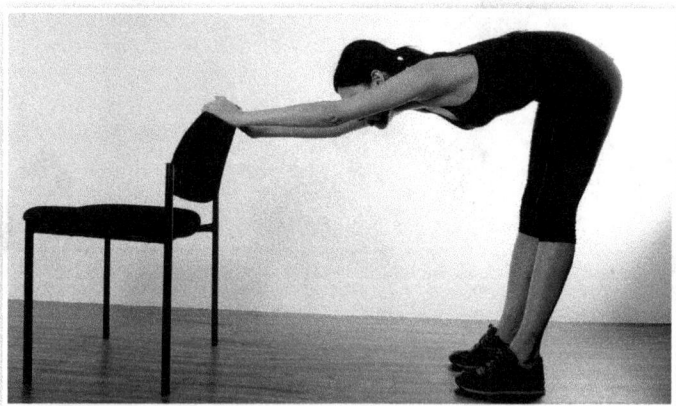

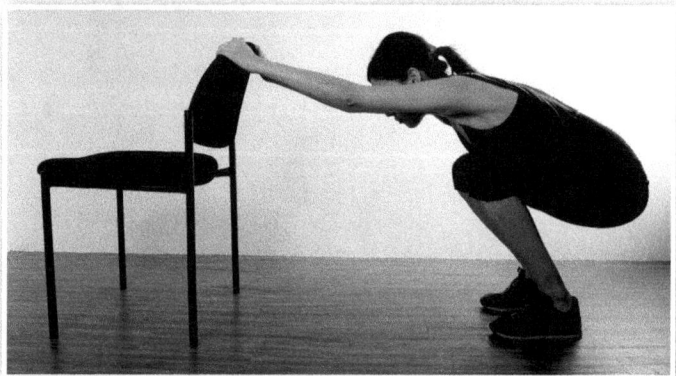

5) La thérapie occupationnelle (OT)

La scoliose est généralement vue comme un trouble général, qui comprend plusieurs aspects de la vie du patient. Comme la difformité de la posture et de la colonne commence, des domaines de la vie quotidienne commencent à être affectés. Par exemple, avec le début de la scoliose et l'éventuel besoin de thérapie ou d'appareil, la vie professionnelle du patient peut en être embarrassée, les fonctions reliées comme la respiration peut aussi être compromise et, par dessus tout, le niveau de l'estime et de la confiance en soi peut être miné. Référez-vous à l'image ci-dessous pour une explication claire :

C'est pour de telles raisons qu'un trouble comme la scoliose est plus qu'un simple trouble physique et demande une approche compréhensive pour le traitement.

L'impact multi dimensionnel de la scoliose

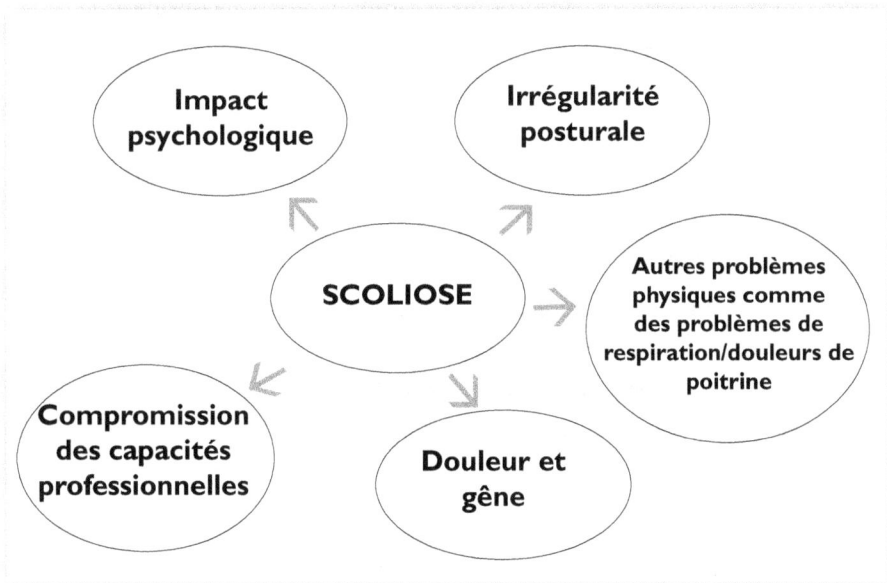

Dans ce dessin, la thérapie occupationnelle est considérée être une bonne approche de traitement juste après que le patient a été diagnostiqué avec la scoliose. Vue comme une partie intégrale du stade d'observation de la scoliose, on pense que l'approche holistique d'un thérapeute occupationnel pour traiter la difformité est utile d'une multitude de façons.

Que fait un thérapeute occupationnel pour vous aider ? Un thérapeute occupationnel aide dans la gestion totale de la condition scoliotique. Essentiellement, il vise à restaurer un fonctionnement de vie normale en développant une approche de traitement qui :

→ Renverse / arrête votre courbure

→ Restaure vos capacités professionnelles

→ Répare toute perte d'estime de soi ou de confiance en soi

La caractéristique la plus importante sous jacente à la thérapie occupationnelle est le rôle joué par le patient qui est encouragé à contribuer activement au processus du traitement.

La thérapie occupationnelle pour la scoliose – Les points essentiels

Bien que tous les patients avec scoliose bénéficieront des services d'un thérapeute occupationnel, les patients qui en ressentiront le plus de bénéfices est ceux qui ont développé une scoliose à la suite d'une blessure ou d'une maladie, à cause des entraves dans les activités de la vie quotidienne.

Un thérapeute occupationnel vous aidera essentiellement à devenir complètement indépendant dans votre vie quotidienne au travers des étapes suivantes:

→ L'évaluation de votre condition et son impact sur les différents aspects de votre vie.

→ Planifier une stratégie appropriée pour l'intervention.

→ L'évaluation continue pour définir la révision éventuelle de la stratégie

Comprenons maintenant quelques points clés de la façon dont la thérapie occupationnelle vous aidera avec votre courbure de la colonne.

→ Faire une analyse appropriée de votre activité et modification des activités de la vie quotidienne et planifier la stratégie d'intervention en accord.

→ Vous aider à mieux comprendre vos symptômes et vous guider dans la meilleure façon de les gérer.

→ Vous guider dans la rééducation posturale comprenant celle du sommeil, assis et debout.

→ Vous guider dans la meilleure façon de faire vos soins, ce qui peut avoir affecté votre condition.

→ Évaluer l'efficacité et la performance de vos modalités de traitement, spécialement celles comprenant les outils et les exercices pour la gestion de la douleur.

→ Vous guider dans la meilleure façon d'augmenter votre productivité et d'évaluer l'utilisation des instruments telle qu'un fauteuil roulant électrique.

→ Vous guider dans la meilleure façon de changer votre style de vie pour se conformer à votre condition.

→ Vous éduquer dans la meilleure façon d'utiliser l'équipement d'adaptation comme les appareils orthopédiques, des vêtements spéciaux et de soutien comme les corsets, les traversins et les oreillers.

6) Le régime

Le corps humain fonctionne sur les prémisses d'un équilibre dans son entier, allant de la structure physique à son quotient nutritionnel et son bien-être psychologique. Le corps et son système fonctionnent bien si cet équilibre naturel est maintenu et suivi dans nos vies quotidiennes. Cependant, des anomalies commencent à poindre lorsque le corps est poussé en dehors de son équilibre naturel par des facteurs comme la maladie ou des styles de vie inappropriés.

Lorsqu'il s'agit de régime et de nutrition, les groupes de nourriture qui déséquilibrent le corps peuvent être identifiés et alors un régime alimentaire peut être établi dans le but de rétablir l'équilibre.

Pour étudier comment le régime peut aider comme outil dans le premier stade du traitement, il est en premier important de savoir comment les déficiences alimentaires peuvent être un facteur étiologique dans la scoliose. Un examen pertinent d'articles américains et européens de 1955 à 1990 révèle que la nutrition est un facteur majeur dans l'étiologie de la scoliose idiopathique.1 Le fait que des modifications diététiques peuvent altérer la façon dont nos gènes induisent nos préférences en matière de goût et nos habitudes diététiques aide à expliquer le rôle crucial de la nutrition comme outil pour traiter la scoliose. En effet, il y a de nombreuses preuves qui montrent que de telles altérations dans notre état épigénétique peuvent directement être modifiées par des changements environnementaux ou même des facteurs diététiques maternels.2 Une telle recherche se présente comme une illustration efficace des deux faits jumeaux que:

→ Le régime peut être une cause critique et probable de la scoliose idiopathique

→ Les modifications alimentaires peuvent être efficaces comme l'une des premières étapes dans le traitement de la scoliose

Le rôle de la diététique étant établi, nous allons maintenant déceler les irrégularités et les directives essentielles pour développer une bonne routine alimentaire.

Étape 1 - Identifier les mauvais schémas de régime alimentaire

Lorsque vous décidez d'utiliser votre régime alimentaire comme un traitement de la scoliose, la première étape importante est d'identifier les domaines où votre régime pourrait vous causer des problèmes.

La recherche montre une corrélation intéressante entre les symptômes de la scoliose et la sensibilité à la farine et au gluten. Sous cet angle, les anticorps associés à la farine sont souvent reliés au développement de la scoliose. Dans ce but, vous devez d'abord vérifier si vous êtes allergique à certains produits alimentaires. Cette étape vous aidera aussi à analyser si vous souffrez d'une déficience nutritionnelle qui pourrait agir comme l'une des causes de votre courbure de la colonne. La mélatonine, une hormone secrétée par la glande pinéale du cerveau, est un exemple d'une telle déficience.

La mélatonine est associée avec les cycles de la croissance pubertaire. Une déficience de mélatonine peut déclencher la puberté plus tôt que normal, ce qui signifie que l'adolescent atteindra la maturité pubertaire plus vite, ce qui, éventuellement, aura un impact sur la croissance de la courbure. En plus, la mélatonine se lie à la calmoduline, ce qui à son tour affecte les fonctions du calcium intra cellulaire. Les patients diagnostiqués avec une scoliose idiopathique ont souvent un niveau élevé de calmoduline ce qui arrive en corrélation avec des niveaux bas de la mélatonine en circulation.

En conséquence, vous devez évaluer régulièrement votre régime alimentaire pour de telles allergies nutritionnelles, sensibilités et déficiences si vous avez été diagnostiqué avec la scoliose

Étape 2 – Développer un régime alimentaire sain

Les préceptes les plus importants d'un régime alimentaire s'appliquent à une approche nutritionnelle de la scoliose. Le régime correct pour la scoliose vous aidera à atteindre les objectifs suivants::

- – Vous aider à perdre un surplus de poids
- – Vous aider à améliorer votre métabolisme
- – Vous aider à surmonter toute déficience nutritionnelle reliée

Les 4 substances nutritives essentielles

Un régime approprié pour un patient avec scoliose est une question de subvenir aux besoins pour une santé équilibrée des os et la nutrition des os. Si vous avez été diagnostiqué avec la scoliose, assurez-vous que votre alimentation contient assez des substances nutritives discutées ci-après.

1) Le calcium

En dehors d'aider à la construction de la masse osseuse, le calcium sert aussi comme minéral important pour les muscles et les nerfs. Il est important que vous incluiez une dose appropriée de calcium et de vous assurez que votre corps l'absorbe de la façon adéquate. Référez-vous à la liste ci-dessous pour voir quelles nourritures absorber et lesquelles éviter si vous avez la scoliose.

2) La vitamine D

Cette substance nutritive aide votre corps à absorber le calcium et le phosphore de votre alimentation et les suppléments nutritionnels d'une façon adéquate et elle est aussi vitale pour une bonne santé des os.

3) La vitamine E

La vitamine E est riche en antioxydants et elle renforce aussi le système immunitaire en combattant les radicaux libres. Cette substance nutritive importante est aussi connue pour être utile à renforcer les muscles et à maintenir le tissu musculaire en bonne santé.

4) La vitamine K

La vitamine K est supposée être une substance riche pour construire les os. Par cet attribut, elle peut aider dans la prévention de problèmes liés aux os comme l'ostéoporose, spécialement chez les personnes plus âgées.

Les aliments à consommer et ceux à éviter

La table ci-dessous vous procure une liste détaillée des aliments que vous devriez consommer et lesquels éviter de façon à améliorer votre état.

Aliments à consommer	Aliments à éviter
Légumes frais	Fruits citrus et leur jus
Fruits frais	Soda et boissons gazeuses
Viande, œufs, gibier	Edulcorants
Lait, fromage et produits laitiers	Gras et huile
Aliments fermentés	Sirop de maïs, sirop de fructose
Noix et graines	Sucreries
Graisses saines	Thé, café
	Farine blanche
	Malbouffe/Aliments frits

Juste une précision...

Arrivé à ce point, vous pourriez en fait vous référez à « Votre programme pour la prévention et le traitement naturel de la scoliose » (Dr. Kevin Lau) qui explique en détails l'essentiel d'un bon régime pour les patients avec scoliose. Des groupes d'aliments qui aident, aux substances nutritives requises et finalement, le programme de régime alimentaire que vous devez suivre, fondé sur votre type de métabolisme individuel et votre scoliose. Ce livre a tout ce qu'il faut!

7) La stimulation électrique

Il y a des cas de scoliose qui ne réagissent pas à la kinésithérapie et aux modifications alimentaires comme souhaité. Pour de tels individus, la stimulation électrique peut être considérée comme une option pour soulager la douleur et aussi, probablement, arrêter la courbure.

Comme le nom l'indique, la stimulation électrique est un processus utilisé pour renforcer les muscles en faisant passer un courant électrique dans un muscle ou un groupe de muscles, les faisant se contracter. On croit que la stimulation électrique est utile pour la scoliose en améliorant la circulation sanguine et en augmentant l'étendue de mouvement. Elle est de loin considérée comme la manière la plus sûre pour augmenter la flexibilité et l'adaptation des muscles.

Avant d'aller plus loin, comprenons un peu plus ce qu'est la thérapie par stimulation électrique. Il y a trois types de base de thérapie de stimulation électrique, comprenant la générale, la musculaire et la stimulation nerveuse transdermique électrique (TENS) avec chacune d'elles ayant des utilisations spécifiques comme suit:

→ La thérapie électrique générale – Utilisée pour soulager la douleur et guérir les plaies

→ La stimulation musculaire électrique – Utilisée pour renforcer les muscles en réduisant les spasmes musculaires

→ TENS – Utilisée pour traiter les douleurs chroniques

Comment est-ce que cela fonctionne ?

En utilisant la stimulation électrique pour la scoliose, le but est de faciliter la contraction musculaire à l'endroit de la courbure squelettique.

Pour utiliser la stimulation électrique, le kinésithérapeute, formé à cette méthode de traitement, place des électrodes de surface sur les muscles du tronc. Les électrodes sont placées de telle façon qu'ils permettront un niveau de contraction maximum au point où la courbure est à son sommet. Les spécialistes conseillent que la plupart d'une telle thérapie de stimulation électrique pour la scoliose soit faite la nuit, lorsque le patient dort, spécialement dans le cas des enfants.

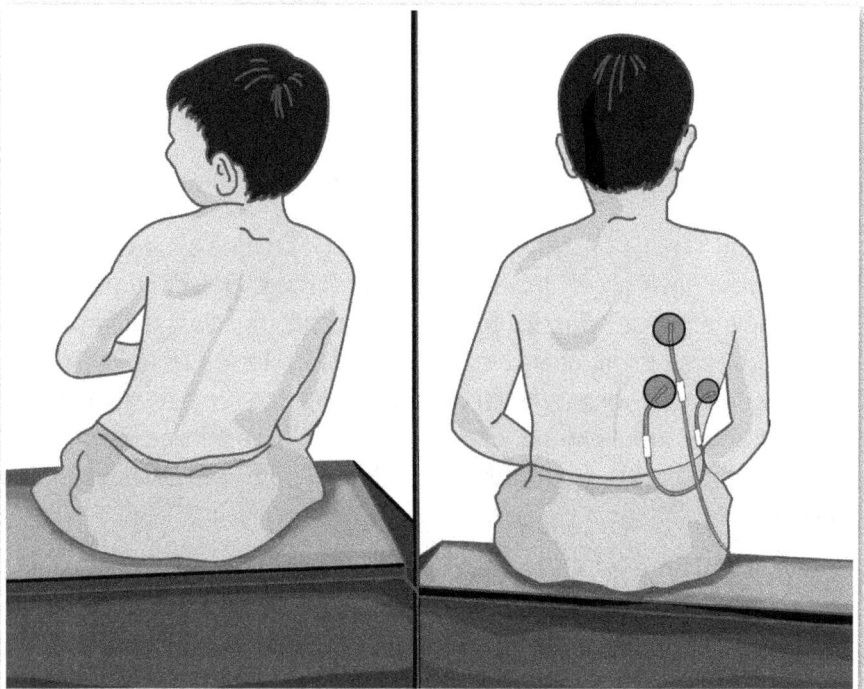

Des enfants avec une courbure scoliotique subissant une thérapie de stimulation électrique

Information importante

Les spécialistes soulignent que pour qu'un enfant soit éligible à une thérapie de stimulation électrique, la courbure devrait être moins que 35 degrés et aussi qu'il devrait avoir au moins encore deux ans de croissance.

Est-ce que cela fonctionne?

Une analyse de contrôle parmi des patients de scoliose traités avec la stimulation neuromusculaire électrique démontre un taux d'efficacité aux alentour de 44%. Selon cette étude, le degré de corrections atteint augmente au même niveau que la longueur des bras squelettiques i.e. les côtes et le pelvis, interconnectant la musculature stimulée avec les vertèbres de la colonne vertébrale.

Cependant, les controverses abondent car dans une autre étude la stimulation électrique a été trouvée efficace chez 40 patients traités avec cette méthode avec un taux d'échec allant jusqu'à 50%. D'autres études encore ont rapporté que le traitement de stimulation électrique de surface peut être vu comme une alternative acceptable au traitement par appareils et, par conséquent, peut être considéré comme partie intégrante de l'approche conservative du traitement. Sur le même sujet, une étude comprenant le traitement sur le long terme de 107 patients avec une scoliose idiopathique progressive a montré un taux de 93 % de succès à prévenir une progression des courbures en dessous de 30 degrés.

8) Le chiropraticien

La chiropratique est vue comme une approche holistique à la scoliose avec l'accent mis sur la manipulation de la colonne et une gestion du style de vie au lieu d'une dépendance aux médicaments et à la chirurgie.

Dans l'ensemble, l'approche chiropratique est supposée atteindre les objectifs suivants:

- Améliorer la stabilité de la colonne
- Arrêter la progression de la courbure
- Réduire le degré de la courbure

Des rapports aléatoires montrent que les soins chiropratiques sont efficaces dans presque 70% des cas dans lesquels elle réussit à alléger la douleur et la gêne, et dans certains cas, arrête même la progression de la courbure. Selon les dernières études, la chiropratique a été rapportée comme très efficace dans le soulagement de la douleur et les handicaps liés à la scoliose. Selon ces résultats, les ajustements chiropratiques ont prouvé être utiles dans la compression des nerfs tout comme de faciliter l'alignement approprié de la colonne.

De quelle façon est-ce pratiqué?

A votre première visite chez le chiropraticien pour votre scoliose, vous verrez que les chiropraticiens suivent une procédure hautement standard pour l'examen initial tout autant que pour l'évaluation de votre histoire médicale précédente. La plupart des chiropraticiens préféreront approfondir votre style de vie, votre histoire familiale et votre état de santé général. Dans ce but, votre visite initiale comprendra très probablement l'examen selon l'antéflexion d'Adams. Référez-vous au chapitre 5 pour ce test. Cet examen, en même temps que quelques études de mouvements, sera fait en premier pour vérifier que la chiropratique est la bonne option de traitement pour vous.

Votre chiropraticien exécutera une thérapie à l'aide de manipulations manuelles dans le but de relâcher les tendons et les ligaments. Par cette stimulation de la colonne, votre chiropraticien essayera aussi de rééduquer vos muscles pour les remettre dans leur position originale.

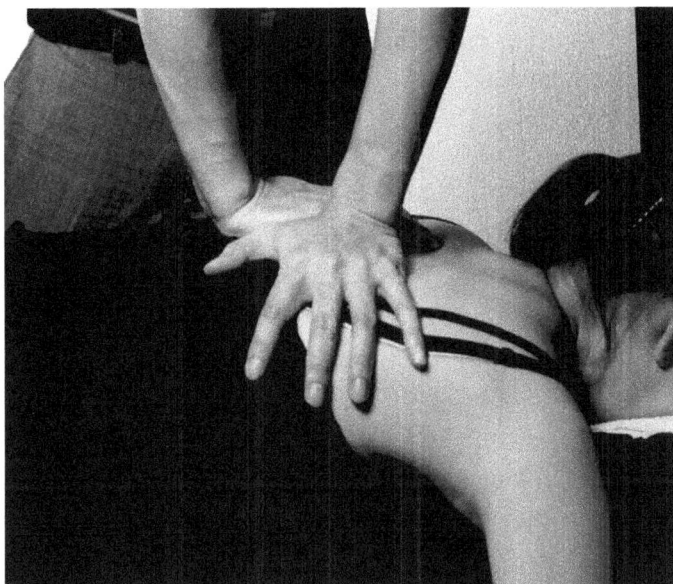

Un chiropraticien faisant un traitement pour la scoliose

Selon la gravité de votre courbure et aussi des détails de votre histoire médicale, votre chiropraticien utilisera l'une des thérapies mentionnées plus bas pour votre traitement. S'il le juge approprié, votre docteur pourra décider de combiner 2 ou plus de ces techniques chiropratiques.

→ Traction-massage : le but de cette méthode est de relaxer les muscles autour de votre colonne, rendant les mouvements de la colonne plus efficaces et confortables. Pour cette méthode, on vous demandera en premier de vous allonger sur le dos avec un coussin sous les genoux. Puis, on bougera des rouleaux spécialement désignés de haut en bas de votre colonne pour masser et détendre les muscles du dos.

→ Exercices physiques : Comme nous l'avons discuté précédemment, les exercices physiques peuvent beaucoup faire pour le soulagement de la douleur et de l'inconfort associés avec la scoliose. Comme faisant partie de votre traitement, on vous prescrira un ensemble spécifique d'exercices pour renforcer le dos, le cou et les extrémités des patients.

→ Massage manuel : Fait en utilisant la technique correcte, le massage peut efficacement réduire la douleur et améliorer la circulation et par là, aider votre condition. Pour un effet ajouté, il peut être combiné avec d'autres options comme la stimulation électrique, la stimulation des muscles, les ultra sons ou la thérapie du chaud et froid.

→ Changement du style de vie : Le style de vie peut grandement impacter les causes de la scoliose beaucoup plus qu'on ne le penserait. Dans ce dessein, un chiropraticien suggèrera des changements appropriés à votre style de vie, qui comprendront probablement des options comme réduire la consommation d'alcool, arrêter de fumer, avoir une alimentation saine etc. En fait, quelques-uns des meilleurs chiropraticiens traitant la scoliose prescrivent un régime détaillé et un ensemble d'exercices pour aider leurs patients.

Comme faisant partie de votre traitement chiropratique, votre docteur pourrait aussi suggérer des traitements supplémentaires comme des semelles orthopédiques, de la manipulation de la colonne, une thérapie de stimulation électrique, ou des techniques d'exercices isotoniques et actifs. Il est intéressant de noter qu'il y a eu quelques résultats positifs sur l'utilisation de ces dispositifs chez les patients avec scoliose.

Intégrer les approches

La scoliose répond souvent très bien au traitement lorsque différentes approches sont intégrées ensemble pour un traitement holistique et naturel de la difformité. Par exemple, une combinaison correcte de modifications diététiques avec les exercices appropriés a souvent été vue comme une approche efficace pour gérer la scoliose. Vous pouvez vous référer au vaste ensemble de ressources et méthodes similaires dans la série de livres et de DVD comprenant « Prenez votre Santé en mains, Exercices pour la prévention et la correction de la scoliose » (Édition Internationale) et autres. Vous pouvez aussi prévoir un rendez-vous à la clinique exclusivement pour vous renseignez sur une telle approche intégrée au traitement.

9) Les remèdes alternatifs

Lorsqu'il s'agit de la santé humaine, les remèdes naturels se révèlent souvent être une solution efficace pour remettre le corps dans son état original d'équilibre et de vitalité. Les spécialistes prétendent que la scoliose, étant une difformité majeure de la colonne, peut ne pas répondre aussi bien aux traitements alternatifs ou aux remèdes naturels. Cependant, la recherche a démontré que ces remèdes naturels ou de phytothérapie sont efficaces pour restaurer l'équilibre corporel tout autant que pour procurer un soulagement à la douleur, tous les deux essentiels dans le traitement de la scoliose.

Ceci étant dit, il est important que le patient vérifie en premier si le remède alternatif en question a été suffisamment contrôlé et a été prouvé scientifiquement avoir un rôle dans la gestion de la scoliose.

Dans cette section, nous parlerons de quelques remèdes alternatifs les plus usuels, disponibles pour la scoliose.

a) L'homéopathie

Dans le but de traiter les symptômes clés impliqués, on peut choisir les remèdes homéopathiques suivants :

- Glucides de calcaire
- Bryonia
- Farine de calcaire
- Souffre de calcaire
- Mer cor
- Silice
- Acide phosphorique
- Nux vomica
- Arsenic
- Belladona

b) Les huiles essentielles et l'aromathérapie

Les spécialistes parlent aussi d'une technique efficace connue comme les techniques de thérapie goutte d'eau qui utilise neuf huiles essentielles le long du dos, du cou et des pieds en utilisant des variations dans la pression de projection et des chaleurs différentes de la goutte.

c) Les herbes médicinales

Pour satisfaire aux besoins de votre corps en substances nutritives essentielles, comme la silice, un minéral vital pour la structure osseuse, vous pouvez essayez le remède de prêle. En addition, vous pouvez même inclure de la prêle à votre tisane. Vous pouvez aussi comme alternative ajouter environ 10-15 gouttes de cette teinture à l'eau que vous consommez régulièrement. Une cuillère à soupe de jus de prêle pris quotidiennement peut aussi être un remède efficace.

d) La rétroaction biologique (Biofeedback)

C'est une autre technique médicale complémentaire que vous pouvez employez pour la scoliose. La rétroaction biologique vous apprend essentiellement à contrôler vos fonctions corporelles, comme le rythme cardiaque, à l'aide de votre esprit. Connecté à vos senseurs électriques, on vous apprend à mesurer et recevoir des informations sur votre corps. On vous apprend alors à faire des changements subtils à votre corps, le résultat principal étant la relaxation des muscles et le soulagement de la douleur.

Autres remèdes

On peut essayer une série d'autres remèdes dans le cas où le patient n'est pas un candidat approprié pour les précédents. Ceux-ci comprennent des remèdes similaires à:

- La fleur de Bach
- La technique des libertés émotionnelles (TRITON)
- La thérapie crânio-sacrée
- La technique Bowen

La ligne étroite entre les choix
– L'approche multimodale

Faire un choix entre des méthodes de traitement utilisées pour l'observation peut ne pas être simple. Il peut y avoir une ligne étroite entre les avantages de méthodes variées, comme les exercices physiques, le yoga, le contrôle de posture etc. L'approche multimodale, le concept d'utiliser une variété de méthodes de traitements en conjonction avec l'une l'autre, fonctionne souvent le mieux puisque une combinaison de thérapies est le plus efficace. Vous devez apprendre à écouter les réponses de votre propre corps et concevoir à ce stade, votre propre plan de gestion de la scoliose personnalisé..

A ce stade, il est fortement déconseillé au patient de se fier aux méthodes qui n'ont pas encore été étudiées ou à celles qui ne l'ont pas été suffisamment ou qui revendiquent d'une façon irréelle et fausse l'offre de résultats ou des traitements rapides.

10) L'appareillage

Qu'est-ce que les appareillages ?

Un appareillage est un appareil orthopédique personnalisé conçu pour remettre le corps dans son alignement original. L'histoire de l'appareillage moderne est supposée remonter en 1946, quand Blount et Schmidt ont commencé à utiliser un appareillage dans le but d'une immobilisation postopératoire et un traitement non opératoire. Selon la National Scoliosis Foundation, 30.000 enfants sont équipés chaque année pour gérer la scoliose.

Un appareillage est conçu typiquement pour prévenir la courbure de progresser plus avant et peut ne pas avoir beaucoup d'effet sur le renversement de la courbure ou le traitement de la scoliose.

Quand pratiquer l'appareillage ?

On vous indiquera médicalement de pratiquer un appareillage si votre courbure scoliotique tombe dans l'une des catégories ci-dessous:

→ La taille d'une courbure modérée (25-40 degrés)
→ Une courbure progressive ayant progressé de plus de 5 degrés par an sur 1-2 ans
→ A un stade jeune de maturité squelettique, avec la majeure partie de la croissance encore à venir (Échelle de Risser = 0 à 2)

Les types d'appareillages

Il y a différents types d'appareillages qui peuvent être utilisés pour arrêter la progression de votre courbure scoliotique. Les appareillages peuvent être différenciés sur la base du matériel dont ils sont faits, de la partie du corps et de la période du jour où ils sont portés.

Les facteurs à considérer

Votre docteur et l'orthopédiste (une personne qui est spécialisée dans la fabrication de tels appareillages) prendront généralement en considération l'ensemble des facteurs ci-dessous pour décider quel sorte d'appareillage vous utiliserez.

→ Localisation de la courbure
→ Le nombre de courbures
→ La position et la rotation des vertèbres de votre colonne
→ Vos âge, sexe et occupation professionnelle
→ Votre histoire médicale précédente

Nous avons donné ci-dessous une brève description de chaque appareillage disponible.

a) Le corset de Milkauwee – un corset du torse entier

Un corset sur tout le torse, le corset de Milkauwee doit être porté 23 heures par jours. Il est seulement enlevé pendant de brèves périodes pour les activités comme la toilette ou les exercices. Ce type de corset consiste en une large barre plate sur le devant et deux sur l'arrière. Les barres arrière sont attachées à un collier autour du cou. Le collier a un support de menton et aussi pour le dos et la tête.

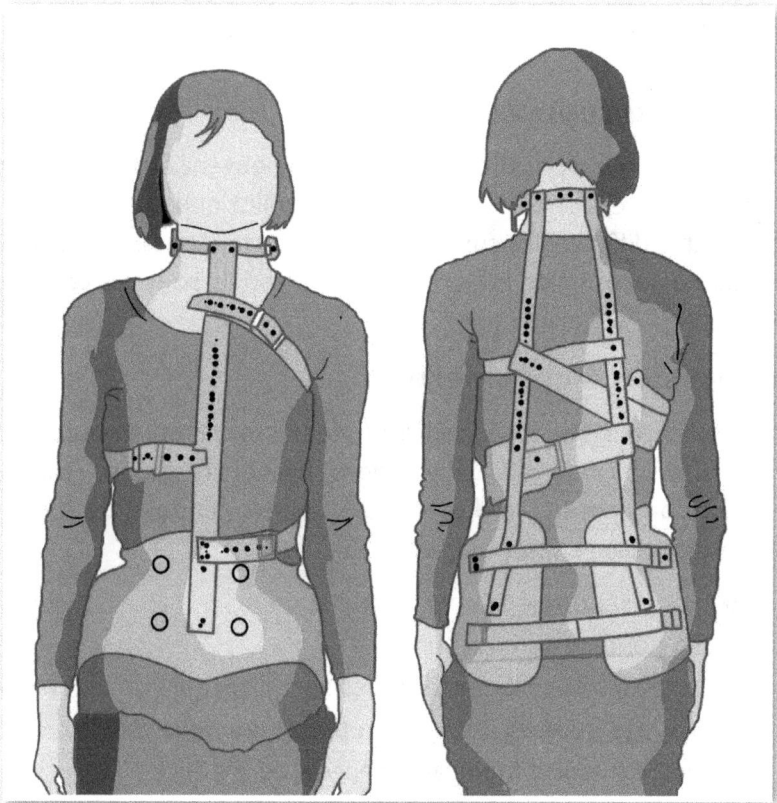

b) Le corset de Charleston

Un corset de nuit populaire, le corset de Charleston est fait en plastique moulé, qui est tenu en place très précisément par trois courroies pour faciliter son ajustement. Le corset de Charleston dessert un but utile puisqu'il évite aux patients l'inconfort de le porter pendant la journée. Les spécialistes croient aussi qu'un tel corset de nuit profite à plein de la production naturelle des hormones de croissance chez l'adolescent, qui est à son sommet entre minuit et environ 2 heures du matin.

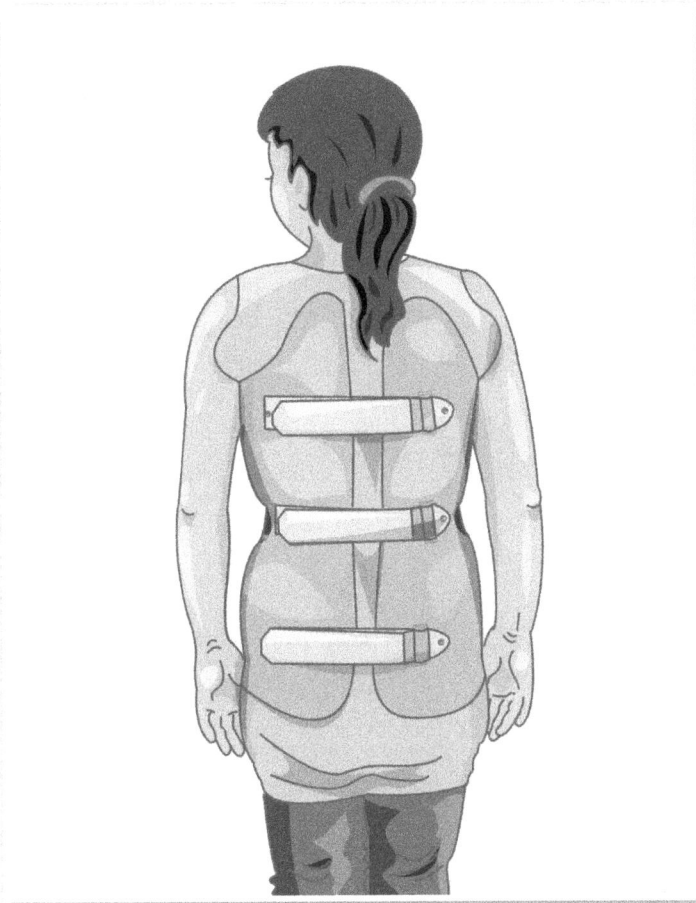

c) Le corset de Boston – orthèse thoraco-lombaire sacrée (TSLO)

Le corset de boston est souvent perçu comme l'appareillage le plus efficace pour traiter les courbures du moyen et bas dos. C'est aussi le premier système de corset préfabriqué modulaire patenté dans le monde. C'est essentiellement un type d'orthèse thoraco-lombaire sacrée ce qui signifie qu'il s'agit de corsets remodelés sur mesure qui peuvent s'ajuster contre la peau.

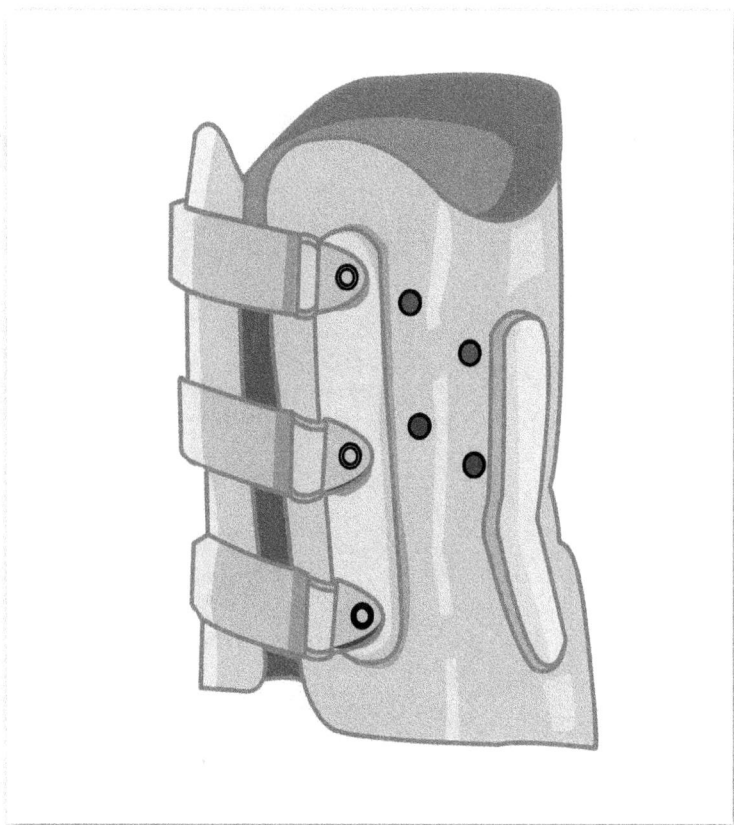

d) Le corset de nuit Providence

Un autre corset de nuit, le corset de nuit Providence promet la suppression de l'inconfort et la gêne de porter un corset durant la journée. Il est faitsen prenant les mesures alors que le patient est allongé sur une planche ortho métrique qui détermine les emplacements des courroies correctrices. Ce corset peut aussi être utilisé en combinaison avec le corset de Boston.

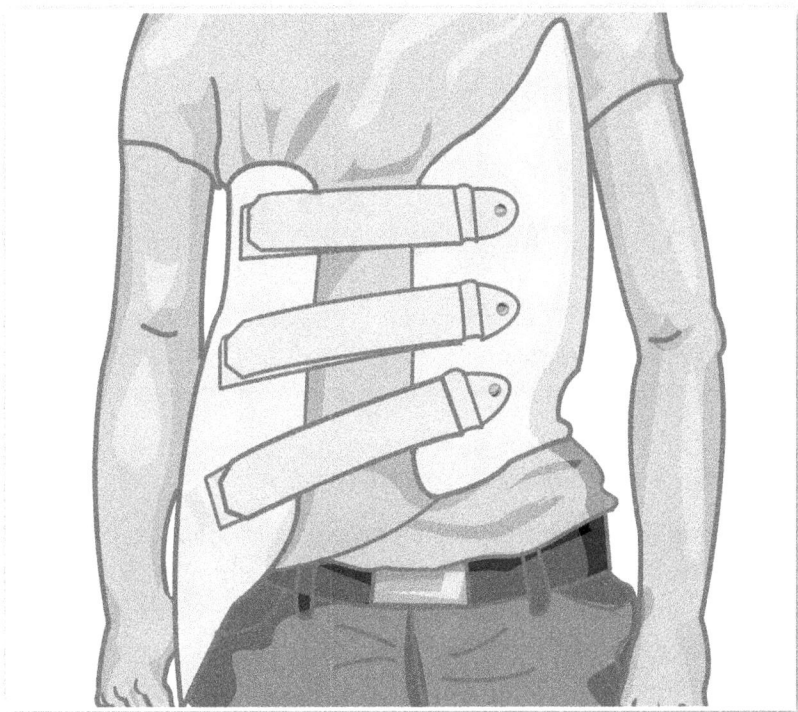

e) Le corset pour scoliose SpineCor Corrective – Un corset flexible

SpineCor est un corset flexible bien connu, qui procure au patient le répit bien nécessaire du corset rigide et du corset ajusté en métal ou plastique. Le SpineCor utilise des bandes ajustables essentiellement faites en coton, qui conséquemment ne sont pas restrictives dans les mouvements.

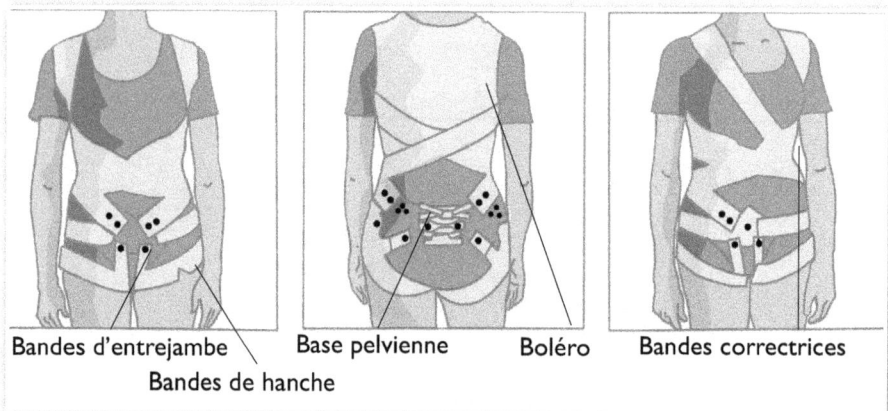

Bandes d'entrejambe   Base pelvienne   Boléro   Bandes correctrices
Bandes de hanche

Est-ce que le corset fonctionne?

De multiples théories existent à propos de l'utilité ou de l'inutilité des corsets. Avant d'expliquer ce que la recherche a à dire sur l'efficacité des corsets, examinons brièvement quelques pros et contras les plus évidents de leur utilisation.

Pour : Des facteurs qui sont en faveur de l'utilisation de corsets

→ Peut arrêter la progression de la courbure
→ Peut remettre la courbure dans son alignement correcte
→ Les variétés modernes peuvent être portées commodément sous les vêtements
→ Peut faciliter un meilleur fonctionnement diurne (Corsets de nuits)

Contre : Des raisons d'éviter les corsets

→ Des structures rigides, non flexibles peuvent limiter la liberté de mouvements

→ Les matériaux dont sont faits les corsets peuvent être à l'origine de maladies/allergies

→ La courbure peut empirer s'il n'est pas porté convenablement

→ La plupart des corsets doivent être portés toute la journée, causant conséquemment de l'inconfort

→ La courbure peut se remettre à progresser lorsque le port est arrêté

→ De sérieux problèmes de confiance et d'esthétique peuvent se produire, spécialement chez les jeunes

Que disent les spécialistes ?

L'appareillage a longtemps été une option permanente pour les patients atteints de scoliose, ce qui fait que la recherche est très divisée sur son efficacité dans le traitement de la scoliose. Prenez par exemple l'étude rapportée par Golberg en 1993 à Dublin sur les patients qui ne portaient pas de corsets. Il est intéressant de noter qu'elle rapporte que sa clinique avait presque le même nombre d'interventions chirurgicales que lorsque les patients avaient précédemment utilisé des corsets.[3]

Nous pouvons aussi considérer l'ensemble des études indiquées dans les Résumés de Cochrane qui montrent qu'il y a, en effet, moins d'attestations qui prouvent que le corset est plus efficace pour gérer la scoliose que la gestion de l'observation ou même des remèdes comme la stimulation électrique.[4] De telles études font sérieusement douter de la validité et de l'efficacité du système d'appareillage aujourd'hui.

Cependant, une recherche similaire, commissionnée par la Scoliosis Research Society, révèle que les corsets prévinrent l'élargissement des courbures comparé aux cas sans traitement[5]. Quoique de telles études soulignent la possible validité de l'efficacité des corsets, les rapports médicaux insistent sans aucun doute sur l'utilité décroissante de cette option de traitement.

En fait, des opinions variées existent sur le sujet. Par exemple, il y a des preuves qui montrent que les corsets de nuit, tels que les corsets de Charleston, sont vraiment efficaces, cela étant du, premièrement, au fait qu'ils sont portés la nuit, pendant le sommeil. Dans une telle étude, 77% des 95 patients observés ont montré une amélioration avec le corset de Charleston, avec un taux de succès de 80% notés pour les patients ayant une courbure de 25 à 30 degrés et 76% pour ceux avec une courbure plus large comprise de 30 à 40 degrés[6].

Une autre analyse, réalisée par le SRS Natural History Prevalence Committee, révèle qu'alors que les patients traités avec une stimulation électrique montraient un taux de succès de 39%, les courbures pouvaient être arrêtées par les appareillages dans au moins 92% des cas[7]. Une recherche similaire montre aussi que les courbures qui sont réduites à 50 degrés ou moins à la maturité avec l'utilisation d'un corset ne progresseront probablement pas plus tard.

Résumé – Qu'est-ce que cela implique?

Pour vous comme patient, nous avons résumé ici les points clés en regard de l'efficacité du corset comme façon de traiter la scoliose :

→ Le corset sert absolument comme une tentative d'arrêter la progression de votre courbure.

→ Il s'agit plus d'un outil pour gérer votre condition ou pour arrêter la progression de la courbure que pour guérir la difformité.

→ Le port du corset fonctionnera beaucoup mieux si vous le combinez avec une approche proactive pour identifier les signes et traitez assez tôt, comme expliqué dans le DVD Exercices pour la prévention et le correction de la scoliose et le livre Prenez votre sante en main et autres ouvrages relatés.

→ Les corsets rigides causent souvent l'atrophie des muscles.

→ Le corset n'est généralement pas une option favorable pour les adolescents et les jeunes du à des raisons esthétiques.

→ Le corset ne sera pas efficace pour une courbure de plus 45 degrés.

→ Le corset donnera les meilleurs résultats si l'enfant est encore jeune et le porte pendant le nombre d'heures prescrites par jour et pendant le nombre d'années prescrites jusqu'à ce que la maturité squelettique soit atteinte.

→ Le long laps de temps pendant lequel ces corsets doivent être portés (spécialement le corset de Milkauwee et le corset de Boston) peuvent aboutir à d'autres dommages alliés et des maladies. Cela peut aussi résulter en des problèmes de peau comme les démangeaisons et les éruptions.

→ Les corsets rigides peuvent restreindre la respiration et la capacité des poumons.

→ Comme cela peut être le cas avec d'autres formes de traitement non invasif, le corset seul ne peut assurer le soulagement de la scoliose.

→ Les résultats varient pour les garçons et pour les filles comme ils le font aussi dans les différents groupes de patients.

→ Les résultats varient aussi dans les études médicales sur l'amélioration obtenue avec le corset et sa continuation une fois le port de celui-ci arrêté.

11) La chirurgie

L'alternative finale

Selon les estimations de la National Scoliosis Foundation, presque 38.000 patients subissent une intervention pour une spondylodèse chaque année. Un autre rapport déclare que presque 6% des cas de scoliose auront besoin de chirurgie, indépendamment de la méthode de traitement adoptée.

Lorsque l'on parle d'options de traitement pour la scoliose, l'observation et la gestion en utilisant les outils expliqués précédemment, sont encore les options les plus largement préférées. Il y a un ensemble de résultats attendus quand on utilise les interventions comme le contrôle de posture, la physiothérapie, la stimulation électrique, la gestion du régime alimentaire et les autres. Les plus importantes parmi ces prévisions sont :

→ L'arrêt de la progression de la courbure

→ Le soulagement de la douleur

→ Un renversement partiel de la courbure

→ Une augmentation de l'efficacité précédemment gâtée par la courbure

Des combinaisons variées de ces approches sont utilisées par les spécialistes impliqués jusqu'à ce que une mesure ou un soulagement appropriés soient atteints. Cependant, il y a des situations variées pendant lesquelles une gestion conservative n'obtient pas les résultats escomptés et il faudra considérer une intervention chirurgicale. Maintenant, nous listons les 10 raisons principales où la chirurgie peut être indiquée.

Les 10 raisons principales pour considérer la chirurgie

1. Si la courbure est de plus 40 degrés et les autres méthodes conservatives produisent des résultats insuffisants.

2. Si la courbure est moins, mais le résultat n'est pas satisfaisant pour des raisons spécifiques comme des problèmes esthétiques ou la condition a un impact négatif sur la vie professionnelle ou personnelle.

3. Si l'étendue de la courbure rend des mesures comme des exercices ou une stimulation inefficaces.

4. Si la courbure, de n'importe quel degré et à n'importe quel traitement qu'elle soit soumise, cause un inconfort insupportable ou des inconvénients ou interfère avec une vie normale.

5. Si la courbure conduira probablement à des problèmes sérieux comme un fonctionnement anormal des poumons ou des problèmes cardiaques.

6. Si la majorité des conseils médicaux indiquent la possibilité d'une correction.

7. Si le conseil médical établit que le patient est à un stade de maturité squelettique et un taux de progression de la courbure appropriés. Dans ces deux cas la chirurgie devrait être appropriée.

8. Si des mesures comme les exercices ou le corset ne sont pas viables en considérant la santé ou le style de vie du patient.

9. Si la courbure a progressé à son maximum et ne progressera probablement pas plus loin, mais les complications continuent à augmenter.

10. Si la courbure a un impact général sur votre qualité de vie.

Histoires vraies de scoliose : Un compte rendu personnel sur le corset

Une écolière de 11 ans fut diagnostiquée avec la scoliose. Une fervente nageuse, elle n'était pas très préoccupée car elle pensait vaincre sa difformité par son style de vie actif. Elle savait aussi qu'il s'agissait d'un problème génétique dans sa famille, ainsi la courbure était plutôt attendue.

Une fois qu'elle apprit avoir une courbure, les docteurs convinrent d'une approche d'attente pour 2 ans. Malheureusement, après deux ans, une visite chez son docteur révéla que la courbure avait progressé de façon drastique. Elle fut instruite du port d'un corset pour 2 ans, 24 heures par jour, 7 jours par semaine. Vivant déjà une vie très active, elle trouva difficile de s'ajuster au corset qui la gênait et la faisait transpirer.

Bref, ayant réussi à vivre avec pour deux ans, elle espérait s'entendre dire que la courbure s'était améliorée. Cependant, ce fut un choc pour elle de savoir que sa colonne avait développé deux courbures majeures, comprenant une courbure thoracique et une courbure lombaire. Alors que la courbure thoracique avait augmenté jusqu'à 45 degrés, sa courbure lombaire allait jusqu'à 55 degrés.

Bien qu'ayant essayé le corset depuis un certain temps, elle ne pouvait voir aucune amélioration de sa courbure. En conséquence, la seule option lui restant était une spondylodèse. Selon mon opinion en travaillant avec mes patients, le corset seul très souvent n'aide pas. Mon premier livre, « Votre programme pour la prévention et le traitement naturel de la scoliose », explique pourquoi le corset seul ne peut efficacement gérer, réduire ou arrêter votre courbure. En fin de compte, les traitements naturels incluant les modifications de style de vie, les exercices réguliers et la réhabilitation active en combinaison avec ou sans corset se révèlent des méthodes bien meilleures et efficaces pour renforcer la colonne et stabiliser la courbure

DEUXIEME PARTIE

Le chemin vers la chirurgie

CHAPITRE 9
Prendre une décision
pour la chirurgie

Ce chapitre est pour les patients qui ont déjà appliqué tous les traitements non invasifs ou ceux à qui il a été conseillé de considérer une intervention chirurgicale comme leur meilleure option. Nous discuterons les facteurs variés qui vous aideront à décider si vous êtes un bon candidat pour une opération chirurgicale de la scoliose.

La chirurgie – L'option

Le traitement complet de la scoliose a débuté avec vous et votre médecin traitant réfléchissant à l'approche typique d' « attendre et voir venir ». Votre courbure a été détectée et mesurée pour comprendre dans quel état était votre condition physique. Si vous étiez encore un peu loin d'avoir atteint la maturité squelettique et aviez une courbure de 25 à 30 degrés, ou que vous aviez atteint la maturité squelettique avec une courbure d'environ 45 degrés, il y a des chances que vous auriez subi les rigueurs des traitement de la gestion de posture et de régime, des exercices physiques, du yoga, de la stimulation électrique, de la thérapie physique et occupationnelle, des ajustements chiropratiques et ainsi de suite. Si vous êtes une personne dont la courbure s'est arrêtée et que les symptômes subsistent, vous auriez pu aussi continuer avec ces options de gestion dans le futur proche.

Cependant la recherche montre qu'il y a des cas de scoliose qui ne feront:

→ Répondre seulement à l'opération, faute de quoi la courbure pourra progresser jusqu'à mettre la vie en danger

ou

→ La courbure cause de la douleur et de l'inconfort et cause une interférence majeure dans la vie quotidienne du patient

La chirurgie vient en dernier ressors dans tout le plan de traitement de la scoliose. Cependant, en aucun cas doit-on considérer la chirurgie comme juste une autre forme de traitement. Une intervention pour la scoliose est une décision à vie qui demande une soigneuse analyse et une profonde réflexion. Après tout, une opération de la scoliose est un processus fortement invasif qui contient aussi un potentiel de complications, celles-ci étant tout autant immédiatement post opératoires que plus tardives.

De la même façon que nous vous avons guidé dans toute la phase de dépistage, diagnostique et mensurations de vos courbures, nous allons maintenant procéder à vous guider au travers de la décision mobilisatrice d'avoir une opération. Nous expliquerons un ensemble de 7 facteurs pratiques que vous pouvez utilisez comme outil pour vous aider à décider si oui ou non vous devriez subir une intervention pour votre scoliose. Les chapitres qui viennent assureront aussi que vous ayez une pleine connaissance à propos du processus que vous subirez, ses effets consécutifs et les influences que cela aura sur votre vie.

Continuez la lecture pour une explication détaillée de chacun de ces 7 facteurs décisifs.

7 questions à vous poser

1. Quel est l'état de votre courbure ?

Il est important de regarder l'état de votre courbure si vous allez considérer la chirurgie pour corriger votre scoliose. Vous devrez contempler quelques aspects clés en regard de votre courbure tels que le degré de gravité et sa localisation. Ici, nous avons expliqué chacun de ces aspects de votre courbure :

Degré de gravité : En général, la chirurgie sera suggérée comme option pour vous si votre courbure a un angle de Cobb de plus de 45 degrés et cause un inconfort majeur. C'est spécialement vrai pour les jeunes enfants, les adolescents et les préadolescents.

Localisation de votre courbure : Selon que votre courbure est localisée dans votre colonne supérieure (thoracique), moyenne colonne (thoraco-lombaire) ou dans le bas du dos (lombaire), votre docteur décidera si la chirurgie est la seule option probablement restante.

2. Quelle est la maturité de votre système squelettique ?

Votre docteur prendra une décision selon la croissance de votre colonne. La clé étant ici de savoir si votre colonne croît encore ou si elle a atteint son plein potentiel de croissance. Si vous avez un degré élevé de courbure et que vous êtes loin d'avoir atteint la maturité de votre colonne, votre docteur pourrait vouloir retarder la chirurgie. Au contraire, si votre courbure a atteint les alentours de 45 degrés et que vous ayez atteint votre pleine maturité squelettique ou votre potentiel de croissance et la courbure cause des problèmes majeurs, la chirurgie pourrait être la bonne option pour vous. Vous pouvez vous référez au chapitre 7 pour lire plus avant sur la maturité squelettique, le signe de Risser et comment il influence la rapidité de la progression de votre courbure scoliotique.

Le résultat final étant ici que dans la plupart des cas, la chirurgie peut attendre si votre courbure progressera, probablement, encore et il vous reste encore à atteindre votre maturité squelettique.

3. Quel est le risque de progression de votre courbure ?

Les patients qui courent un grand risque de progression de leur courbure, seront probablement conseillés d'avoir une opération. Vous pouvez vous référez au chapitre 7 pour lire sur les acteurs qui aident à prédire vos risques de progression. Par exemple, les risques de progression sont plus élevés si vous n'avez pas encore atteint la maturité squelettique. De même, les adultes qui ont un degré de courbure de plus de 50 degrés subiront probablement une progression et conséquemment requièrent une intervention.

4. Quelle efficacité ont eu les méthodes conservatives non invasives?

En général, la réponse individuelle d'un patient aux méthodes d'observation est étudiée approximativement sur une période de 6 à12 mois, de façon à analyser l'efficacité des mesures comme le contrôle de posture, la gestion du régime, la kinésithérapie, le yoga, la stimulation électrique, les ajustements chiropratiques et ainsi de suite. Une autre question importante à considérer est si le port d'un corset est une option effective pour vous. Par exemple, dans certains hôpitaux, la chirurgie pour les enfants est évitée à moins que leurs courbures soient d'une étendue d'environ 80 degrés. Toutefois, en même temps, s'il y a un enfant avec une courbure de 50 degrés accompagnée d'une progression rapide, alors il/elle serait un candidat immédiat pour une intervention de la scoliose.

Je crois fermement que la gestion conservative utilisant des méthodes non invasives devrait toujours être la première option. Avant de considérer la chirurgie, assurez-vous d'avoir épuiser toutes les autres options. Il est aussi souvent conseillé de considérer une série d'opinions de neurochirurgiens ou de chirurgiens orthopédiques de façon à prendre une décision étayée.

5. Êtes-vous en assez bonne santé pour supporter une opération ?

En plus de ce qui précède, vous devrez aussi considérer votre santé. Quel est l'état de votre santé médicale ? Suivez-vous une bonne routine équilibrée de régime et d'exercices ? En d'autres termes, avez-vous déjà un style de vie sain ? Tous ces facteurs aideront à déterminer si vous êtes en assez bonne santé pour supporter les risques possibles associés avec la chirurgie et la guérison. Nous vous informerons plus avant sur les risques de la chirurgie au chapitre suivant.

6. Avez-vous une situation financière appropriée ?

Une intervention chirurgicale pour la scoliose peut être l'un des processus les plus onéreux que vous aurez subi dans votre vie entière. La recherche montre qu'aux USA, chaque année presque 20.000 opérations de Harrington sont pratiquées parmi les patients de scoliose avec une moyenne de coût de $120.000 encourus par opération. Vous devez savoir ce que les assurances vous rembourseront de la somme totale et les modalités, comme le coût des visites du docteur, la réhabilitation etc. Vous lirez plus avant à propos de ces dépenses au chapitre 11. Ces facteurs varient aussi de pays à pays, conséquemment, rechercher et vérifier les dépenses est extrêmement important.

7. Comparer le scénario

Qu'est-ce qui serait le plus élevé ? Le coût et l'inconfort de vivre avec la scoliose ou supporter le coût d'une opération ? Cela forme l'un des aspects les plus critiques de la prise de décision qui demandera que vous fassiez une étude comparative de chacun des trois facteurs listés ci-dessous.

Chacun de ces facteurs compare le genre de vie que vous avez maintenant avec celui que vous aurez après l'opération. Après avoir étudié chacun de ces trois facteurs, vous serez capable de décider si vous êtes capable de vivre avec votre difformité ou d'avoir une opération et de supporter les risques, les conséquences ou les effets secondaires éventuels.

Pour commencer, analysez l'impact de votre scoliose sur les trois aspects suivants de votre vie.

a) Votre santé

Comment votre santé générale s'en ressent-elle ? Commencez-vous à subir quelques complications comme des difficultés respiratoires ou l'incapacité à performer des activités journalières ? Interrogez-vous, si vivre avec ces symptômes est assez faisable ou si avoir une opération serait mieux ?

Vous aurez aussi besoin de vérifier si votre courbure commence à impacter n'importe quel autre aspect de votre santé. Par exemple, une chirurgie de scoliose pourrait être une bonne option pour vous si vous commencez à subir des symptômes tels que des complications neurologiques, un fonctionnement pulmonaire anormal ou une oppression thoracique.

b) Vos finances

A quel montant de dépenses devrez-vous faire face pour les traitements quotidiens, les thérapies et les médicaments que vous utilisez habituellement ? Voudriez-vous plutôt dépenser décemment votre argent pour un régime, des exercices et un style de vie pour vous soigner au lieu de le dépenser en chirurgie?

c) Votre productivité

Comment votre productivité souffre-t-elle dans votre vie quotidienne? Pensez-vous qu'il soit plus conseillé de vivre avec cette perte de productivité ou voulez-vous plutôt faire une tentative d'améliorer votre productivité en ayant une opération ? Une analyse comparative de ces deux facteurs pourra vous aider à décider si vous êtes pour ou contre la chirurgie.

Note: Cela aide de savoir que chacun de ces facteurs existe en corrélation l'un avec l'autre. Par exemple, si votre courbure est plus de 45 degrés, mais que vous ayez déjà atteint votre pleine maturité squelettique et aussi que vous croyez que vous pouvez gérer votre condition avec des méthodes non invasives, alors vous pourriez bien gérer votre scoliose sans chirurgie. Cependant, vous aurez tout de même besoin de consulter votre spécialiste une fois par an pour contrôler tout signe de progression de votre courbure.

Résumé

En conclusion, la charte ci-dessous vous donne un rapide survol de quelques-unes des questions les plus critiques que vous devez vous poser pour décider si oui ou non la chirurgie pour la scoliose est la bonne option pour vous.

Résumé – Avez-vous besoin de chirurgie pour votre scoliose ?

☐ Avez-vous un angle de Cobb d'environ 40 degrés ou plus qui progresse de façon récurrente au travers d'une série d'examens ?
Si oui, vous devez sérieusement considérer la chirurgie comme une option.

☐ Êtes-vous à un âge où votre corps, votre structure squelettique et votre colonne continuent à grandir ?
Si oui, vous pouvez décider d'attendre quelque temps pour décider pour une chirurgie scoliotique.

☐ Souffrez-vous de quelque facteur spécifique qui vous rende plus vulnérable à une progression de la courbure ?
Si oui, dans ce cas, considérez la chirurgie comme une option puisque votre courbure pourrait ne pas répondre aussi bien aux méthodes non invasives.

☐ Êtes-vous capable de supporter financièrement les dépenses impliquées ?
Si vous pensez que la chirurgie est l'unique option viable, il s'agit d'un aspect crucial puisque c'est un processus onéreux qui demandera aussi une assurance appropriée.

☐ Êtes-vous en assez bonne santé pour subir une opération ?
Assurez-vous de maintenir un bon régime, de faire régulièrement des exercices et d'avoir un système immunitaire sain avant d'avoir une intervention chirurgicale.

☐ Avez-vous essayé une variété de combinaisons disponible de méthodes non invasives ?
Faites en sorte d'avoir épuisé toutes les autres options.

☐ Avez-vous analysé le coût de vivre avec la douleur et l'inconfort comparé aux risques de la chirurgie ?
Assurez-vous d'avoir fait de votre mieux une analyse comparative de tous les facteurs

Histoires vraies de scoliose : Un choix difficile à faire!

L'étendue de la courbure est habituellement le seul facteur important en prenant la décision pour ou contre la chirurgie.

Une fille de 12 ans a été diagnostiquée avec une courbure de 15 degrés durant un dépistage à l'école. Puisque la courbure était légère, on la garda sur une approche « attendre et voir venir » (une chose que je n'ai jamais recommandée). Cependant, un autre dépistage deux ans plus tard révéla que la courbure avait déjà progressé à 30-35 degrés. A ce stade, on lui fit porter un corset, en espérant que cette courbure serait maîtrisée utilisant une telle approche non invasive. Malheureusement, cette adolescente atteint sa puberté assez tard, de sorte que le corset n'eut pas d'effet sur sa courbure. A l'époque où elle était en deuxième, sa courbure atteignit jusqu'à 45-50 degrés. Toutefois, les docteurs retardèrent la chirurgie puisqu'elle avait moins mal.

Malheureusement, en quelques années, sa courbure se propulsa à un surprenant 70 degrés. C'était juste quelques mois après qu'elle eut accouché de son premier enfant. Les docteurs finalement conseillèrent une opération immédiate pour une spondylodèse qui fut exécutée 7 mois après la naissance du bébé. « Attendre et voir venir » est une méthode surannée qui tend à voir la courbure empirer. Au premier signe de scoliose la personne devrait travailler à renforcer la colonne et à rééduquer les muscles avoisinants. La grossesse est une période cruciale ou la future mère a besoin d'apprendre à prendre soin efficacement de son bébé et prévenir la scoliose d'empirer. Vous trouverez des informations complémentaires dans mon livre « Guide essentiel sur la scoliose et une grossesse sans complications: Mois après mois, apprenez tout ce qu'il faut savoir pour prendre soin de votre colonne vertébrale et de votre bébé

CHAPITRE 10
Évaluer les risques de la chirurgie de la scoliose

Vous ayant aidé à prendre une décision pour la chirurgie au dernier chapitre, nous allons ici de l'avant en vous aidant dans ce processus. Dans ce chapitre, nous listons les risques et les complications possibles associés avec l'opération chirurgicale de la scoliose.

Dans ce chapitre, nous discuterons donc les différents risques et complications qui peuvent survenir pendant ou après une intervention chirurgicale de la scoliose. Cette information est désignée pour éduquer le patient à propos des risques qu'il ou elle pourrait avoir à subir pendant ou après l'opération. Le patient, ensemble avec le chirurgien, est alors capable de prendre une décision en soupesant si le potentiel des bénéfices de la chirurgie surpasse les risques potentiels.

Globalement, les risques de chirurgie peuvent apparaître chez environ 5% de tous les patients qui ont subi une procédure de correction de courbure. Cependant, un survol des spondylodèses faites pour corriger des courbures de scolioses idiopathiques entre 1993 et 2002 révèle qu'alors que les complications étaient de 15% chez les enfants, le taux atteignait les 25% chez les adultes

8 risques médicaux que vous devriez connaître

Dans cette section nous avons listé les 8 principaux risques médicaux qui peuvent survenir avec une intervention chirurgicale pour une correction de la scoliose.

1. L'infection

Les infections postopératoires qui surviennent à cause de l'utilisation des instruments ou d'autres facteurs environnementaux sont l'une des plus communes complications de la chirurgie faite pour la scoliose. Bien que ne survenant dans pas plus de 1 à 2% des cas, les infections sont plus communes chez les enfants qui souffrent d'une paralysie cérébrale à cause de leur faible niveau d'immunité.

L'une des raisons majeures pour l'infection est qu'après l'opération, votre système immunitaire peut être dans un état ébranlé ou affaibli pour aussi longtemps que 3 semaines.

Un autre scénario comprend les infections de la plaie aussi bien au stade intra opératoire que postopératoire. Ce risque est minimisé jusqu'à un certain point par la prise d'antibiotiques avant l'opération, continuée jusqu'à une semaine et plus après l'intervention, administrés oralement ou par voie intraveineuse. Dans de rares cas, une opération mineure peut être requise pour nettoyer et désinfecter la plaie pour repousser une nouvelle maladie.

2. Des lésions aux nerfs

Pendant la chirurgie qui sera pratiquée pour la correction de votre courbure, on exerce une tension supplémentaire sur la colonne. La paraplégie est la forme la plus commune de lésion neurologique dont un patient peut souffrir dans de tels cas.

Quand cela arrive, il est probable que le patient ressentira une faiblesse partielle ou totale ou un engourdissement dans l'une ou les deux jambes. Confronté à une telle lésion intra opératoire, vous pourriez ressentir une faiblesse des intestins ou de la vessie plus tard. Pour cette raison, on procède à un contrôle neurologique durant tout le temps de l'intervention chirurgicale.

Greffes et spondylodèse – Que se passe-t-il en chirurgie?

Bien que les chapitres suivants expliqueront en détail le processus réel de la chirurgie, il est important d'en comprendre les bases pour mieux comprendre les risques impliqués.

De façon générale, votre opération sera habituellement pratiquée en deux parties, comme expliqué et montré sur l'image en bas.

Partie 1: Votre colonne sera redressée en utilisant des broches rigides en acier.

Partie 2: La position correcte obtenue dans la partie 1 est alors fusionnée en utilisant des greffes d'os, qui sont essentiellement des fragments d'os obtenus d'autres parties de votre corps comme le pelvis ou d'une banque d'os. Cette fusion empêchera la colonne de se courber plus avant.

spondylodèse

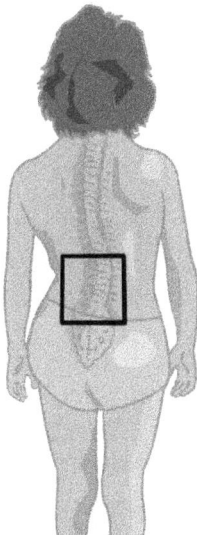

les broches d'acier aident à soutenir la spondylodèse des vertèbres

les greffes d'os sont placées de façon à croître dans l'os et à fusionner avec les vertèbres

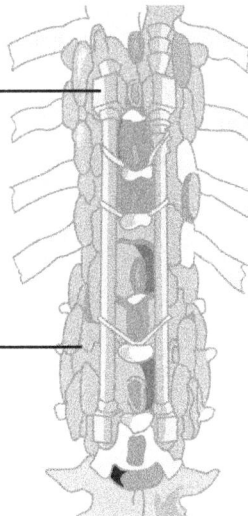

une colonne scoliotique

Aussi bien les voies sensorielles que motoriques de la moelle épinière du patient sont constamment contrôlées pendant l'opération en utilisant une combinaison d'outils et de tests comme expliqué ci-après.

L'épreuve du réveil de Stagnara

On réalise souvent une épreuve du réveil pendant l'opération pour évaluer le fonctionnement des voies motoriques. Dans cet examen, le patient est brièvement sorti de l'anesthésie pendant le processus pour contrôler la réponse de ses sensations corporelles. Votre anesthésiste vous réveillera, vous demandera d'agiter vos orteils, de bouger vos pieds ou des actions similaires. Si quelques anormalités sont relevées, votre docteur prendra les décisions appropriées. Autrement, le processus chirurgical complet continuera comme prévu.

Les potentiels évoqués somesthésiques (PES)

Il s'agit d'un autre examen spécifique impliquant de petites impulsions électriques administrées aux jambes et la lecture de ces impulsions prises du cerveau. Tout manquement à une telle réponse électrique indiquera une lésion à la moelle épinière et le besoin d'une action correctrice immédiate. Les potentiels évoqués moteur (PEM) est un autre outil pour évaluer toute lésion possible à la moelle épinière durant le stade intra opératoire. Dans ce processus, après une stimulation directe du cortex moteur, les réponses des muscles sont enregistrées.

En plus d'être capables d'identifier toute lésion, ces outils et examens guideront le chirurgien sur la mesure de la correction qui est sûre et possible pendant la chirurgie de scoliose.

3. Les problèmes de matériel et de système de fusion

Dans de nombreux cas, les instruments et les dispositifs comme les crochets, les broches et les vis utilisés pour la spondylodèse pourraient créé des problèmes post opératoires. Les crochets et les vis déplacés sont un des risques les plus généralement rapportés dans cette pertinence. Dans quelques cas, les crochets utilisés pour redresser la colonne peuvent avoir dévié légèrement de leur position originale. Un tel déplacement peut survenir dans environ 5 % des cas et demandera habituellement une intervention additionnelle pour être rectifié, spécialement si cela cause une grande douleur ou indique une portée supplémentaire de la progression de la courbure.

De plus, le déplacement et l'inconfort des broches sont une autre complication potentielle. Dans certains cas, le système de broches n'est pas fixé de façon appropriée à la colonne, ce qui pourrait conduire à quelque perte de la correction obtenue plus tôt. Rarement, les broches, qui sont habituellement faites en titane ou en acier inoxydable, peuvent se rompre indiquant que la spodylodèse ne s'est pas déroulée correctement.

Dans d'autres cas encore, la broche peut commencer à frotter sur des parties sensibles du corps. Un tel inconfort peut survenir de un à cinq ans après la chirurgie et est habituellement observée chez environ moins de 10% des patients qui ont subi une opération chirurgicale.

La plupart de ces complications survenant de tels problèmes de matériel nécessitent une intervention chirurgicale de révision pour être résolues, ce qui implique généralement le remplacement du matériel et le rattachement et le réalignement du matériel avec la colonne.

4. La pseudo arthrose

Il s'agit d'une condition qui est définie par un échec typique des os à fusionner à tous les niveaux opérés de la colonne. Survenant chez environ de 1 à 5% des patients, la pseudo arthrose est une condition typiquement douloureuse qui, habituellement, fait surface plusieurs années après l'opération. Plus spécifiquement, la pseudo arthrose est normalement une condition douloureuse dans laquelle un faux joint se développe à l'endroit de la chirurgie. En termes simples, il s'agit d'un cas où la greffe osseuse qui a été utilisée ne guérit pas correctement et cause des complications supplémentaires. Pour guérir cette condition, le chirurgien placera des greffes supplémentaires dans la région qui n'a pas fusionné.

5. La réaction aux médicaments et à l'anesthésie

Dans certains cas, le patient peut développer une réaction averse à l'anesthésie ou aux médicaments utilisés pour la chirurgie. Dans le cas où vous êtes conscient d'allergies ou de réactions que vous puissiez avoir à l'anesthésie, rencontrez votre anesthésiste à l'avance pour discuter de votre cas pour éviter toute complication pendant l'intervention chirurgicale.

6. Les problèmes des poumons

Dans certains cas, les patients sont susceptibles de développer des problèmes – allant de légers à modérés – des poumons. Bien que cela puisse se développer chez toutes les sortes de patients, cette complication se produira probablement plus chez les enfants atteints de scoliose due à des problèmes neuromusculaires tels que le spina bifida, la paralysie cérébrale ou la dystrophie musculaire. De tels dysfonctionnements respiratoires et autres problèmes liés aux fonctions pulmonaires, apparaissent généralement après une semaine de l'opération et prennent environ 3-4 mois à se résoudre s'ils ne sont pas trop sérieux de nature.

7. La dégénérescence discale

La chirurgie de fusion pratiquée dans le bas du dos peut causer beaucoup de stress sur le disque, ce qui peut éventuellement conduire à une dégénérescence de celui-ci. De par leur âge, les patients du groupe sénior sont probablement plus susceptibles de souffrir de dégénérescence discale après une opération de la scoliose. Une fois que la fusion a été faite dans certaines parties de la colonne, il y aura des segments, au-dessus et au-dessous, de la fusion qui devront travailler plus pour soutenir la mobilité. C'est cette tension qui cause une dégénérescence avancée et une usure.

8. L'hémorragie

La plupart des interventions chirurgicales comportent un risque d'hémorragie ou de saignements excessifs et de perte de sang pendant l'opération à cause de la grande quantité de muscles qui sont écartelés et les énormes régions exposées. Pour cette raison, les spécialistes conseillent aux patients de donner leur propre sang (auto donation de sang) ou de régler du sang à l'avance pour aider à la transfusion au cas où cela serait nécessaire. Vous lirez plus à propos de cette préparation à l'opération au chapitre 13.

L'une des dernières avancées à ce sujet a été l'utilisation d'une érythropoïétine préopératoire (EPO), dont on pense qu'elle accroit la production de globule rouge dans la moelle osseuse.

Autres complications

Bien que rares, d'autres complications peuvent aussi se produire et causer de sérieuses lésions si elles ne sont pas traitées dans un temps imparti. Quelques-unes d'entre elles comprennent:

- Les calculs biliaires
- Les caillots de sang
- La pancréatite
- L'occlusion intestinale

Qu'est-ce que je perds?

En évaluant les risques et en essayant de décider s'ils valent le coup d'être pris, demandez-vous une seule, simple question:

Êtes-vous plus à l'aise en vivant dans votre état actuel que vous le seriez avec la possibilité des risques ci-dessus ?

Les dangers et les risques généraux

1. Une longue période de convalescence

Bien que ce soit un risque lié avec tous les types d'interventions chirurgicales, une intervention faite pour la correction de la courbure demandera probablement une très longue période de convalescence.

Pour un enfant, la période de convalescence de scoliose sera au moins six mois s'il n'y a pas d'autres complications de santé. Même pour les adultes, on s'attend à une période de convalescence aussi longue, l'allure du rétablissement étant exceptionnellement lent. Pendant toute la phase de convalescence, vos mouvements pourraient être extrêmement limités, bien que les avantages obtenus plus tard en valent le coup. En fait, le temps que vous mettrez à vous rétablir dépendra d'un nombre de facteurs tels que votre histoire médicale, votre âge, votre sexe et la gravité de votre courbure actuelle.

Demandez à votre docteur de vous expliquer clairement la phase de rétablissement et si les avantages l'emportent sur les risques encourus.

2. La douleur chronique

Une fois que vous aurez subi une intervention pour la scoliose, vous pourriez devoir vivre avec des douleurs chroniques dans le dos, spécialement dans la région lombaire ou dans le bas du dos pour quelque temps. L'explication clé de cet état réside dans le fait que vos os de la colonne ont été fusionnés, ce qui peut limiter les mouvements de la colonne conduisant à des douleurs – de modérées à fortes – pendant l'effort. En outre, les instruments comme les broches et les vis utilisés pour la spondylodèse ne sont généralement pas enlevées. Mais dans certains cas, les vis de pédicules deviennent lâches et douloureuses ce qui nécessite de les ôter.

Lorsque vous avez une intervention chirurgicale pour la scoliose, vous pouvez souffrir d'une perte de mobilité du tronc, d'équilibre et de force des muscles ce qui pourrait contribuer ensemble à des douleurs chroniques dans le bas du dos. Votre dos sera probablement moins flexible ce qui pourra causer quelque douleur dans les mouvements brusques.

Dans de rares cas, quelques patients continuent d'avoir de fortes douleurs dans le dos même plusieurs années après l'intervention.

3. La perte de croissance

Dans beaucoup de cas, spécialement où la chirurgie implique de jeunes enfants, il existe un risque majeur de croissance osseuse rachitique par la suite de la fusion pratiquée. Votre chirurgien aura besoin de faire une analyse soignée entre les pertes attendues de la croissance versus les risques de la courbure progressant rapidement avec l'âge si l'intervention n'a pas lieu. Bien que la taille de votre enfant ne soit probablement pas grandement affectée, une perte de croissance totale risque plus que vraisemblablement de se passer.

Intéressant à savoir!

Bien que les spécialistes avertissent du rachitisme, chez les adultes la chirurgie pour la scoliose peut éventuellement faire sembler plus grand. Des recherches montrent qu'après une telle intervention, un adulte moyen peut sembler plus grand de 1,5 à 1,90 cm qu'avant son opération.

---

4. Le développement de l'arthrite

Bien que l'arthrite de la colonne vertébrale et d'autres formes soit une fin commune due à l'usure reliée à l'âge, le risque est augmenté chez les patients qui ont subi une intervention pour la scoliose. Ceci est du au fait que les tensions qui sont transmises à la colonne par l'action de se pencher ou de se tourner sont concentrées sur une plus petite surface et ont, puisqu'elles sont plus fortes, le potentiel de créer plus de dégâts.

Histoires vraies de scoliose : L'histoire des broches cassées!

Une femme dans ses 30 ans subit une procédure de Harrignton faite pour corriger sa scoliose dans le milieu des années 1980. On la fit rester dans son plâtre pour 6 mois, suivis par un plâtre en plastique pour encore 6 mois. Le temps qu'on lui enlève son plâtre et les broches avaient cassé. Après en tout 6 ans, elle subit une autre opération pour enlever les broches. Toutefois, lorsqu'elle avait environ 39 ans, sa colonne commença à empirer rapidement. En quelques années, elle fut restreinte à un fauteuil roulant et une auxiliaire devait venir pour l'aider à prendre sa douche et l'habiller.

Selon les docteurs, le bas de sa colonne s'était presque émietté. C'était la seule partie de sa colonne qui ne s'était pas émietté. On lui dit que sa scoliose était revenue. La patiente craignait que ses poumons ne commencent à être oppressés comme c'était le cas lorsqu'elle était enfant avec la scoliose.

5. Les cicatrices à long terme

Les plus grandes retombées esthétiques d'une opération pour la scoliose est votre cicatrice qui sera probablement aussi longue que la partie de votre colonne qui a été fusionnée. Dans le cas où vous auriez plus qu'une courbure simple, votre cicatrice pourrait en fait partir du milieu de vos omoplates et descendre tout droit jusqu'à votre pelvis (voir l'image ci-dessous).

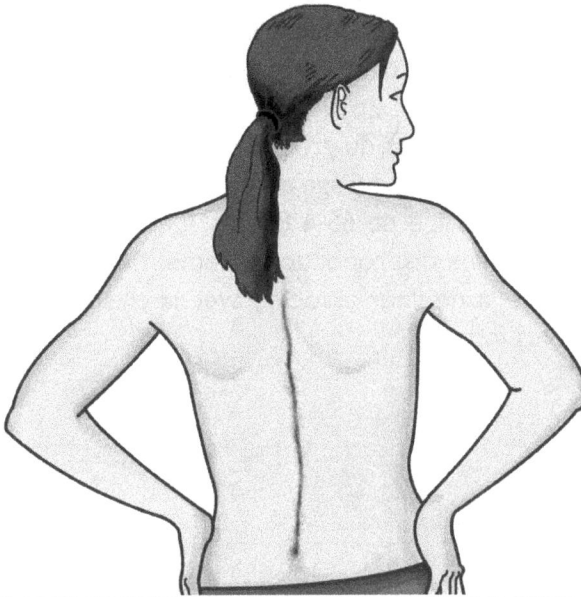

**Une cicatrice typique de chirurgie
pour la scoliose**

Que dit la recherche?

Les complications et les risques de la chirurgie faite pour corriger une courbure scoliotique sont un facteur que la communauté médicale a toujours considéré avant de conseiller cette action à un patient. Aussi bien la méthode Harrington que le relativement nouveau Cotrel-Debousset comportent leur propres ensemble de risques. La recherche est capable d'identifier certains segments de patients qui sont plus susceptibles à développer des complications avec une chirurgie de la scoliose. Par exemple, une étude publiée dans un numéro récent de « Spine » parle d'enfants avec des scolioses neuromusculaires comme étant plus vulnérables aux risques de la chirurgie, spécialement si leur courbure est de 60 degrés ou plus au moment de l'opération[2].

En outre, le taux de complications a aussi été observé comme étant plus élevé si le patient subit une ostéotomie (une opération chirurgicale où un os est coupé pour raccourcir, allonger ou changer son alignement), des révisions ou a été soumis à une approche postérieure et antérieure combinée. Vous lirez plus sur ces approches au chapitre 15.

En attendant, le taux de complications a été observé être plus élevé chez les patients âgés, quoique les avantages attendus sont aussi probablement plus élevés dans cette population. Un survol conduit à cet effet montre qu'alors qu'on a observé des complications chez seulement 17% des patients du groupe d'âge de 25 à 44 ans, on en a relevées chez 41% du groupe d'âge de 45 à 64 ans et un spectaculaire 71% dans le groupe d'âge de 65 à 85 ans. Cependant, la population âgée avait aussi un taux disproportionnellement élevé d'amélioration du handicap et de la douleur associée avec la chirurgie comparé au groupe d'âge plus jeune.

Histoires vraies de scoliose : L'obstacle de l'assurance!

L'histoire de Mathew était déjà inhabituelle. Après tout, il n'avait que 6 mois lorsque les docteurs diagnostiquèrent une scoliose idiopathique infantile. Son état présent était tel que les docteurs craignaient que Mathew n'ait des problèmes respiratoires à l'âge d'à peine 6 mois. La raison était dans la nature de sa courbure, qui était progressive, et empirerait probablement à une grande vitesse.

Pour redresser la courbure, les docteurs conseillèrent l'utilisation d'un corset, ce qui en soi était très difficile à réaliser pour un si jeune enfant. Cependant, même le corset n'aida pas car la courbure continua de progresser. Alors, la famille se décida pour une opération chirurgicale. Malheureusement, un autre obstacle se mit en travers du chemin. La famille avait une assurance qui ne permettait pas un tel traitement. Le seul spécialiste de scoliose disponible était à San Diego, en Californie ce qui était en dehors de la couverture de l'assurance de la famille. Ce n'est qu'après l'intervention de leur spécialiste local à Nevada et celle des spécialistes de San Diego, que Mathew eut l'autorisation de commencer son traitement avec les spécialistes de la scoliose de San Diego.

CHAPITRE 11

La gestion financière – Le grand trou dans votre budget

Avoir une intervention chirurgicale pour la scoliose est, comme avec toutes les opérations majeures, une décision importante. Que ce soit pour vous-même ou pour un quelconque membre de votre famille, la décision de subir une intervention chirurgicale pour la scoliose comprend une planification et une analyse soigneuse des aspects variés impliqués. Une fois que vous vous êtes décidé pour la chirurgie, le premier et plus important aspect à considérer est l'implication financière de l'opération. Dans ce chapitre, nous discuterons des différentes questions financières impliquées dans un tel processus chirurgical.

Un puits sans fond – Des facteurs à considérer

Les estimations montrent qu'aux USA, plus de 20.000 implantations de broches Harrington sont exécutées chaque année à un coût moyen de $ 120.000 par cas.

Planifier vos finances en vue d'une opération de la scoliose est un processus sérieux en lui-même. Comme vous vous apprêtez à comprendre les implications financières de votre intervention, votre premier soin est de spécifier la somme exacte qui pourrait être impliquée. Toutefois, comme tous les individus et toutes les situations sont différents, le coût impliqué pour la rectification de votre courbure scoliotique variera considérablement.

Quand vous essayez de déterminer une estimation pour les dépenses de votre processus, il y a un nombre de facteurs que vous devriez, en premier, prendre en considération. Nous avons listé ici quelques-uns des plus importants d'entre eux que vous devriez regarder pour vous aider à évaluer les dépenses.

1. La gravité de votre courbure

Le premier et plus important facteur en déterminant les coûts de votre intervention pour la scoliose est votre courbure elle-même. Quelle est la gravité de votre courbure, quelle est son exacte localisation and qu'est-ce qui sera requis pour la corriger, tout cela sera à considérer dans le coût exact de votre opération. En fait, la gravité de votre courbure déterminera aussi la plupart des autres facteurs liés comme la durée de votre séjour à l'hôpital, le type d'instruments à utiliser et même le type de chirurgien requis.

2. La durée du séjour à l'hôpital

Vous aurez besoin de savoir quelle sera la durée probable de votre séjour à l'hôpital. Cela dépendra de votre âge, du type exact de chirurgie que vous aurez et aussi de l'état de votre santé. La durée de votre séjour à l'hôpital sera aussi affectée par toutes les éventuelles complications post opératoires.

3. Votre choix d'hôpital et de chirurgien

Chaque praticien, chaque institution médicale et même chaque pays ont leur propre ensemble de politiques financières. En fait, chaque pays à une politique spécifique au sujet de l'aide offerte aux patients de scoliose. Par exemple, les hôpitaux Shriners aux USA et au Canada offrent des rabais à tous les patients de moins 18 ans. D'un autre côté, certaines sources affirment que dans des pays comme l'Allemagne, les prix d'une opération pour la scoliose sont habituellement 75% moins chers que le coût d'un traitement aux USA, toutefois, les chiffres peuvent varier.

Vous devrez analyser sérieusement votre budget en comparant les différentes options disponibles. L'hôpital et le chirurgien spécifiques que vous choisirez pour votre opération détermineront une large portion des dépenses impliquées dans le processus. Au chapitre 12, vous lirez plus avant comment sélectionner le bon chirurgien pour votre cas.

4. Le genre d'instruments impliqués

Le coût de l'opération dépendra aussi de la sorte d'instruments impliqués dans le processus. De plus, le coût peut aussi dépendre de la nouveauté du processus. Certaines fois, les processus qui en sont encore au stade de l'expérimentation sont souvent moins onéreux que ceux qui ont déjà cours depuis longtemps. Ce sera utile de se renseigner sur les types et standards des crochets, des broches et des vis qui seront utilisés car ils peuvent variés en prix.

5. Votre couverture d'assurance

Vous devez rechercher la couverture et le remboursement exacts par votre assurance pour l'opération que vous allez avoir. Par exemple, certaines compagnies d'assurances peuvent ne pas couvrir certains éléments des coûts de l'opération, comme les instruments. Assurez-vous de parler avec votre conseiller et discutez tous les éléments impliqués dans votre cas. Vous devrez aussi discuter de tout cela avec le département financier de l'hôpital pour vous assurez que toutes les questions financières sont réglées avant l'opération.

Les estimations – Les dépenses imprévues

Comme pour tous les traitements médicaux majeurs, l'opération pour la scoliose est un processus onéreux. Vous devez planifier efficacement et prendre tous les facteurs en considération pour vous assurer d'être préparé d'une façon adéquate et prêt à faire face à toutes les dépenses, incluant dans votre budget, les imprévus.

Le coût d'une opération pour la scoliose varie selon un nombre de facteurs que nous avons discutés plus haut. Gardant tous ces facteurs à l'esprit, une opération standard coutera habituellement de 75.000 $ à 300.000 $ par intervention.

Voici une brève répartition du coût total des dépenses attendues impliquées dans une opération de la scoliose.

i) Les dépenses infrastructurelles

Les dépenses infrastructurelles comprennent habituellement les dépenses du séjour d'hospitalisation pour le patient, aussi bien que les accompagnants.

ii) Le coût de l'opération

Cela comprend les dépenses du processus lui-même, qui comprend principalement le chirurgien ou le coût de la facture d'hôpital pour l'opération chirurgicale.

iii) Le coût des médicaments

Cela comprend les coûts de tous les médicaments, comprenant les antibiotiques, les analgésiques et l'anesthésie utilisés pendant l'opération, aussi bien qu'avant ou après le processus.

iv) Le coût des instruments

Votre chirurgien utilisera une variété de vis, de broches, de fils, de crochets et d'autres instruments pour corriger votre courbure. Selon le type exact des instruments, les dépenses peuvent varier parmi les différentes interventions.

v) Le coût de la thérapie

Une fois sorti de la chirurgie, vous aurez besoin d'une série de thérapies additionnelles pour la rééducation. Pour revenir à votre routine normale, vous aurez besoin de l'aide d'un kinésithérapeute et d'autres aides médicales professionnelles, ce qui ajoutera aux dépenses totales de la chirurgie.

vi) Les coûts de l'accompagnant

Les hôpitaux permettent habituellement un ou deux accompagnants pour rester avec vous durant votre séjour à l'hôpital. Leur séjour sera facturé ainsi que leurs repas et autres implications, ce qui devrait être inclus dans les dépenses totales.

Ce tableau vous donne une charte que vous pouvez utiliser pour planifier les dépenses et arriver à une estimation approximative de votre intervention.

Type de dépense	Coût estimé
Dépenses infrastructurelles	
Dépenses de la chirurgie	
Coût des médicaments	
Coût des instruments	
Coût de la thérapie	
Coût de l'accompagnant	
Total	

Prise en charge par l'assurance

Dû au coût considérable impliqué dans une opération chirurgicale pour la scoliose, il est très important que vous recherchiez des manières de couvrir les dépenses en supplément de vos ressources existantes. Quand il s'agit d'options, l'assurance maladie et la mutuelle sont absolument le choix le plus naturel pour couvrir les dépenses.

Les inclusions et les exclusions

Bien qu'une opération pour la scoliose soit généralement couverte par l'assurance, il y a quelques détails dont vous devriez être informé. Dans pas mal de cas, votre assureur soulignera probablement que certains aspects de votre opération à venir peuvent être sans nécessité, expérimentaux ou extrêmes. Le remboursement pour de telles dépenses est généralement refusé en première instance. Votre chirurgien discutera les points pertinents avec votre assureur et définira une modalité de base comme nous l'expliquons dans la section ci-dessous « L'autorisation préalable ».

Dans cette section, nous avons résumé quelques points importants reliés à la couverture possible de votre opération par votre assurance

→ La greffe d'os est une partie essentielle de votre opération. Toutefois, certaines assurances considéreront la technique de la Protéine Morphogénique Osseuse (BMP) comme une expérience et ne voudront pas la rembourser.

→ Comme le titan est plus onéreux que l'acier inoxydable, votre compagnie d'assurance pourrait le classer comme une dépense inutile.

→ La présence de certains assistants et accompagnateurs dans le bloc opératoire peut être refusée bien qu'ils soient une partie intégrale de l'équipe du chirurgien.

→ Des fois, votre assurance peut très bien couvrir 100% des dépenses hospitalières. Toutefois, certains des spécialistes associés à votre opération comme votre anesthésiste, votre pathologiste ou votre kinésithérapeute peuvent très bien ne pas en faire partie et de ce fait, votre assurance pourrait très bien ne pas les rembourser ou ne les rembourser que partiellement. D'un autre côté, votre assurance pourrait les payer si votre spécialiste fait partie du tiers payant.

L'autorisation préalable

Avant de fixer la date définitive de votre opération assurez-vous d'avoir toutes les autorisations de votre assureur. Dans la plupart des cas, votre chirurgien aura une équipe spécialisée pour cela ce qui assurera qu'une autorisation préalable a bien été délivrée. A ce stade, l'équipe de votre chirurgien essaiera de négocier avec votre assurance pour vous procurer la meilleure compensation pour votre opération.

Cependant, il est important que vous sachiez que ce processus d'autorisation préalable peut prendre quelques semaines, voire plusieurs mois. Par conséquent, vous devez garder cette marge à l'esprit avant de planifier d'autres aspects de votre opération de scoliose.

En adition de ce qui précède, c'est aussi important de savoir que les assurances ont une politique différente par pays en ce qui concerne les opérations de scoliose. Par exemple, aux États-Unis, votre assurance remboursera au moins 50% des dépenses impliquées. D'un autre côté au Canada, une opération de scoliose est généralement remboursée à 100% par la sécurité sociale. La logique sous-jacente est que si votre chirurgien décide que l'opération est nécessaire, et ce n'est pas uniquement pour une question esthétique, alors le gouvernement peut payer l'adition.

Votre plan en 5 étapes pour gérer vos finances

1. Étudiez vos facteurs et renseignez-vous

Reprenez chacun des facteurs que nous avons étudié plus haut et obtenez le plus possible de renseignements à propos de l'opération. Vous devez analyser soigneusement tous les facteurs impliqués pour avoir une estimation précise sur la somme d'argent dont vous aurez besoin.

2. Faites une estimation

Une fois avoir passé la première étape, vous pouvez alors faire une meilleure estimation du coût impliqué et de chaque partie en ayant une somme approximative.

3. Vérifiez les modalités de votre assurance

Référez-vous aux détails discutés plus haut pour déterminer l'étendue de votre couverture ou de votre mutuelle. Il peut y avoir une situation dans laquelle vous trouvez votre assurance inadéquate et alors vouloir chercher plus loin pour une alternative. Une telle situation arrivera dans l'un de ces deux cas:

- Vous n'avez pas d'assurance
- Votre assureur ne vous offre pas une couverture suffisante

Dans une telle situation, vous pouvez vous enquérir d'une mutuelle complémentaire ou d'une seconde assurance. Toutefois, la plupart des assurances auront des règles fixes en ce qui concerne les remboursements offerts pour des conditions pré établies.

4. Connaissez l'écart

Au cas où vous auriez fait tous les efforts possibles pour financer votre opération et il semble toujours y avoir un écart, vous pourrez voir d'autres options pour couvrir les dépenses. Nous avons listé ici quelques-unes des options que vous pourriez avoir:

→ Certains chirurgiens vous offriront une remise si vous acceptez de faire partie d'une étude de cas.

→ Allez à l'un de ces Shrinners Hospitals, qui offrent des opérations gratuites pour les enfants de moins de 18 ans. Ces hôpitaux se trouvent, entre autres, à Chicago, Illinois, Greenville, South Carolina, Honolulu, Hawaï, Houston, Texas, Lexington, Kentucky, Los Angeles, Californie, Minneapolis, Minnesota et Philadelphie en Pennsylvanie. A l'international, il y a aussi des Shrinnes Hospitals à Montréal et Mexico City.

→ Regardez si vous pouvez puiser dans votre retraite à venir ou votre plan d'épargne.

→ Parlez à votre représentant de clinique en ce qui concerne un crédit payable en mensualités.

→ Contractez un crédit avec votre banque ou essayez de mettre votre maison en viager. .

5. Ayez un plan B prêt

Même après avoir suivi toutes les précédentes étapes, assurez-vous d'avoir un plan B. Vous pourriez parler à un ami proche ou un membre de la famille pour avoir quelques options au cas où vous auriez quelques imprévus ou tout autre questions avec l'aspect financier de votre opération.

CHAPITRE 12
Choisir la date, le lieu et le chirurgien

D ans les sections suivantes, nous vous guiderons dans le processus de choisir votre chirurgien en même temps que la date et le lieu de votre opération. Vous apprendrez aussi ce que vous devez savoir de façon à faire un choix averti.

Qu'est-ce qui est important?

La médecine et la chirurgie sont peut-être les professions les plus choisies dans le monde aujourd'hui. Les spécialisations sont abondantes et ainsi sont les possibilités d'obtenir des expertises dans ces domaines. Cependant, étant donné que la chirurgie est une telle spécialisation si élevée de la médecine, les services offerts par chaque chirurgien individuellement ne conviendront peut-être pas à tous les types de patients. Un chirurgien qui a fait une spondylodèse pour une connaissance peut être parfait dans sa profession, et ne pas être une bonne combinaison pour votre état particulier.

Ce qui compte éventuellement, c'est justement l'affinité avec l'hôpital et le chirurgien, bien entendu en plus de toutes les qualifications et professionnalité requises !

Lorsque vous optez pour une chose si complexe qu'une opération de la scoliose, vous avez sans aucun doute mis beaucoup en jeu et vous êtes en droit d'espérer de bons résultats avec une analyse soigneuse et une bonne planification préliminaire. Selon toute probabilité, vous avez pris en considération les risques et les complications qui peuvent survenir pendant et après l'opération. Bien que la majorité de ces risques puisse survenir après les meilleures des précautions, il est conseillé de bien planifier et de se préparer pour minimiser tout problème ultérieur. Choisir la place, la date et le chirurgien est peut-être l'un des choix les plus importants que vous pouvez faire pour assurer le maximum de succès à votre opération.

Choisir une date

Ainsi, avez-vous opté pour la chirurgie pour corriger la courbure de votre colonne vertébrale ? Vous avez probablement déjà évalué les risques et même planifier vos finances, comme nous l'avons discuté dans les chapitres précédents. Il est maintenant temps de discuter la logistique et de tracer un plan concret pour l'opération. Comme cela peut paraître évident, il y a trois choses principales que vous aurez besoin de décider, comprenant:

- La date de l'opération
- le lieu de l'opération
- Votre chirurgien

Dans cette section nous allons vous guider pour choisir une date pour votre opération en quelques étapes fondamentales.

Étape 1 – Évaluez votre courbure

Vous devez commencer par comprendre l'état de votre courbure. En consultation avec votre chirurgien, vous devez établir la progression de votre courbure et le meilleur moment pour opérer. Par exemple, si votre chirurgien prévoit qu'un délai est un risque pour votre santé, vous avez alors de bonnes raisons pour choisir une date proche pour votre opération. Décidez combien de temps vous est nécessaire pour attendre et poser une date en conséquence.

Étape 2 – Analysez votre condition médicale

A nouveau, ensemble avec votre chirurgien et votre spécialiste de la colonne vertébrale, analysez toutes les clausules médicales qui nécessitent d'être appréhendées avant l'opération. Par exemple, vous pouvez souffrir d'éruption cutanée ou d'une crise d'arthrite qui doit être traitée efficacement avant de continuer le processus. Comme une opération de la scoliose n'est presque jamais une urgence médicale, il vous sera possible d'attendre jusqu'à ce que ces problèmes soient réglés.

Étape 3 – Mettez au point la logistique

Une fois que vous avez vérifié tout ce qui précède, vous pouvez alors vous concentrez sur d'autres facteurs qui pourront vous aider à déterminer la meilleure date pour votre opération. Nous avons noté quelques facteurs communs à prendre en considération, toutefois, il peut y avoir d'autres considérations conséquemment à vos circonstances spécifiques. Quelques facteurs qui pourraient influencer votre décision pourraient comprendre:

→ Avez-vous des engagements professionnels majeurs à honorer que vous devez tenir car vous serez probablement sans pouvoir travailler pour quelques temps.

→ Y a-t-il un événement familial important à prévoir comme un baptême, un mariage, une naissance.

→ Si vous êtes une femme essayez de prévoir la date de l'opération en dehors de celle de vos menstruations.

→ S'il y a une saison de l'année qui pourrait influencer votre rééducation.

→ Si vous avez des projets de voyage immédiats.

→ Si vous avez un membre de votre famille qui pourra vous aider après l'opération.

Choisir l'hôpital

Cette étape se produira peut-être en corrélation avec les deux autres. En inventoriant la logistique pour votre opération, vous recherchez maintenant l'hôpital où vous faire opérer.

Dans cette section, nous vous fournissons un ensemble de facteurs qui influenceront la manière dont vous sélectionnerez l'endroit et l'hôpital pour votre opération.

Les facteurs qui comptent

1. La localisation et la proximité

C'est habituellement pratique d'avoir une clinique qui est près de chez soi. En fait, cela peut-être la décision la plus délicate à prendre. Vous devez trouver un juste équilibre entre la qualité des soins et la proximité de la localisation. En définitive, cela peut-être accessoire de choisir un hôpital qui est près de chez vous. Mais, avoir un hôpital qui est facilement accessible rend le traitement post opératoire plus pratique.

2. La couverture de votre assurance

Certaines assurances rembourseront moins pour une clinique qui est en dehors de leur réseau. Vérifiez avec votre conseiller les détails avant de faire votre choix pour être certain de bénéficier d'un maximum de remboursement. Une bonne manière d'y parvenir est de vérifier les chirurgiens orthopédiques qualifiés qui sont autorisés dans la liste des spécialistes de votre assurance.

3. La réputation de l'hôpital et ses antécédents

Il y a diverses sources que vous pouvez consulter pour obtenir des informations sur la réputation d'un hôpital et ses antécédents. Quelques-unes des sources les plus importantes comprennent:

- Le retour d'informations des patients et de leurs familles
- L'avis de votre médecin généraliste

- Les rapports de la clinique qui vous indiquent quelles sont les opérations qui ont été pratiquées dans l'année écoulée

4. L'infrastructure et les facilités

Beaucoup de cliniques ont des départements spéciaux pour les patients qui subissent des opérations orthopédiques. Il serait bon de visiter le secteur et même de jeter un coup d'œil aux chambres. Faites attention aux détails comme le nombre d'infirmières présentes ou le taux de patients par infirmière.

Il est aussi très important que votre clinique ait le bon ensemble de facilités et d'équipement pour le genre d'opération de scoliose, par exemple:

- Une VMC spéciale pour prévenir la diffusion des microbes.
- Des systèmes de contrôle avancés
- Des dispositions spéciales pour les handicapés

5. L'équipe

Le choix du chirurgien est extrêmement important et vous en apprendrez plus dans les sections suivantes. Toutefois, une équipe médicale entière est impliquée dans votre traitement. Essayez d'en savoir plus sur ces spécialistes comme :

- Les radiologistes
- Les anesthésistes
- Les kinésithérapeutes
- Les infirmières

Le lieu ou le chirurgien – qu'est-ce qui vient en priorité?

Vous vous interrogez peut-être pourquoi avoir à choisir et Le lieu et le chirurgien. Après tout, vous pensez peut-être que le choix du chirurgien est la plus importante des décisions et que le choix de l'hôpital est subsidiaire et sans conséquence. Cependant, toutes les cliniques ne vous offriront pas le même ensemble de facilités pour une opération de la scoliose. Le meilleur pari est de trouver un équilibre entre les deux. Le meilleur chirurgien opérant dans une clinique bien équipée et accessible.

Choisissez votre chirurgien– Regardez l'envers du décor

Dans votre quête pour le chirurgien idéal pour votre opération de scoliose, il est naturel pour vous de regarder certains des faits les plus évidents comme les diplômes du chirurgien, ses qualifications, son expérience, sa réputation. Bien que tous ces facteurs soient importants, cela aide aussi de connaître quelques petites choses qui sont moins évidentes à propos de votre chirurgien.

A propos de votre chirurgien – 10 choses que vous devez savoir

1. Est-il ou elle dûment qualifié, diplômé et enregistré ?

Faites votre recherche pour déterminer l'ensemble des exigences pour un chirurgien de la colonne vertébrale. Assurez-vous que votre chirurgien réponde à ces exigences et soit dûment qualifié pour opérer la colonne vertébrale. Il doit aussi être dûment diplômé et enregistré pour faire de telles opérations.

En règle générale, il est conseillé de choisir un chirurgien qui a complété son temps d'Interne des hôpitaux et qui a au moins une année supplémentaire dans la spécialisation de la chirurgie de la colonne vertébrale.

2. Est-il ou elle membre de l'Ordre national des médecins?

Il est important de vous assurez que votre chirurgien fait partie d'une organisation professionnelle reconnue. Chaque domaine de médecine ou de chirurgie a sa propre organisation professionnelle qui offre aux membres éminents une adhésion.

Par exemple, aux USA, une adhésion pour de tels chirurgiens est offerte par l'American Academy of Orthopedic Surgeons et est habituellement obligatoire.

Spécifiquement pour la scoliose, vous pouvez aussi vous référer à la Scoliosis Research Society (SRS), qui a des exigences rigoureuses pour l'adhésion de tels spécialistes. En fait, SRS garde une liste à jour des chirurgiens orthopédiques qualifiés que vous pouvez consulter pour votre région

3. Est-ce qu'il ou elle s'est spécialisé dans la chirurgie de la colonne vertébrale ?

Même si vous parlez avec un chirurgien qualifié, il peut très bien ne pas l'être pour opérer la colonne vertébrale. C'est important de savoir si votre chirurgien a l'expérience et la spécialité pour faire des spondylodèses, spécificité requise pour la chirurgie de la scoliose. Assurez-vous vraiment que votre chirurgien ait bien l'expérience nécessaire pour une telle opération.

4. Quelle expérience a-t-il ou elle dans l'opération de la scoliose?

Recherchez combien d'opérations de la scoliose le chirurgien a déjà faites à ce jour. A vue de nez, 50% de ses opérations devraient être concernées par la scoliose. Un chirurgien adhérent d'une association comme la SRS indique habituellement qu'il a au moins traité 20% de cas de difformités de la colonne parmi toutes ses opérations. Vous avez vraiment des raisons de reconsidérer votre choix si votre chirurgien a opéré un nombre limité de cas de scoliose.

5. Quel est son taux de succès ?

Une fois que vous connaissez le niveau d'expérience de votre docteur, il est temps de connaître aussi sont taux de succès. Recherchez des informations de ses patients précédents qui ont subi la même opération. Discutez leur sensation et sentiments vis à vis du docteur avec eux avant, pendant et après l'opération et renseignez-vous au sujet d'éventuels complications qu'ils auraient pu avoir. Vous pourrez alors demander à votre chirurgien de clarifier certaines questions qui pourraient surgir.

6. Que disent de lui les membres de son équipe?

C'est une bonne chose de s'enquérir de l'opinion des membres de son équipe à son sujet. En règle générale, les infirmières, les aides-soignants et les autres membres du corps médical ont un bon aperçu de la manière dont le chirurgien travaille. Par exemple, ces personnes pourront vous fournir des informations sur la manière dont le chirurgien traite les détails ce qui est important lorsqu'il s'agit d'opération de la colonne vertébrale.

7. Vous sentez-vous à l'aise avec lui ou elle ?

Cette question est aussi importante que toutes celles que nous avons discutées plus haut. Vous devez vous assurez d'être parfaitement à l'aise avec le chirurgien que vous considéré. Une opération de la scoliose est un événement qui changera votre vie et être à l'aise avec celui ou celle qui fera l'opération est primordial pour le succès de l'entreprise. Pour commencer, votre chirurgien devrait être très direct en répondant à toutes vos questions, il ne devrait pas vous décourager de demander une seconde opinion et surtout, il devrait être patient avec toutes vos requêtes.

8. Est-il ou elle engagé activement dans la recherche médicale?

Il est bon de savoir si le chirurgien que vous considéré est engagé dans la recherche médicale. Cela indique que votre spécialiste est impliqué dans des nouvelles découvertes et innovations et, conséquemment, à des avancements dans son domaine d'expertise. Vous pouvez aussi vous enquérir s'il participe à des événements majeurs liés à sa profession, ce qui aide de tels professionnels à rester à la pointe des derniers développements dans leur domaine.

9. Adopte-t-il ou elle des nouveaux outils ou techniques ?

Il est bon de savoir si votre chirurgien croit à la mise à jour de ses technique et instruments avec les derniers développements dans la profession. Dans un cas idéal, un bon chirurgien recherchera toujours des manières pour améliorer sa méthode en utilisant les derniers instruments et technique disponibles.

10. Est-ce que votre assurance couvre ce chirurgien ?

En regardant le coût impliqué, il est bon de savoir si les services que vous avez choisis seront remboursés par votre assurance. Vérifiez par deux fois avec votre assurance en accord avec le territoire qu'elle couvre et les taux avant de vous engager.

Un point à se rappeler...

Rappelez-vous simplement qu'il n'y aura jamais une formule parfaite pour juger de l'expérience de votre chirurgien. Les paramètres varieront selon la sorte de chirurgie que vous recherchez et beaucoup d'autres facteurs semblables..

Être honnête

Exception faite des questions standards et académiques mentionnées plus haut, il y a quelques questions plus difficiles que vous devriez poser lorsque vous choisissez un chirurgien. Les réponses à ces questions vous donneront probablement une meilleure indication pour savoir si votre chirurgien est adéquat dans votre cas.

Notre conseil : Votre chirurgien pourrait bien ne pas être tout à fait franc en répondant à ces questions. Soyez malin et observez les signes du langage corporel, ses expressions et les réponses indirectes pour repérer des défauts dans ses réponses..

Les 5 questions redoutées que vous devez poser

Q1. Avez-vous jamais été interdit de pratiquer ou avez-vous jamais fait face à une action en justice en regard de votre profession ?

Q2 . Quelle est la pire complication que vous ayez eue avec l'une de vos opérations de scoliose ou autre ?

Q3. Quand avez-vous fait une telle opération pour la première fois et combien en avez-vous pratiquées depuis ?

Q4. Est-ce que les enfants se sentent à l'aise avec vous ?

Q5. Ne voyez-vous aucune objection à ce que je recherche une seconde opinion ?

Les feux rouges

Bien que toutes les questions sérieuses au sujet de votre chirurgien soient déjà connues, il y a des faits à propos du spécialiste qui peuvent devenir évident une fois en interaction avec lui. Faites attention à de tels signaux qui indiqueront clairement que vous devez éviter un tel spécialiste.

Quelques-uns de ces signaux comprennent :

→ Si votre chirurgien a été impliqué dan une affaire criminelle

→ Si votre chirurgien n'aime pas une seconde opinion

→ Si vos questions le rendent impatient

→ Si votre chirurgien essaie d'influencer votre décision sur le fait d'avoir ou non une opération

→ Si votre chirurgien montre du mépris pour un traitement que vous suivez actuellement

→ S'il y a des ambigüités au sujet des dépenses ou sur tout autre point de la logistique

→ Si votre recherche d'informations démontre des complications post opératoires majeures

→ Si l'équipe de votre chirurgien ou un autre docteur vous donne des informations négatives sur votre chirurgien

→ Si vous avez jamais vu, lu ou entendu une information négative dans les médias sur votre chirurgien

CHAPITRE 13
Vous préparez pour l'opération

Ayant déjà pris toutes les décisions cruciales, il va maintenant être temps de commencer à vous préparer pour l'opération. Vous allez devoir planifier et penser à vous préparer pour le jour J. Dans ce chapitre, nous vous guiderons pendant les aspects cruciaux de la préparation pour une intervention de la scoliose. Nous vous donnerons des lignes directives compréhensibles sur la manière de vous préparer médicalement en terme de tests et de médicaments. Nous vous donnerons aussi une liste de contrôle détaillée de ce que vous devrez emporter avec vous à l'hôpital de façon à rendre votre séjour avant, pendant et après l'opération plus confortable.

Une opération de la scoliose est vraiment une décision colossale. Elle comprend toute une série de spéculations avec des complications possibles et des circonstances imprévisibles. Des urgences médicales se produisent toujours au cours d'opérations et elles sont rarement soumises au contrôle du patient, et la plupart du temps, même pas à celui des spécialistes. Conséquemment, il est conseillé de planifier au mieux en regard des complications éventuelles de façon à minimiser de telles éventualités de préjudices et s'assurer de voir le tout résulter en succès.

1) Exercices, fitness et régime

Continuez la lecture pour une approche pas à pas sur la manière de vous préparer pour le jour tant attendu de votre opération. Exercices, fitness et régime

Plus vous serez fort et en bonne santé avant l'opération mieux vous vous en remettrez.

Être en bonne condition physique vous aidera à mieux supporter les rigueurs d'une intervention médicale pour la scoliose. C'est dans votre intérêt de faire régulièrement des exercices, car plus vous serez en forme avant l'intervention, plus vite vous vous rétablirez une fois l'intervention faite. En fait, des exercices réguliers avant votre opération aura un double bénéfice, qui comprendra:

→ Vous garder en forme et en bonne santé
→ Vous procurer un soulagement de l'anxiété associée à l'opération

Selon toute probabilité, votre docteur vous conseillera de vous exercer à la tolérance avant votre opération, impliquant que vous devriez vous exercez régulièrement, en prenant garde de ne pas vous exercer de façon trop éprouvante.

Ce que votre docteur ne vous dira peut-être pas...

Pas tous les chirurgiens ne prescrivent des exercices spécifiques ou un régime alimentaire. Quelques spécialistes vous conseilleront habituellement de faire des exercices et de suivre un régime. Cependant, il est bon de rechercher de l'aide pour connaître les exercices spécifiques que vous devriez faire et les aliments que vous devriez favoriser et ceux que vous devriez éviter.

Les sortes d'exercices

Votre chirurgien pourrait vous conseiller de faire certains exercices pour atteindre certains objectifs comme la flexibilité et améliorer l'amplitude de mouvement. En règle générale, le mieux est de combiner les aérobics de base avec ceux du conditionnement des muscles. Les aérobics comprendront des exercices qui renforceront votre cœur et vos poumons, comme la marche, la nage ou la bicyclette. Cependant, renforcer les muscles impliquera des exercices pour vos jambes et vos bras. Ceci est crucial puisque vous aurez besoin de la force de vos bras et de vos jambes pour changer de position après l'opération.

Ce que vous ne saviez pas...

A moins que vous ne soyez obèse, votre chirurgien pourrait ne pas vouloir que vous perdiez du surpoids avant l'opération. Comme vous perdrez probablement beaucoup de poids après l'intervention, un peu d'enrobage en termes de quelques kilos pourrait bien être bénéfique !

La préparation pour l'opération – des exercices que vous pouvez faire

Ici, nous présentons quelques-unes des formes d'exercices les plus utiles que vous pouvez faire pour maintenir et développer la force qui vous procurera un prompt rétablissement.

a) *Pour l'amplitude de mouvements*

Ces exercices vous procureront l'impact dont vous aurez besoin après l'opération car vos muscles seront raidis. Dans la plupart des cas, le patient sera incapable de se pencher ou de se tourner adéquatement.

La forme d'exercices la plus utile pour cette situation est celle qui implique la contraction et la relaxation des grands groupes de muscles dans le corps. En impliquant de larges mouvements, ces exercices améliorent votre amplitude de mouvements. Les formes d'exercices les plus conseillées dans ce but comprennent :

- La marche
- La bicyclette
- Le jogging
- La nage

b) Pour prévenir les caillots de sang

Vous pouvez suivre les étapes ci-dessous pour faire des exercices efficaces qui peuvent aider à prévenir la formation de caillots liée à votre intervention de scoliose.

Vous pouvez suivre les étapes pour chacun de ces trois exercices.

Exercice 1

- Pointez doucement le pied de votre lit avec vos orteils
- Ensuite, essayez de tirer vos orteils vers votre menton
- Répétez 10 fois.

Exercice 2

- Pliez doucement l'un de vos genoux
- Puis, glissez votre talon vers votre hanche sur l'autre jambe
- Étirez doucement votre jambe et relâchez

Exercice 3

Cet exercice peut être exécuté lorsque vous êtes allongé.

- Doucement mais fermement, bougez votre pied comme si vous faisiez des cercles dans votre lit avec votre talon.

c) Pour la prévention des complications pulmonaires

Les problèmes de respiration et des poumons sont des problèmes très habituels associés avec la chirurgie pour la scoliose. Vous pouvez exécuter quelques exercices de respiration et de toux avant l'opération pour éviter au maximum des complications pulmonaires.

Dans ce but, suivez les étapes suivantes pour l'un des plus simples et plus efficaces exercice de respiration et de toussotement:

- Inspirez longuement par le nez
- Retenez votre respiration en comptant jusqu'à 5
- Expirez lentement par la bouche
- Répétez 5 fois
- Comme vous expirez la cinquième fois, essayez de tousser fortement du ventre.

Vous pouvez suivre les directives de « Votre programme pour la prévention et le traitement naturel de la scoliose: Prenez votre sante en main », une source abondante d'informations utiles pour traiter de façon naturelle la scoliose. Vous y trouverez en détail tous les types d'exercices qui sont bénéfiques pour un patient de la scoliose, comme ceux qui se concentrent sur la flexibilité, rééquilibrent et renforcent avec un accent sur l'amplitude de la stabilité.

Contrôler son régime

L'équilibre est ici le mot-clé. Lorsque vous vous préparez pour une intervention de la scoliose, vous devez suivre le meilleur guide pour votre régime. Votre alimentation doit être nutritive et saine, vous procurant de l'énergie et de la vigueur pour vous aider à un prompt rétablissement.

Voici quelques conseils que vous pourrez utiliser :

→ Éliminez les calories superflues et la graisse de votre alimentation au moins six semaines avant votre opération.

→ Incluez des tas de fruits et de légumes dans votre régime quotidien, spécialement juste avant l'opération. Les fibres vous faciliteront la digestion et l'élimination qui autrement peut être assez douloureuse après une telle intervention.

→ Buvez beaucoup d'eau et de liquide sur une base régulière.

→ Assurez-vous d'avoir des repas réguliers et prenez soin de ne pas déranger votre système digestif en mangeant de trop ou pas assez.

→ Prenez des suppléments de fer si nécessaire.

→ On vous conseillera de ne pas boire ou manger huit heures avant l'opération.

→ Prenez soin de ne pas consommer des mets salés ou boire de l'alcool le jour avant l'opération.

Pour être bien équipé avec le régime approprié, reportez-vous à « Votre programme pour la prévention et le traitement naturel de la scoliose : Prenez votre sante en main ». C'est un guide compréhensible qui vous procure des détails et des options pour une nourriture nutritive qui aide au rétablissement et est bonne pour la santé de votre colonne vertébrale et de vos os.

2) Don du sang

C'est très habituel pour les patients de perdre du sang pendant une opération de la colonne. En l'absence d'un réapprovisionnement immédiat, le patient peut souffrir de lésions sérieuses. Pour se garder de quelques lésions possibles à cause de cette perte de sang et aussi pour économiser un temps précieux, vous serez informé des différents choix pour régler du sang à l'avance. Lisez la liste que nous avons conçue avec les deux options principales pour être apte à faire un choix en connaissance de cause pour votre opération.

a) Don du sang autologue

Votre chirurgien vous encouragera à donner de votre sang avant l'opération. Avec cette pratique, aussi connue comme don autologue, on vous demandera de donner environ 2-3 unités de sang.

Si vous décidez de donner votre propre sang, on pourrait vous conseiller de prendre des pilules de fer comme du sulfate de fer. Vous pourrez aussi y ajouter une dose régulière de vitamine C. Si vous prenez ces pilules, assurez-vous de consommer assez de fruits, de légumes car un supplément de fer peut causer de la constipation.

Est-ce que le don de sang autologue aura un impact néfaste sur mon intervention?

Non, pas vraiment ! Si vous êtes un patient en bonne santé, votre corps remplacera le sang très rapidement et bien avant l'opération. En fait, le don du sang autologue réduit considérablement les risques associés avec un don du sang homologue. Assurez-vous simplement de prendre un repas consistant environ 3-4 heures avant la prise de sang

Qui ne peut pas faire de don autologue?

On vous déconseillera le don du sang autologue si vous :

✓ Pesez moins de 60lbs.

✓ Avez de l'anémie

✓ Êtes médicalement faible ou inapproprié

b) La banque du sang ou des donneurs désignés

Cette option peut être utilisée si vous êtes médicalement inapproprié pour un don du sang autologue ou que vous ne désireriez pas le faire pour quelle raison que ce soit. Dans ce cas, vous aurez besoin d'un donneur volontaire. Vous pouvez vous tourner vers un membre de votre famille, un ami ou une banque du sang.

Les unités de sang récoltées par le don autologue aussi bien que celles récoltées par un volontaire seront soumises à une série de tests avant d'être déclarées aptes à la transfusion.

c) D'autres méthodes

En plus d'arranger la question du sang avant votre opération, votre chirurgien pourra prendre d'autres mesures pour réduire la perte de sang pendant l'opération. Quelques-unes de ces options qu'il pourrait adopter sont:

- L'anesthésie hypotensive – Considérée comme une méthode efficace pour réduire la perte de sang, l'anesthésie hypotensive peut être donnée en utilisant une anesthésie locale ou générale.

Avec cette technique, l'hypotension est procurée par l'utilisation d'une anesthésie par profonde inhalation ce qui induit une dilatation du système artériel. Des études indiquent que si la pression artérielle est maintenue à 50mmHg pendant l'opération, la perte de sang peut être réduite de 2 à 4 fois.

- Système de récupération du sang autologue – Cette technologie, bien qu'un peu plus onéreuse, permet une économie de globules rouges jusqu'à 50% pendant l'opération et est en train de devenir très populaire. Avec cette technique, le sang du patient est récupéré des endroits opérés. Ce sang est alors à nouveau transfusé selon les besoins pendant l'opération.

- L'hémodilution normovolémique – Le but de cette technique est aussi de réduire la perte de globules rouges. Avec cette méthode, on retire en premier du sang jusqu'à ce que le niveau atteigne 9g/dl ou plus après l'hémodilution (un processus dans lequel la quantité de fluide est augmentée dans le sang). Une fois cela fait, le volume est maintenu et remplacé par des solutions cristalloïdes et la chirurgie peut alors être exécutée avec une pression sanguine normale. En dernier, l'excès de fluide est séparé après l'intervention et le sang qui a été prélevé est à nouveau transfusé dans le patient.

- L'érythropoïétine (EPO) – Utilisée comme une alternative appropriée à la transfusion autologue, l'érythropoïétine (EPO) est essentiellement une hormone administrée au patient juste avant l'intervention. EPO fonctionne en élevant le taux d'hémoglobine à un tel niveau où la perte de sang cesse d'être un problème.

3) Les examens et les analyses

Avant l'intervention de la scoliose, des analyses et des examens médicaux sont faits avec deux buts principaux qui comprennent:

→ S'assurer que le patient est suffisamment en bonne santé et en état de supporter l'opération

→ De procurer un guide pour la procédure chirurgicale

On vous demandera d'aller faire de telles analyses environ 1-2 semaines avant votre intervention. Ce jour-là, vous devrez peut-être rester plus de 5-6 heures à l'hôpital, selon les examens que vous devrez subir sur l'indication de votre chirurgien.

(a) Les examens physiques

Votre examen médical commencera probablement par un examen physique général. Cela comprendrait la vérification de l'aspect de la température, du sang, de la tension et du pouls. Cette étape est essentiellement faite pour s'assurer que vous ne souffrez pas d'un problème de santé quelconque qui pourrait nécessiter d'être traité avant votre intervention.

(b) Les examens spécifiques

En dehors d'un simple contrôle médical, on pourra vous demander de faire une série d'analyses avant d'être déclaré apte à subir une intervention chirurgicale. Voici une liste de quelques-uns des tests les plus habituels avec leur raison d'être que l'on pourrait vous faire subir.

1. **Des radiographies** – Celles-ci sont en premier lieu pour aider le chirurgien à planifier son approche chirurgicale. Votre docteur devra décider de l'endroit où il veut placer les broches, les vis, les crochets et autres.

2. **Les tests de la fonction pulmonaire** – Ces tests seront conseillés si vous avez de très graves courbures. Il vous sera aussi conseillé de les faire si vous avez des difficultés respiratoires ou si vous manquez de souffle, ce qui peut, par ailleurs, être ou ne pas être lié à votre courbure.

3. **Myélographie et IRM** – Ceux-ci sont faits pour éliminer les possibilités comme la syringomyélie, la diastématomyélie et le syndrome de la moelle attachée

4. **Les électrocardiogrammes (EKG)** – Ils sont faits pour contrôler les niveaux de vos fonctions cardiaques.

5. **L'électroencéphalogramme (EEG)** – Ce test est fait pour examiner l'état de vos pulsions nerveuses qui sont envoyées à votre colonne vertébrale.

6. **Les analyses de sang** – Ils s'agit d'analyses de routine pour vérifier d'éventuelles anomalies.

7. **Les analyses d'urine** – Celles-ci sont aussi de routine pour vérifier d'éventuelles anomalies.

8. **Des photos médicales** – Dans la plupart des cas, votre chirurgien voudra prendre des photos de votre courbure avant, aussi bien qu'après l'opération. La visite avant l'admission sera une bonne occasion pour cela.

4) La médication

Lorsqu'il s'agit de la consommation de médicaments en tant qu'étape préparatoire à votre opération de la scoliose, il y a deux choses principales que vous devez savoir à ce propos:

→ Les médicaments que vous devez prendre de façon discontinue

→ Les médicaments que vous devriez peut-être commencer avant l'opération pour soulager la douleur ou pour d'autres raisons.

Pour commencer, vous devez informer votre chirurgien de tous les médicaments sans et avec ordonnance que vous prenez. Par exemple, les plus communs analgésiques sont contrindiqués pour une opération de la colonne vertébrale et interférent avec l'anesthésie.

Voici une liste de quelques points importants en ce qui concerne l'absorption de médicaments avant votre opération de la scoliose.

→ Arrêtez tous les anticoagulants au moins deux semaines avant votre opération, comme l'aspirine et les suppléments à base de plantes comme le Ginkgo Biloba, les Vitamines E, le millepertuis et les gélules d'ail.

→ Arrêtez toutes les formes de médicaments anti-inflammatoires non stéroïdiens (AINS) et les inhibiteurs COX2 sélectifs. Des exemples communs comprennent.

- Motrin
- Advil
- Aleve
- Actron
- Oruvail

Ce que vous devez savo...

La recherche montre qu'aussi bien l'aspirine que les AINS peut augmenter la perte de sang pendant l'opération tout autant qu'inhiber le processus de la fusion des os après l'opération.

→ Arrêtez tous les médicaments contre la douleur et écoutez les conseils de votre chirurgien qui vous dira quels médicaments vous pouvez prendre sans danger. Il se pourrait que vous deviez arrêter ceux-ci :

- Lodine
- Indométacine
- Celebrex
- Relafen
- Ultram
- Voltaren
- Cataflam

→ Arrêtez tous les suppléments à base de plantes au moins une à deux semaines avant l'opération.

→ Pour soulager la douleur, le Tylenol ou l'acetaminophen est habituellement considéré comme une option sans danger pour être utilisé avant l'opération.

→ Ajoutez une multivitaminé appropriée à votre régime des semaines avant l'intervention. Votre docteur devrait pouvoir vous prescrire un supplément adéquat dans ce but.

→ En plus, votre chirurgien pourrait vous prescrire un médicament contre l'anxiété comme le valium, que vous pourriez prendre avant l'opération si nécessaire.

Avant de quitter la maison

Avec tout cela en ordre, vous devez maintenant voir les choses à accomplir avant de partir pour votre opération. Entre les choses essentielles à prendre avec vous pour l'hôpital, les quelques changements importants à apporter dans votre mode de vie et les quelques modifications à faire dans votre maison, il y a une série de préparations que vous devrez faire.

Lisez la suite les conseils que nous avons mis pour vous aider à vous préparer ainsi que votre maison pour l'opération.

Changement de mode de vie – Préparez votre zone de confort

→ Dormez bien les nuits avant l'opération, faites régulièrement vos exercices et suivez des habitudes saines.

→ Arrêtez de fumer car cela interfère avec le processus de fusion des os, en plus d'augmenter les risques de l'anesthésie. En outre, fumer ralentit le processus de guérison du corps.

→ Évitez de consommer de l'alcool plusieurs semaines avant l'opération car cela peut perturber la capacité de votre corps à se guérir.

→ Ajustez les choses dans votre maison car vous serez incapable d'exécuter certaines tâches quotidiennes après l'opération. Par exemple, déplacez les objets que vous utilisez régulièrement du haut des placards en bas.

→ Préparez quelques repas à l'avance et mettez-les au congélateur.

→ Assurez-vous que les interrupteurs soient à une bonne distance.

→ Procurez-vous quelques instruments pratiques comme une éponge végétale ou même un rasoir avec un long manche de manière à pouvoir prendre un bain ou même raser vos jambes avec facilité. Parlez avec votre thérapeute qui peut vous suggérer des idées pour vous aider dans les activités quotidiennes comme prendre un bain, s'habiller etc. Référez-vous à la fin de ce chapitre pour une liste des vingt articles les plus importants que vous devez prendre.

→ Débarrassez les endroits encombrés de votre maison de manière à marcher facilement avec une canne.

→ Faites-vous couper les cheveux. Cela prendra un moment avant que vous ne puissiez aller chez le coiffeur. En fait, après l'opération vous pourriez avoir besoin d'une aide journalière pour vous préparer.

→ Prenez soin de votre peau, spécialement celle de votre dos. Consultez immédiatement si vous avez des éraflures ou tout autre blessure au dos.

→ Payez toutes vos factures en avance et si possible mettez en place un prélèvement automatique pour au moins quelques mois après l'opération.

→ Vérifiez tous vos rendez-vous bien à l'avance. Ceux-ci peuvent inclure des visites chez le dentiste, le gynécologue, votre conseiller juridique, le vétérinaire ou autres.

Savoir est pouvoir

Glanez le plus d'informations possible. Plus vous êtes conscient de ce qui vous attend, le mieux ce sera.

Cherchez de l'aide

Identifiez un groupe de soutien. Assurez-vous d'avoir quelqu'un qui voudra bien rester avec vous après l'opération car vous aurez besoin de beaucoup d'aide et de soins.

→ Recherchez des conseils professionnels si vous vous sentez submergé par l'anxiété en rapport avec le processus.

→ Si vous n'êtes pas marié et vivez seul, essayez à l'avance d'avoir de l'aide des membres de votre famille, des voisins, des collègues et de vos amis.

→ Acceptez toute l'aide qui vous est offerte. Soyez très spécifique lorsque vous expliquez vos besoins à d'autres personnes.

→ Cherchez de l'aide des groupes de soutien en ligne et des sociétés qui sont familières avec la situation et l'impact d'une opération de scoliose.

→ Faites savoir à vos amis et votre famille que vous serez peut-être instable quant à vos émotions après l'opération. Conséquemment vous serez à même de recevoir de la compréhension de vos amis et de votre famille.

Un point à méditer…

S'il s'agit de la première opération que vous aurez dans votre vie, l'expérience peut être intimidante et vous rendre perplexe émotionnellement. Préparez-vous mentalement pendant les mois qui viennent.

---

20 articles que vous devez avoir *

1. Les médicaments quotidiens
2. Des articles de toilette
3. Des mules
4. De la pommade pour les lèvres
5. De la musique (avec écouteurs)
6. Un téléphone portable
7. Un gratteur de dos
8. Un tabouret
9. Une robe de chambre
10. Une poignée
11. Une canne

12. Une cloche
13. Votre répertoire téléphonique
14. Des serviettes de toilette
15. Un siège de toilettes surélevé
16. Du shampoing sec
17. Une douchette
18. Du papier hygiénique
19. Des serviettes hygiéniques (pour les femmes)
20. Des serviettes pour le visage

* Comme certains de ces articles sont peut-être procurés par l'hôpital, il est bon de vous informer à l'avance avant de faire votre valise.

Histoires vraies de scoliose : La partie difficile!

Il y a certains patients, spécialement les jeunes, qui ont du mal à se préparer mentalement pour l'opération.

Lara une jeune de 5 pieds 8 pouces et une fervente nageuse était vraiment choquée lorsque sa scoliose devait finalement être traitée par une opération. Malgré qu'elle portait des corsets depuis de longues années, une visite chez le docteur révéla qu'elle avait deux courbures dans sa colonne, une thoracique (de 45 degrés) et une courbure lombaire (de 55 degrés). On lui conseilla une spondylodèse avec des vis et des broches.

Toutefois, Lara trouvait particulièrement intimidant toute la série de tests, de dépistage et la nervosité pré opératoire. On lui fit faire toute une série de tests et elle du aussi subir un don de sang en prévision de la perte éventuelle pendant l'opération. D'autres tests comprenaient un EKG pour voir son rythme cardiaque, une analyse du sang, un test de coagulation, des radiographies des poumons et des analyses d'urine.

La caractéristique la plus remarquable dans la préparation de Lara était la façon dont sa mère et elle-même, se préparèrent aux heures critiques. Sa mère s'assura d'avoir assez de soutien pour sa fille en prévenant tous ses amis. En fait, elle imprima des T-shirts personnalisés et les envoya à tous ses amis. C'était un moment émotionnel et très encourageant pour Lara. Lorsqu'elle vit la photo de ses amis portant tous les mêmes T-shirts.

Lara se rappelle aussi agréablement son dernier jour à l'école avant l'opération. Ses amis lui firent une fête et lui donnèrent des fleurs, des ballons et des cartes. Lorsqu'elle fut à l'hôpital, Lara réussit à combattre sa nervosité en parlant continuellement de ses amis. Conversant avec ses amis au téléphone lui permit de ne pas penser à l'opération qui s'approchait et rendit les choses beaucoup plus supportables.

CHAPITRE 14

L'utilisation de l'anesthésie

L a recherche médicale a progressé de telle façon qu'une large gamme d'options chirurgicales est possible. En même temps, il y a maintenant une multitude de facilités disponibles pour assurer des soins préopératoires, intra opératoires et postopératoires de façon sûre. Après avoir suivi le processus de préparation et de décision à propos de l'opération, il est maintenant temps de connaître l'exacte procédure. Dans ce chapitre, nous allons discuter le point le plus crucial qui, en fait, marque le début de votre opération. Nous parlerons de chacun des aspects de l'anesthésie pour la scoliose, des différents types de méthodes d'anesthésie employés, et les points essentiels de la recherche. Mais le plus important est que nous vous donnerons une ligne directrice sur la procédure elle-même, vous indiquant, étape par étape, la manière dont elle est effectuée et les détails importants.

La terminologie de base

La connaissance est l'instrument clé que vous pouvez utiliser pour rendre votre entière situation face à l'opération pour la scoliose la plus confortable possible. Avoir un aperçu du jargon médical peut vous mettre plus à l'aise face à toute la procédure.

Le monde médical a ouvert un éventail d'options stupéfiant pour les patients atteints de troubles graves, mais toujours inapproprié pour la chirurgie. On refusait en général une opération pour la scoliose aux patients atteints de diverses conditions préopératoires, comme les maladies cardiovasculaires ou pulmonaires, par peur des risques de complications. Cependant, l'apparition des techniques anesthétiques modernes offre de l'aide lors de potentielles complications comme :

- La gestion des voies respiratoires
- La perte excessive de sang
- Une influence prolongée de l'anesthésie
- La gestion de la douleur postopératoire

Avant d'aller plus loin dans le domaine mystérieux de l'anesthésie, les étapes et les agents avec lesquels votre spécialiste vous maintiendra sous l'impact anesthésique, regardons rapidement quelques-uns des plus importants termes en rapport avec cet aspect de votre opération que vous devriez connaître.

a) Qu'est-ce que l'anesthésie ?

L'anesthésie est à la base la définition du processus d'administrer une médication au patient qui permet une opération sans qu'il ressente de la douleur. Le patient peut être dans différents niveaux de conscience selon le genre d'anesthésie administré. Le processus d'anesthésie est une spécialisation de la médecine qui demande un contrôle soigneux de la quantité et de la sorte d'anesthésie employée pour éviter des complications temporaires ou permanentes chez le patient.

Expliqué en termes de profanes, l'anesthésie est l'engourdissement qu'un médecin professionnel induit chez le patient avant le début de l'opération chirurgicale.

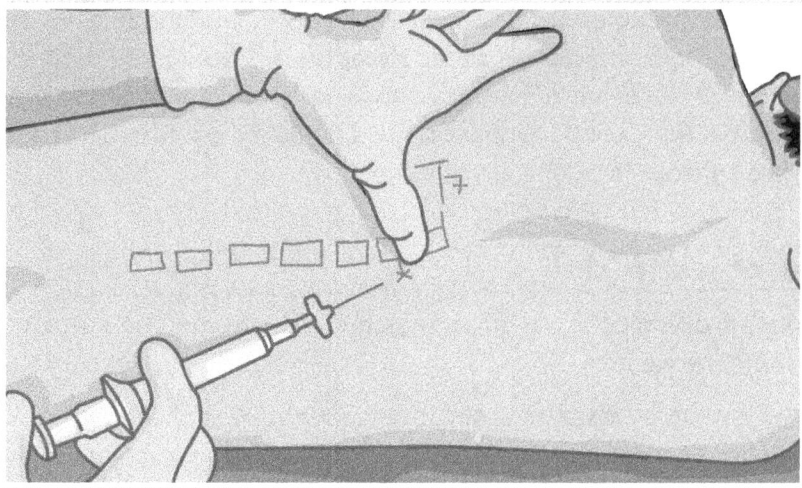

Il y a essentiellement quatre types d'anesthésie que le spécialiste peut considérer pour toutes sortes d'opération, comprenant:

1. L'anesthésie générale, qui est une perte totale de conscience.
2. L'anesthésie locale, dans laquelle seulement une partie du corps qui pourrait être douloureuse est engourdie, alors que le patient reste par ailleurs conscient.
3. L'anesthésie locale, où le patient est aussi totalement conscient, mais avec un manque total de sensation dans la partie opérée.
4. L'anesthésie contrôlée ou le niveau de conscience du patient est constamment contrôlé et avec les variations de conscience et d'endormissement sont constamment ajustées par le spécialiste en administrant des médications qui permettent au patient de ne ressentir aucune douleur ou gêne pendant l'opération.

Une opération pour la scoliose est généralement exécutée sous anesthésie générale, avec le patient complètement inconscient.

b) Votre anesthésiologiste

Votre anesthésiologiste sera la personne clé impliquée dans l'administration et le contrôle de votre anesthésie pendant votre opération pour la scoliose.

Un anesthésiologiste est essentiellement un docteur qui a suivi une spécialisation pour anesthésiste après ses études de médecine. Bien que la durée de ces études puisse varier d'un pays à l'autre, aux États-Unis un exemple typique serait une durée de quatre ans après quatre années d'études de médecine.

Les objectifs clé

Il y a trois objectifs clé qu'un anesthésiologiste cherche à atteindre, qui comprennent:

- Permettre assez de sédation pour que l'opération puisse commencer
- Permettre assez de vigilance pendant l'opération pour assurer un contrôle intra opératoire pour détecter une éventuelle complication.
- Faciliter une analgésie intra et post opératoire, i.e. faciliter l'élimination de la douleur pendant et après l'opération.

Chirurgie de la scoliose – Le rôle de l'anesthésiologiste

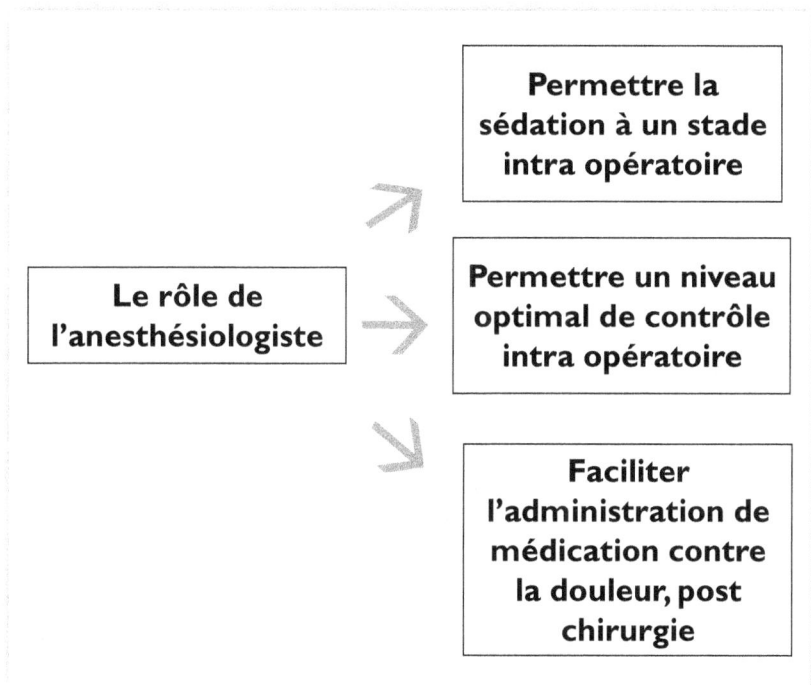

```
┌─────────────────────────────────────────────┐
│                        ┌──────────────────┐  │
│                        │  Permettre la    │  │
│                        │ sédation à un    │  │
│                        │ stade intra      │  │
│                        │   opératoire     │  │
│                   ↗    └──────────────────┘  │
│  ┌──────────────┐      ┌──────────────────┐  │
│  │ Le rôle de   │  →   │ Permettre un     │  │
│  │ l'anesthésio-│      │ niveau optimal   │  │
│  │ logiste      │      │ de contrôle      │  │
│  └──────────────┘      │ intra opératoire │  │
│                   ↘    └──────────────────┘  │
│                        ┌──────────────────┐  │
│                        │   Faciliter      │  │
│                        │ l'administration │  │
│                        │ de médication    │  │
│                        │ contre la        │  │
│                        │ douleur, post    │  │
│                        │   chirurgie      │  │
│                        └──────────────────┘  │
└─────────────────────────────────────────────┘
```

c) Les agents anesthésiques

Un agent anesthésique est normalement une drogue qui procure une sédation et altère le niveau de conscience du patient. Lorsque vous optez pour une opération chirurgicale, votre anesthésiste utilisera différents types d'anesthésies ou des agents à différentes étapes de votre opération, comme avant, pendant et après l'opération pour apporter l'état de conscience et de soulagement de la douleur requis. Vous trouverez plus d'informations sur les agents anesthésiques dans les sections qui suivent.

L'évaluation préopératoire – Les paramètres

Étant donné que toute la ligne de conduite pour votre opération de la scoliose dépendra et commencera avec l'anesthésie, il est important de prévoir et de préparer pour des éventuelles complications à ce stade. Votre spécialiste anesthésiste devra essentiellement calculer le taux possible de complications dues aux raisons suivantes:

- Une durée d'opération prolongée
- Le positionnement couché du patient
- Le taux de perte de sang pendant l'opération
- La régulation de la température du corps
- Le besoin de rendre possible le contrôle de la moelle épinière pendant l'opération

On a aussi observé que dans certains cas, les causes de la scoliose peuvent influencer les risques associés avec l'anesthésie. Par exemple, si une maladie neuromusculaire a induit la scoliose, les risques associés avec l'utilisation de l'anesthésie peuvent considérablement augmenter. Dans cet objectif, les experts conseillent souvent d'effectuer une évaluation pré opératoire et de choisir l'anesthésie appropriée pour l'occasion 1.

Pour être capable de se garder de toute complication surgissant de l'un des facteurs ci-dessus, votre anesthésiologiste considérera quelques paramètres d'évaluation pré opératoires. Dans cette section, nous examinerons chacun de ces paramètres, montrant les fonctions vitales du corps qui nécessitent d'être vérifiées pendant une évaluation préopératoire..

a) L'évaluation des voies respiratoires

La gestion des voies respiratoires est peut-être le domaine le plus critique que votre spécialiste à besoin d'évaluer, à cause de son rôle crucial dans une intubation appropriée et l'administration des médicaments. Il y a quelques facteurs qui rendent les patients d'une opération de scoliose plus vulnérables à des difficultés dans la gestion de leurs voies respiratoires, qui seront principalement les suivants:

→ Si vous êtes opéré pour la colonne thoracique supérieure ou cervicale.

→ S'il y a eu précédemment quelque problème avec l'intubation ou une restriction des mouvements du cou.

→ S'il y a une quelconque instabilité dans vos cervicales.

→ Si un certain appareil, comme une traction Halo est utilisée.

→ S'il y a une maladie comme une hypertrophie musculaire comme la maladie de Duchenne qui pourrait induire une hypertrophie de la langue

Les analyses d'investigation requises : Radios latérales des cervicales avec flexion et vues latérales, CT Scan, et ou IRM.

b) Les problèmes respiratoires

Il n'est pas inhabituel pour des patients de chirurgie de scoliose ou d'autres opérations de la colonne vertébrale d'avoir des problèmes des fonctions respirations. Des ajustements supplémentaires devront être faits à l'avance pour les patients avec un traumatisme cervical ou thoracique grave, de manière à éviter des difficultés du système respiratoire. En général, il s'agira de ventilation artificielle.

En général la condition de scoliose elle-même cause un déficit pulmonaire et une capacité pulmonaire totale réduite (TLC). En termes simples, cela impliquerait que le patient souffrant de scoliose puisse subir un risque majeur en ce qui concerne les complications respiratoires, spécialement pendant l'opération. De tels dangers font que l'évaluation des fonctions respiratoires est une partie importante d'une détermination pré opératoire.

Les analyses d'investigation requises : Radiographie de la poitrine, analyse des gas artériels, spirométrie (coefficient de Tiffeneau)

c) Les problèmes cardiovasculaires

Chez les patients de scoliose, une anomalie du système cardiaque peut se produire dû à l'une des deux raisons ci-dessous. Il est crucial de faire une évaluation préopératoire pour voir les possibilités de l'occurrence d'une telle complication. Les raisons pourraient comprendre:

→ A cause d'une pathologie sous-jacente spécifique, par exemple si le patient souffre d'une dystrophie musculaire.

→ Apparaissant comme les retombées secondaires de scoliose, aboutissant à altération du médiastin et de l'hypertension pulmonaire

d) Le système neurologique

L'une des plus importantes investigations pré opératoires requises, une évaluation compréhensive neurologique du patient est importante pour éviter des dommages irréversibles pendant l'opération. Plus spécifiquement, une évaluation neurologique détaillée est vitale due au deux raisons majeures suivantes:

→ Les patients de chirurgie cervicale courent les risques de détérioration neurologique ultérieure durant l'intubation trachéale et le positionnement.

→ Les patients avec des dystrophies musculaires peuvent courir un risque supplémentaire d'aspiration post opératoire à cause d'une dysfonction des muscles bulbaires

Les agents anesthésiques clés

Le processus complet de l'administration de l'anesthésie pendant une opération de la scoliose comprend l'utilisation de différents agents à des stades différents. Des médications et des agents variés sont utilisés pour produire l'effet désiré à chaque étape de l'opération.

Le processus

Pour commencer, nous expliquerons les étapes clés de l'opération de la scoliose, à partir du début de l'opération avec les agents qui sont utilisés pour produire les différents résultats.

Étape 1 – En premier, on induit par intraveineuse l'anesthésie. Parfois, l'utilisation de gaz anesthésique peut être requise à cause du risque pour le patient. Cependant, les médications intraveineuses utilisées comprennent le propofol et le thiopental. L'anesthésie intraveineuse fait de l'effet rapidement, habituellement environ cinq minutes.

Étape 2 – Ensuite, un agent bloquant neuromusculaire est administré pour réduire la fonction des muscles de la respiration.

Étape 3 – Une sonde d'intubation endotrachéale est placée dans la trachée. Les yeux sont fermés avec un bandeau et des protecteurs.

Étape 4 – Pendant toute la durée de l'opération, l'effet de l'anesthésie est maintenu en utilisant un mélange de gaz anesthésique avec de l'oxygène et du nitrate d'oxyde. L'anesthésie est alors administrée à partir d'un appareil d'anesthésie par la sonde endotrachéale qui a été insérée plus tôt.

Les agents anesthésiques importants

Le rôle de l'anesthésiste commence à un stade préopératoire et continue avec l'analgésie post opératoire. Le genre de technique utilisé dépend d'une série de facteurs pour chacun des objectifs, comme l'étendue de la courbure, le mode de chirurgie adopté et, le plus important de tout, le niveau de contrôle intra opératoire requis. Comprenons un peu mieux ce mécanisme avant d'aller plus loin. En consultation avec d'autres spécialistes, votre anesthésiologiste déterminera en premier le niveau de contrôle requis pendant l'opération. C'est principalement adéquat dans le cas de complications où des lésions à la moelle épinière ou aux aspects motoriques sont possibles pendant l'opération. Un tel contrôle est fait par les tests comme le test de Stagnara discuté plus haut au chapitre 10.

Du commencement de la prémédication à l'administration de médication anti douleur après l'opération, la technique pour administrer l'anesthésie doit être formulée et vérifiée. Dans cette section, nous allons voir les options que votre anesthésiologiste prendra en considération lorsqu'il décidera quels agents anesthésiques et quelles méthodes d'administration utilisés à différents stades, comprenant:

1. La prémédication
2. L'induction

3. L'intubation
4. Le maintien
5. Le contrôle intra opératoire
6. L'analgésie post opératoire

Lisez plus avant pour une explication détaillée de chaque.

1) La prémédication

La règle d'or la plus importante dans l'administration de médication avant le stade de l'anesthésie est d'éviter l'utilisation de narcotique, surtout pour les patients avec une possibilité de complication pulmonaire. Toutefois, d'autres mesures seront prises et les médications administrées par votre anesthésiologiste à ce stade, quelques-unes desquelles sont mises en évidence ci-dessous:

→ Votre anesthésiologiste pourrait décider d'utiliser une bronchodilatatrice pour régler votre fonction pulmonaire.

→ Dans le cas où l'incision à faire dans votre moelle épinière serait longue ou si on s'attend à vous donner une intubation à fibres optiques, votre spécialiste considérera vous administrer un agent anti cholinergique comme le glycopyrrolate ou l'atropine.

→ On pourrait vous donner une dose de antihistaminiques H2 comme la ranitidine si l'un ou plus des facteurs de risque ci-dessous existe[2]:

• Un risque relié à votre fonction gastrique, comme une aspiration ou une régurgitation du contenu gastrique comme des opioïdes précédemment consommés.
• Une lésion de la moelle épinière récente.
• Un accident ou un trauma de quelque nature récent

→ Un antisialagogue pourrait être utilisé s'il est probable que l'opération sera en une position donnée pour prévenir les bandes qui tiennent les sondes endotrachéales de devenir humides et de se détacher

2) L'induction

L'induction est un terme utilisé par la communauté médicale pour définir le processus d'administration de la drogue anesthésique au patient. Votre état au moment de l'opération et les difficultés attendues au moment de l'intubation sont les deux facteurs principaux qui aideront à faire un choix entre les deux voies majeures, i.e. par l'inhalation ou par voie intraveineuse. Cependant, dans les deux cas, la pré oxygénation sera importante pour tous les patients de chirurgie.

Des recherches récentes soulignent l'évidence contre l'utilisation de succinylcholine chez les patients souffrant déjà de dystrophies musculaires ou de dénervation, résultant d'un état comme l'hyperkalémie[3]. De plus, l'utilisation de cet agent pourrait aussi induire une hyperthermie maligne chez les patients souffrant du syndrome de King-Denborough ou d'une déficience de l'adenylate kynase[4].

Si l'on vous a diagnostiqué l'un de ces états, votre anesthésiologiste pourrait choisir au lieu d'une intubation d'utiliser un agent de blocage neuromusculaire non dépolarisant.

3) L'intubation

La décision la plus critique que votre anesthésiologiste prendra pendant l'évaluation préopératoire sera de vous intuber alors que vous êtes éveillé ou endormi. En termes de néophyte, l'intubation est un processus durant lequel une sonde flexible en plastique est insérée dans votre trachée. C'est fait de manière à garder les voies respiratoires ouvertes et pouvoir administrer les drogues.

Les options seront probablement discutées avec vous à l'avance. En général, votre anesthésiologiste préférera vous intuber alors que vous êtes éveillé au cas où des situations ci-dessous pourraient se produire:

→ S'il y a un risque possible de délai dans l'évacuation du contenu gastrique.

→ Si votre spécialiste veut vérifier votre condition neurologique après l'intubation, spécialement si vous avez des cervicales instables.

→ Si vous êtes supposé déjà utilisé un appareil de stabilisation du cou comme une traction Halo

Dans les situations où de telles circonstances sont absentes, la méthode normalement utilisée pour l'intubation est d'induire en premier l'anesthésie et d'utiliser alors une drogue de blocage neuromusculaire non dépolarisante.

4) Le maintien

Une fois l'anesthésie induite et que vous êtes dûment intubé, le prochain objectif clé de votre anesthésiologiste sera de vous maintenir dans un état optimal et stable de profonde anesthésie. Cela est important afin que votre docteur puisse contrôler, détecter et interpréter les potentiels évoqués somatosensoriels (SEPs) ou les potentiels évoqués motoriques.

Habituellement, pour atteindre cet état anesthésique stable pour le contrôle critique intra opératoire, on administrera par voie intraveineuse une médication contenant du propofol.

De plus, pour permettre un tel SEPs adéquat, les spécialistes parfois choisissent d'employer une technique qui comprend l'utilisation de protoxyde d'azote 60% avec de isoflorane, à moins de 0,5 MAV[5]. Cependant, on devrait prendre en considération que le protoxyde d'azote 60%, les concentrations d'isolurane en fin d'expiration qui sont plus de 0,87% rendront le contrôle des potentiels évoqués motoriques pratiquement impossible à interpréter[6].

L'un des défis majeurs qui puissent apparaître à ce stade pour l'anesthésiologiste est une diminution soudaine de la pression artérielle qui exige un changement immédiat de la profondeur d'anesthésie. Une autre complication qui peut arriver est une instabilité cardiovasculaire abrupte qui provient vraisemblablement d'une stimulation des réflexes du cervelet et de la moelle épinière ou d'une perte de sang. Enfin, un changement de technique peut aussi être exigé dans le cas d'une distorsion médiastinale.

5) Le contrôle intra opératoire

Pour être capable de détecter toute anomalie ou de graves complications pendant l'opération, il est nécessaire de garder un minimum de contrôle de base. Les agents anesthésiques appropriés seront utilisés pour faciliter un contrôle continu à l'aide de EEG, NIBP, la tension, l'oxymétrie, la scanographie et l'utilisation d'un stéthoscope œsophagien.

Le contrôle intra opératoire doit être exécuté pour prévenir toute complication possible aux différentes parties vitales du corps. Ci-dessous, nous avons brièvement listée les différentes fonctions corporelles qui doivent être contrôlées pendant l'opération lorsque l'on utilise des agents anesthésiques.

1. Le contrôle cardiovasculaire, spécialement dans les cas où le patient a été positionné de façon inhabituelle ou lorsque des effets hémodynamiques d'une opération thoracique sont attendus.

2. Le contrôle des voies respiratoires, comprenant premièrement l'utilisation d'une concentration de dioxyde de carbone et des pressions des voies respiratoires maximum, pour être en mesure de contrôler toute complication possible due à une exposition prolongée à l'anesthésie.

3. Le contrôle de la température, car l'anesthésie prolongée peut provoquer des baisses de chaleur, la température du corps doit être contrôlée et dûment réglée à l'aide de chaleur, voire des fluides tout autant que des appareils comme un matelas à air chaud.

4. La position du patient, qui peut devoir être changée pendant l'opération selon les circonstances.

5. Le contrôle de la moelle épinière dans la zone critique de T4 à T9 où l'alimentation vasculaire est minime. Votre anesthésiologiste appliquera une série de tests, comme suit, pendant l'opération pour dépister de probables complications:

   → Le test de réveil de Stagnara, dans lequel un test basique des fonctions motrices de la colonne.

→ Les potentiels évoqués somatosensoriels, un type de réponse des potentiels évoqués et permettre le contrôle des régions sensorielles du patient sous anesthésie, qui subit une opération de la colonne

→ Les potentiels moteurs évoqués (MEP), un indicateur hautement sophistiqué de la fonction moteur dans laquelle le moteur du cortex est stimulé par un moyen électrique ou magnétique pour étudier les réactions

→ Un test clonus de la cheville, dans lequel le pied est fortement plié à la cheville à la fin de l'opération ou pendant le test du réveil pour voir s'il y a de possibles lésions à la moelle épinière. Une absence totale de mouvements répétés au niveau de la cheville indiquera une lésion probable à la colonne.

6) Les analgésiques port opératoires

De façon à faciliter une analgésie postopératoire et le soulagement de la douleur, votre anesthésiologiste emploiera probablement une série d'agents anesthésiques comme suit :

→ Des opioïdes parentéraux, qui comprennent des opioïdes administrés par voies différentes comme épidurale, intrapleurale, et intrathecale.

→ L'analgésie épidurale, administrée par un cathéter épidural placé pendant l'opération ou bien seul ou bien en combinaison avec des opioïdes.

→ L'analgésie intrathecale, où une médication intrathecale peut être injectée pendant l'opération de la colonne avant de refermer la plaie.

Histoires vraies de scoliose : C'est arrivé en un clin d'œil !

Pour la plupart des patients, spécialement pour les jeunes, les effets de l'anesthésie arrivent souvent en un clin d'œil, et le patient ne sachant pas lorsqu'il a perdu conscience. Maria (le nom est changé), une fille de 12 ans devant avoir une opération de la scoliose a u une telle expérience. Comme tous les enfants de son âge, elle était extrêmement nerveuse à propos de l'opération et très anxieuse lorsqu'elle fut conduite au bloc. Après avoir signé le formulaire de consentement, son anesthésiste lui avait expliqué les agents qui seraient utilisés. Cependant, elle pouvait à peine comprendre ce qu'il disait, elle était reconnaissante que le spécialiste fasse de tels efforts pour la familiariser et la faire se sentir à l'aise.

Peu de temps après, on l'a conduisit à l'opération. C'est alors que le venflon fut inséré et l'une des infirmières présentes lui injecta le médicament pour l'anesthésie. Maria se sentit immédiatement vertigineuse et relax. Ce fut la dernière chose dont elle se rappela. Lorsqu'elle se réveilla, son opération était terminée et elle vit ses parents se tenir de chaque côté de son lit.

CHAPITRE 15

Les différentes sortes d'opérations

L e traitement chirurgical de la scoliose est de loin envisagé comme en dernier recours par les patients qui ont une telle courbure. Aux chapitres précédents, nous avons pu lire les conseils de la communauté médicale qui préconise une série d'options non invasives avant de prendre en considération une opération chirurgicale pour corriger la courbure existante de même que pour éviter qu'elle ne progresse plus loin.

Toutefois, une fois que vous avez vraiment décidé que ce serait un avantage dans votre cas que de vous faire opérer, il est impératif que vous compreniez les différentes approches disponibles de la chirurgie. Bien que ce soit votre chirurgien qui décidera de l'approche à suivre, cela peu vous aider de comprendre les implications de chaque approche, la raison pour laquelle elle a été choisie pour votre type de courbure et le plus important de tout, quels sont les risques et les avantages associés à chaque type de chirurgie.

La chirurgie de la scoliose – Un survol

Avant d'aller plus loin, il est vital de comprendre le concept basique de la chirurgie de la scoliose. Ce concept clé comprend deux parties majeures:

→ Ce qui est exactement fait pendant l'opération

→ Quelle approche est prise pour faire l'opération

En d'autres termes, votre chirurgien suivra une méthode spécifique pour correiger la courbure de votre colonne vertébrale. Toutefois, selon le genre et la gravité de votre courbure et selon toutes autres données médicales, cette méthode peut être exécutée de différentes façons. Votre chirurgien peut atteindre votre courbure par l'avant de votre corps, ou par l'arrière ou les deux simultanément. La façon particulière dont votre chirurgien atteindra votre courbure sera déterminée pour permettre une exposition optimale et minimiser les risques associés avec l'opération.

Donc, comme nous venons de le voir, comprendre les différents typées d'opération commence par comprendre en premier ce que l'opération comprend et ensuite apprendre les différentes façon d'exécuter l'opération. Conséquemment nous verrons deux concepts clés dans cette section:

→ Partie 1 : L'opération – Ce qu'elle comprend

→ Partie 2 : Différentes façon d'exécuter cette opération

En premier, apprenons à comprendre la première partie
comme précédemment décrite.

La plupart des approches modernes de la chirurgie de la scoliose utilisent une combinaison de différentes broches, crochets et vis pour fixer la courbure de votre colonne. Indépendamment de l'approche choisie, une procédure conventionnelle pour corriger une courbure de la colonne suivra généralement les séquences suivantes:

1. En premier, des longues broches sont utilisées pour placer la colonne en place correctement

2. Des crochets et des vis variés sont alors utilisés pour ancrer ou soutenir ces broches. Vous en apprendrez plus sur ces instruments au chapitre 16.

3. Ces broches sont supposées tenir la colonne en place ; en même temps cela donne le temps au nouvel os ajouté de fusionner ensemble avec les os existants.

4. Une fois que l'os a proprement fusionné, il sera alors capable de tenir la colonne en place.

5. Dans la plupart des cas, les broches sont laissées à l'intérieur du corps. Elles ne causent habituellement aucun problème. Toutefois, dans certains cas, ces broches peuvent commencer à irriter les tissus tendres autour de la colonne. Le chirurgien peut alors choisir de les enlever chirurgicalement.

L'explication ci-dessus est juste un survol de toute la procédure de l'opération. C'est pour vous permettre de comprendre le concept clé de la chirurgie de la scoliose. Nous verrons au chapitre 18 tout sur les procédures de placement et de fusion des broches, vis et crochets.

Dans le présent chapitre, nous nous concentrerons uniquement sur les différents types d'opérations et leurs approches, et les courbures qu'ils sont le plus appropriés à soulager et, le plus important, les risques et les avantages associés à chacune de ces approches.

(A) L'approche antérieure – Par devant

La définition

Par définition, lorsqu'un chirurgien pratique une approche antérieure, cela signifie qu'il atteindra votre colonne vertébrale par le devant. Le terme « antérieur » signifie « près du devant » ce qui explique l'opération.

L'approche antérieure est généralement préférée dans les courbures des catégories suivantes:

→ Les courbures dans les milieu ou au bas de la colonne

→ Les courbures qui sont graves et rigides, particulièrement chez les adultes

L'approche antérieure ou « frontale » est généralement pratiquée pour les courbures localisées dans la région thoracolombaire, c'est-à-dire T12-T1. En général, on pratique l'opération par la cage thoracique, une procédure médicalement connue comme une thoracotomie, avec les étapes suivantes:

1. On fait une incision dans la poitrine
2. On déflate un poumon
3. On ôte une côte
4. On approche la colonne et fait la spondylodèse

Essayons de comprendre l'opération avec cette approche antérieure en explorant les étapes susmentionnées.

Étape 1 – L'incision, la déflation du poumon, l'ablation de la côte

Votre chirurgien prendra en considération la partie de la colonne qui doit être opérée. En premier, il fera une incision dans la partie de la cage thoracique ou dans celle du haut de l'abdomen selon l'endroit de la courbure. Bien que le mot puisse suggérer autrement, votre chirurgien fera une incision le long du corps pour atteindre le devant de la colonne.

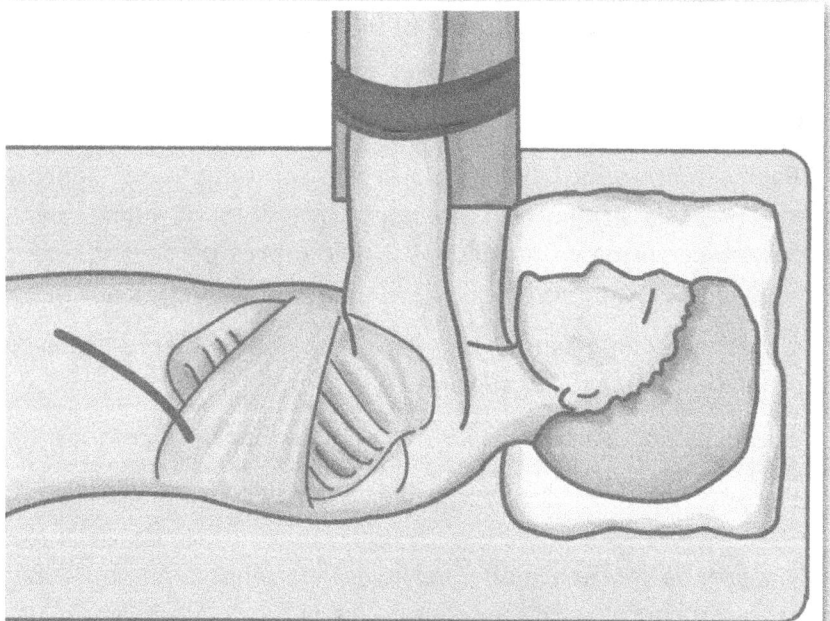

Étape 1 – L'incision, la déflation du poumon, l'enlèvement de la côte

> ## Un fait intéressant...
>
> La côte qui est ôtée pour rendre visible votre colonne, peut très bien être utilisée comme support pendant la procédure ou comme matériel de greffe pour la spondylodèse. Toutefois, ce que les patients trouvent le plus intéressant et intriguant, c'est que la côte repousse après un certain temps, spécialement chez les jeunes patients.

Une fois l'incision faite, votre chirurgien déflatera le poumon et ôtera la côte pour voir votre colonne. Dans le cas, d'une courbure proéminente dans la région thoracolombaire, votre chirurgien détachera aussi probablement votre diaphragme pour mieux voir votre colonne

Étape 2 – L'ablation du disque

De votre colonne ainsi exposée, votre chirurgien ôtera maintenant doucement du matériau du disque des vertèbres dans la région de la courbure. Ceci est une étape importante dans l'approche antérieure de l'opération car l'ablation du disque permet un espace plus large pour la spondylodèse de la colonne.

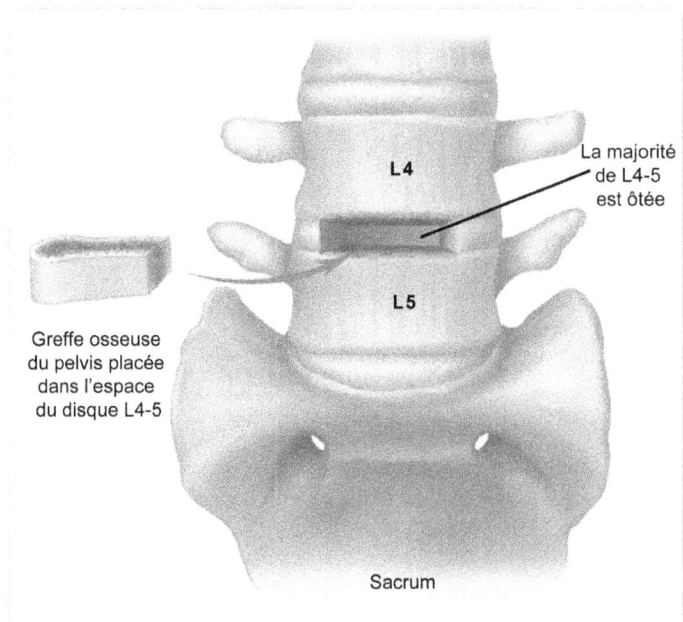

L4

La majorité de L4-5 est ôtée

L5

Greffe osseuse du pelvis placée dans l'espace du disque L4-5

Sacrum

Étape 3 – Le placement des instruments

De manière à corriger votre déformation de la colonne, votre chirurgien placera une série d'instruments, comprenant des vis et des broches devant la colonne. Dans l'approche antérieure, ceci sera pratiqué en plaçant une vis de corps unique au niveau de chaque vertèbre qui font partie de la courbure. A chacun de ces niveaux, ces vis sont alors fixées à une simple ou double broche. La compression causée par la broche ensemble avec la rotation de celle-ci conduira éventuellement à la correction de cette déformation de la colonne.

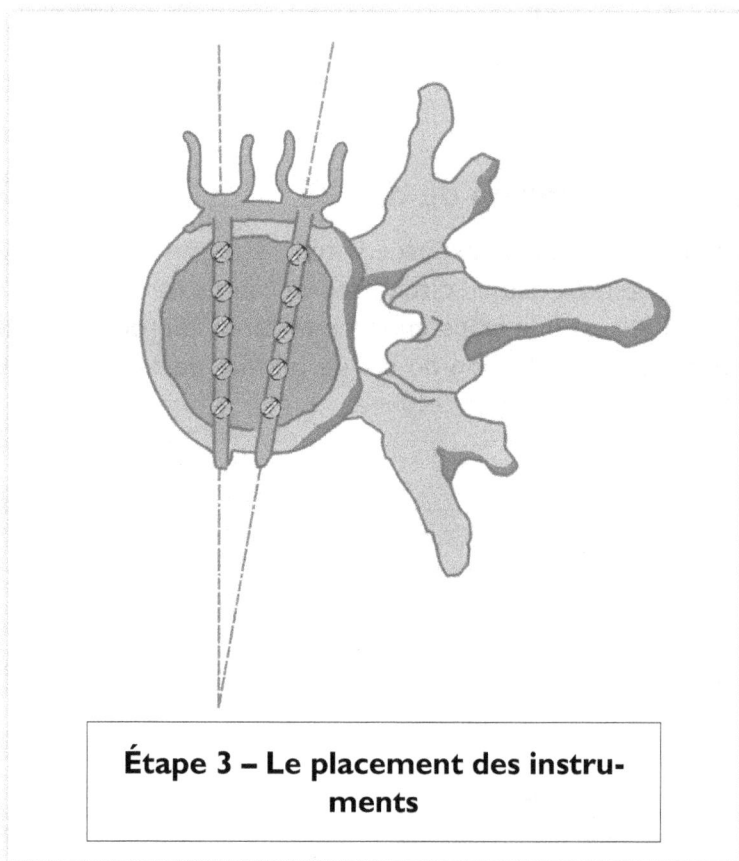

Étape 3 – Le placement des instruments

Étape 4 – La spondylodèse : Le processus

Une fois les instruments mis en position correcte, le processus de la spondylodèse est enfin réalisé. Cela est pratiqué en limant grossièrement la surface osseuse entre les vertèbres et en plaçant l'os greffe dans l'espace entre elles. Le matériau pour cette greffe osseuse peut être prélevé en plusieurs endroits comme:

- La crête du pelvis
- La côte enlevée
- Un os allogreffe
- Tout autre substitut osseux

Dans la plupart des cas, la spondylodèse se fera dans une période de 3 à 6 mois, bien que dans certains cas rares cela puisse prendre jusqu'à une année.

Étape 5 – La fermeture de l'incision

Une fois les étapes de 1 à 4 ont été faites, le chirurgien devra fermer l'incision et y apposer un habillement. Au cas où votre colonne aura été atteinte par la cavité thoracique, on placera aussi une canule par le côté pour s'assurer que votre poumon restera bien dilaté pendant l'entière opération et celles à venir.

L'analyse

Les spécialistes ont des options variées sur environ toutes les sortes d'opération, que ce soit une approche antérieure ou postérieure ou une approche combinée ou les techniques les plus récentes, telle la chirurgie endoscopique. Il y a deux avantages majeurs associés à l'approche antérieure pour la chirurgie de la scoliose. Il s'agit d'une moindre blessure du dos et d'un moindre niveau de transfusion sanguine. En fait, des études démontrent que bien que cette approche ait été inventée pour les opérations de la colonne vertébrale et une meilleure exposition de celle-ci, les spécialistes l'ont également utilisée pour l'exposition totale de l'aorte ensemble avec les deux reins et leur apport de sang. Cette approche est aussi appropriée pour une exposition de la région retro péritonéale pour l'excision de larges tumeurs.

Toutefois des études pointent vers deux retombées potentielles de cette approche comprenant un risque plus élevé d'une fonction pulmonaire postopératoire détériorée et aussi un niveau plus élevé d'échec du matériel que l'on peut attendre d'une approche postérieure.

(B) L'approche postérieure – Par l'arrière

La définition

Lorsque votre chirurgien énonce qu'il considère une approche postérieure, il veut dire qu'il considère atteindre votre colonne par l'arrière de votre corps. Plus précisément, votre chirurgien fera une longue entaille le long de votre dos et il repoussera graduellement les muscles de votre dos pour exposer votre colonne pour la correction de la courbure. Une fois votre colonne atteinte, le chirurgien y attachera un tas d'instruments comme des broches, des vis, des fils et des crochets, la repositionnant et donnant le temps à la nouvelle greffe osseuse de fusionner proprement et d'éventuellement corriger la courbure.

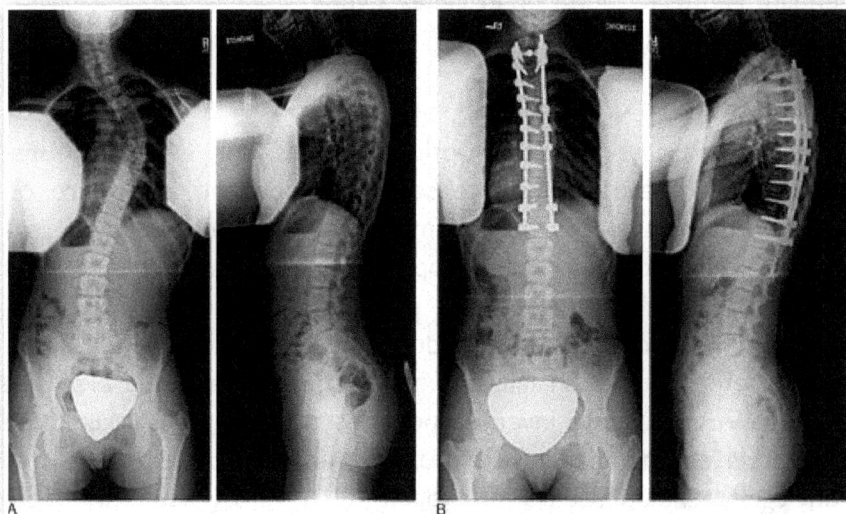

L'approche postérieure – Une présentation picturale

Bine que ce soit l'approche la plus commune dans le cas de Scoliose Adolescente Idiopathique, l'approche postérieure peut être utilisée pour presque tous les types de courbures. En fait, l'approche postérieure est aussi l'une des plus traditionnelles et plus fréquemment utilisées pour les opérations de la colonne.

L'entière procédure pour la chirurgie de la scoliose avec une approche postérieure suit une séquence similaire à celle esquissée ci-dessus dans l'approche antérieure.

Dans la section suivante, nous allons voir chaque partie de la procédure étape par étape.

Étape 1 – La préparation

Comme dans tous les cas de la plupart des opérations de la colonne, votre chirurgien pour commencer la procédure laissera votre anesthésiste vous administrer l'anesthésie appropriée. Une fois sous sédation, un tube respiratoire aussi bien que d'autres cathèdres seront placés dans les veines appropriées pour permettre un contrôle de plusieurs aspects comme la pression sanguine et les fonctions cardiaques pendant l'opération. Une des raisons les plus importantes pour ces cathèdres est de pouvoir contrôler continuellement la profondeur de votre anesthésie et s'assurer que vous restez complètement endormie pendant l'entière procédure.

Étape 2 – La position

Une fois que vous êtes sous sédatif et que tous les appareils de contrôles sont en place vous serez alors mis dans la position correcte pour l'approche postérieure utilisée pour l'opération de la scoliose. Pour ce faire, vous serez soigneusement placée à plat sur votre ventre. Vos bras et vos jambes seront proprement enveloppés pour éviter toute complication ou blessure supplémentaire.

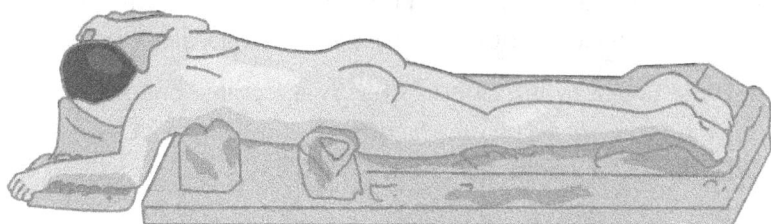

La position – L'approche postérieure

Étape 3 – L'incision

Utilisant une foule d'instruments, votre chirurgien pratiquera la plus importante incision pour atteindre votre colonne par le dos. Pour ce faire, l'incision suivra votre colonne au milieu de votre corps jusqu'en bas.

La longueur de l'incision dépend de la localisation exacte de votre courbure. Dans la plupart des cas, les chirurgiens qui utilisent une approche postérieure préfèrent faire une incision un peu plus longue que celle nécessaire à l'espace requis pour la spondylodèse.

Étape 4 – Le placement des instruments

Le succès de la chirurgie de la scoliose dépend de la façon dont votre chirurgien arrive à tenir la colonne en place dans sa posture originale. Lorsqu'uils utilisent l'approche postérieure, les chirurgien généralement préfèrent utiliser:

- Deux broches en métal (acier inoxydable ou titane)
- Des crochets qui se fixent à vos lames
- Des vis de pédicule qui sont insérées dans votre pédicule au milieu de votre colonne
- Des fils pour tenir les instruments ensemble et assurer une position correcte

Des vis de pédicule sont ajoutées pour renforcer la vertèbre fusionnante

Placement des vis de pédicule

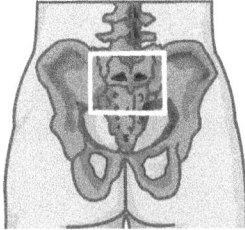

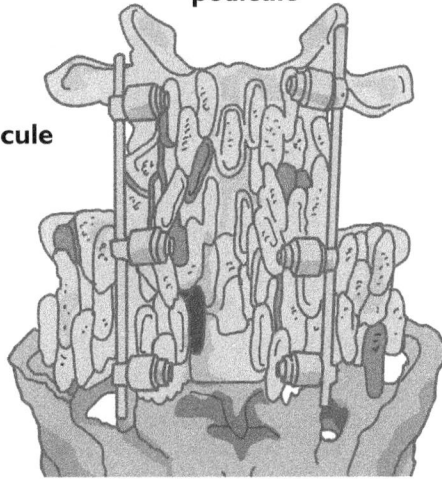

Vis de pédicule

Une fois tous les instruments mis en position correcte, la broche tracée pour s'adapter à votre colonne est attachée et la correction de la colonne se fait.

Étape 5 – Le resserrement

A ce stade bref mais important, votre chirurgien s'assurera premièrement que tous les instruments sont au bon endroit et ont été positionnés correctement. Une fois fait, toues les implants seront correctement resserrés pour la dernière fois.

Étape 6 – La fermeture de l'incision

Finalement, l'incision est recousue et habillée. Dans certains cas, le chirurgien peut choisir d'ajouter une protection supplémentaire à l'incision en plaçant un drain dans la plaie une fois l'opération terminée.

L'analyse

L'approche postérieure est de loin celle qui est le plus communément utilisée dans la chirurgie corrective de la colonne pour la scoliose. En fait, les études démontrent qu'utiliser l'approche postérieure pour des opérations de scoliose est une option de traitement qui peut aider à éviter les complications graves associées avec l'approche antérieure.

Bien que l'approche postérieure soit une méthode communément pratiquée, elle est aussi minée par une série de complications potentielles. Quelques-unes des plus communes comprennent l'endommagement des tissus par une position incorrecte des implants, et une pression et oignons de la peau survenant car les patients ont trop peu de tissus recouvrant les implants.

(C) Postérieure et antérieure – L'approche combinée

La chirurgie de la scoliose est peut-être le dernier recours pour les patients souffrant de scoliose. La technique utilisée pour l'opération est pour une grande part dans le niveau de succès du processus entier du traitement. Ces faits rendent impératif pour les spécialistes de développer de nouvelles techniques pour ces opérations de la colonne, l'approche combinée étant l'un de ces développements.

Des études récentes montrent des résultats positifs liés à l'utilisation de cette approche, bien que les avis continuent de varier. Par exemple, on a trouvé qu'utiliser cette approche pour des jeunes patients aide à prévenir le phénomène de « Vilebrequin ». En outre, l'approche combinée est souvent utile pour des courbures larges et rigides, et les courbures spécifiques dans la colonne thoracique. Cependant, les études montrent aussi que comparé à l'approche combinée, même l'approche postérieure est tout simplement aussi efficace pour la scoliose adulte lombaire, spécialement une courbure entre 40 et 70 degrés.

Le phénomène de Vilebrequin

Ce phénomène se produit généralement chez les jeunes enfants spécialement ceux avec un squelette immature. Dans le phénomène de Vilebrequin, on voit un type de progression de la courbure alors que le devant de la colonne fusionnée continue à croître après la procédure. Comme la colonne fusionnée ne peut pas croître en longueur, elle commence à se tordre et développer une courbure.

La procédure – L'approche combinée?

Par définition, l'approche combinée de la chirurgie de la scoliose utilise les deux approches antérieure et postérieure. Chacune des approches étant utilisée pour atteindre un but différent.

En utilisant cette approche votre chirurgien suivra tout aussi bien la voie antérieure que postérieure. Cela comprendra l'approche antérieure pour atteindre la colonne et l'approche postérieure pour pratiquer la spondylodèse. En résumé, votre chirurgien utilisera:

→ L'approche antérieure pour atteindre votre colonne.

→ L'approche postérieure pour pratiquer la spondylodèse

Pourquoi l'approche combinée?

Les deux approches antérieure et postérieure ont toutes les deux leurs limitations. Par exemple, lorsque votre chirurgien essaie de travailler sur votre colonne en passant par l'approche postérieure, les nerfs sont toujours sur son chemin bloquant la procédure. Cela rend aussi difficile de placer les implants entre les vertèbres.

C'est pour cette raison que les spécialistes commencent à voir l'approche combinée comme peut-être la plus efficace spécialement dans les cas de graves courbures. Dans de tels cas, le chirurgien commencera par pratiquer une incision dans l'abdomen et utilisera ensuite l'approche postérieure pour pratiquer la spondylodèse en deux étapes.

Essayons de voir de plus près comment l'approche combinée est pratiquée.

Les étapes

La procédure commencera avec votre chirurgien pratiquant une incision dans votre abdomen ou votre cage thoracique avec vous allongé à plat sur votre dos. Le matériel du disque sera ôté pour rendre votre courbure plus flexible. Comme dans le cas d'une approche antérieure, une côte pourra être ôtée pour donner plus de liberté de mouvements au chirurgien.

Une fois que la colonne est atteinte par le devant, la procédure nécessaire est expliquée dans l'approche antérieure et on referme l'incision. Ensuite, vous êtes repositionné et une incision est pratiquée dans votre dos pour pratiquer la portion postérieure de l'opération.

Types d'opérations – Représentation picturale

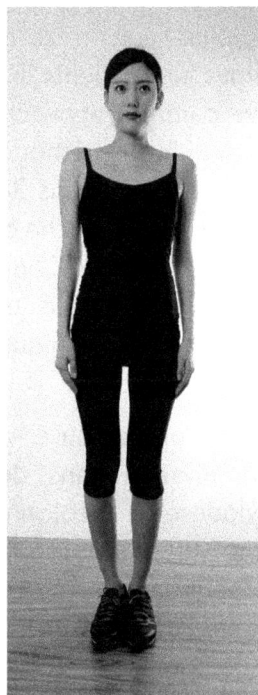

Antérieure

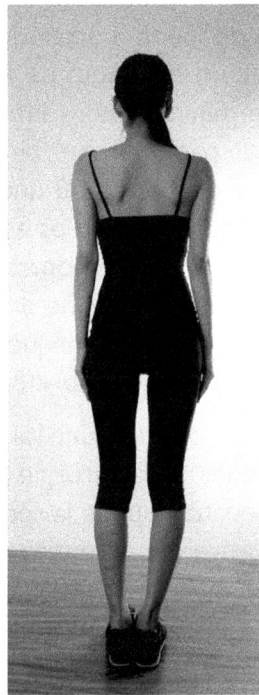

Postérieure

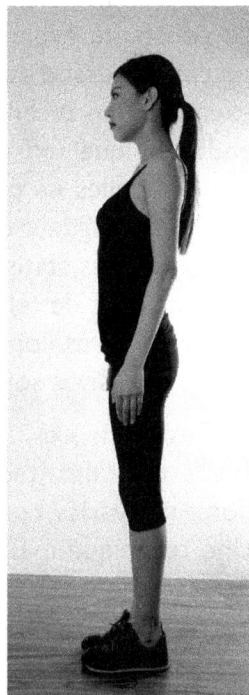

Approche combinée
antérieure et
postérieure

(D) L'approche endoscopique – Une technique d'intrusion minimale

Le monde de la médecine et de la chirurgie est dans un processus de constante évolution de façon à atteindre le plus haut niveau de succès et aussi d'assurer un minimum de traumas aux patients. Par exemple, une technique minimalement intrusive comme l'approche endoscopique offre au patient une alternative aux méthodes traditionnelles de chirurgie ouverte où une incision d'au moins 3-5 inches de longueur est pratiquée et un os est prélevé de la hanche ou des côtes. Les statistiques actuelles montrent qu'au moins 27 % des patients dans de tels cas ressentent une douleur à la hanche jusqu'à deux ans après l'opération, ce qui explique pourquoi les techniques moins intrusives sont de plus en plus préférées.

Ces dernières années ont vu une augmentation majeure de l'utilisation des techniques de chirurgie mini invasive dans des domaines variés, comprenant celui de la spondylodèse de la colonne. Une technique mini invasive est essentiellement celle qui utilise les derniers appareils telles que la caméra à fibre optique et autres instruments et pratique des opérations avec des incisions minimes. En fait, il y a eu une augmentation dramatique dans le nombre de greffes osseuses autologues qui ont été pratiquées avec l'aide de la chirurgie mini invasive pour des procédures telles que la spondylodèse de la colonne.

Allons plus loin pour comprendre exactement ce que comprend la technique endoscopique pour la chirurgie de la scoliose.

La définition

Pour commencer, un endoscope est un instrument très petit qui permet au chirurgie de regarder à l'intérieur du corps lorsqu'il est placé sur un câble court et inséré dans le corps par une petite incision. La technique endoscopique pour la chirurgie de la scoliose permet au chirurgien de voir clairement l'intérieur de la cage thoracique avec la colonne vertébrale visible sur l'écran de télévision. Cela facilite la correction de la courbure de la colonne en utilisant le processus décrit ci-dessous.

Avant d'aller plus loin, regardons les critères idéaux et quels patients sont les meilleurs candidats pour une approche endoscopique de l'opération. Vous êtes un candidat idéal pour la technique endoscopique, aussi connue comme la technique par caméra, si:

- Vous avez une courbure thoracique (au milieu de la colonne / dans la région de la cage thoracique)
- Vous avez déjà eu une opération ratée pour la correction de votre courbure)

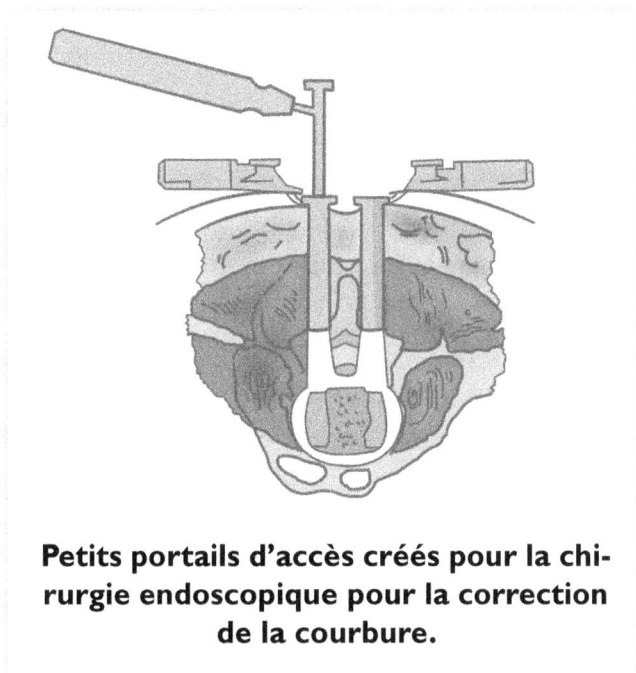

Petits portails d'accès créés pour la chirurgie endoscopique pour la correction de la courbure.

Les étapes

Les spécialistes habituellement suivent une série d'étapes pour pratiquer une opération chirurgicale endoscopique pour le traitement de la scoliose.

Votre chirurgien placera en premier un endoscope sur un câble et le positionnera proprement. L'endoscope sera alors inséré à travers une petite incision pour agrandir la région de l'opération. Toute la région de votre courbure deviendra visible sur un écran de télévision. Un nombre de petites incisions d'environ un centimètre seront pratiquées au lieu d'une seule large incision. Votre chirurgien pratiquera une série de petits portails d'accès comme des tunnels ou des passages très étroits, par lesquels le processus complet de la correction de la courbure sera effectué. Par ces tunnels, de petits instruments seront insérés pour faire l'essentiel de la procédure de la greffe osseuse et la spondylodèse.

L'avantage

La technique endoscopique pour la chirurgie de la scoliose est vue comme une alternative majeure aux interventions chirurgicales ouvertes conventionnelles pour un nombre de raisons. Les études montrent de façon proéminente comment l'endoscopie antérieure pour la spondylodèse de la scoliose thoracique offre une majeure correction de la courbure avec une cicatrice minimale.

Regardons rapidement pourquoi cette forme de chirurgie mini invasive est vue comme une bonne option pour traitement de la scoliose:

→ Cela préserve un grand nombre de muscles sains
→ Cela réduit considérablement le temps de guérison post opératoire
→ Cela cause des dégâts minima aux tissus environnants
→ Cela réduit la cicatrisation associée avec la chirurgie conventionnelle, à cause d'une durée plus courte de la rétraction et de l'intensité des muscles. Une taille plus petite de l'incision signifie également une cicatrice plus petite
→ Cela cause moins de traumatisme et d'inconfort au patient
→ Cela réduit l'étendue des problèmes respiratoires pendant et après l'intervention.

Toutefois, il y a quelques conséquences ou de potentielles complications liées à l'utilisation de la technique endoscopique, bien que leur impact puissent varier. Par exemple, des études rapportent que les cassures de broches sont possibles après de telles interventions endoscopiques pour la scoliose. Toutefois, ces cassures, ne peuvent pas êtes reliées à aucune perte de correction de la courbure.

(E) Thoracoplastie

La scoliose thoracique

Lorsqu'un patient souffre de scoliose thoracique, la courbure se place dans les vertèbres thoraciques, qui sont juste derrière la poitrine et conséquemment occasionnent une bosse. Nous savons comment la colonne d'un patient avec la scoliose thoracique prend la forme d'un « S » déformant toute son apparence. Cependant, lorsque cette courbure est dans la colonne thoracique (en haut) elle prend la forme d'une déformation extérieure, plus communément connue sous le nom de gibbosité (bosse), vous donnant un air de bossu.

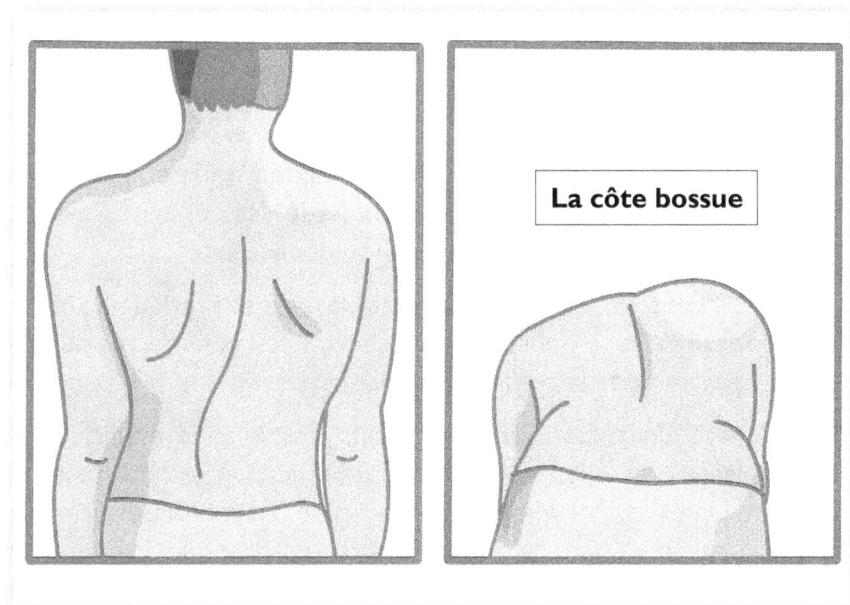

La côte bossue

Dans de tels cas, on doit réduire ou ôter cette bosse en raccourcissant ou enlevant quelques côtes sélectionnées. La thoracoplastie est une procédure habituelle chez les patients atteints de courbure scoliotiques thoraciques, car cela peut trèès bien fonctionner de réduire la déformation extérieure. Comme le nom le suggère, la procédure de thoracoplastie est principalement appropriée pour les patients souffrant de scoliose thoracique, ou de proéminence des côtes dans la région de la poitrine ou dans le haut du dos.

La thoracoplastie et la scoliose

Par définition, la thoracoplastie est une procédure qui raccourcit ou enlève quelques côtes sélectionnées de manière à réduire une bosse typique des côtes. Voyons voir un peu plus en quoi consiste dette procédure et sa pertinence pour la scoliose.

Dans la plupart des cas, la thoracoplastie sera pratiquée après que l'intervention standard pour la correction de la courbure aura été faite en utilisant l'approche antérieure ou postérieure ou une autre des approches mentionnées précédemment.

Les avantages

Spécialement pratiquée avec des vis de pédicule, dans des cas comme la scoliose idiopathique adolescente, la thoracoplastie est souvent été vue comme offrant de meilleures corrections pour des bosses de côtes sans les complications pulmonaires et autres. En fait, on dit aussi que le but de la correction de la courbure est atteinte beaucoup mieux si la thoracoplastie est combinée avec la spondylodèse de la colonne que la spondylodèse seule.

De plus, dans les cas où la thoracoplastie est pratiquée avec la spondylodèse de la colonne, elle peut servir aussi comme une source non négligeable pour la greffe osseuse.

En dehors de réduire la bosse pour des raisons médicales, la thoracoplastie sert aussi comme une amélioration esthétique pour le patient. Un exemple typique de cette sorte d'inconfort est lorsque le patient atteint d'une telle difformité extérieure essaie de s'appuyer contre le dos d'une chaise. Avec la thoracoplastie, de telles bosses sont réduites et le confort revient.

La procédure

Le nombre de côtes qui devront être raccourcies ou ôtées dépend entièrement de la gravité et de l'étendue de votre courbure et aussi de la taille de votre bosse. Cependant, les spécialistes sont d'avis que si une différence considérable doit être faite, au moins cinq côtes devront être travaillées bien que les plans puissent varier.

Comme mentionné plus haut, dans la plupart des cas, la thoracoplastie sera pratiquée après que l'intervention pour la spondylodèse de la colonne ait été faite mais qu'une bosse reste visible.

Pendant l'intervention, votre chirurgien obtiendra l'accès à vos côtes sélectionnées en divisant votre périoste, qui est une couche osseuse formant une couche sur les côtes, et qui fonctionne comme l'écorce sur un tronc d'arbre. Une fois cela fait, les côtes sélectionnées seront ôtées. Les extrémités seront alors enfoncées vers le bas et tenues pas des fils fixés par des trous forés à cet effet. Les côtes raccourcies, une fois complètement guéries seront aussi solides que les originales.

(F) Les derniers développements

La spondylodèse – Le principe fondamental

Le traitement chirurgical de la scoliose a précédemment été assez invasif tout autant que vaste par nature. Les procédures chirurgicales ont traditionnellement compris d'atteindre la colonne soit par une large exposition soit par endoscopie et la spondylodèse pour corriger la courbure.

Toutefois, dû aux sérieux potentiel de complications et des risques inclus, la recherche médicale continue d'évoluer vers de nouveaux, plus sûrs et surtout moins invasives techniques pour effectuer la correction de la courbure. Alors que certaines de ces techniques se sont révélées efficaces et ont été adoptées complètement par la communauté médicale, d'autres font encore l'objet de débats et sont adoptées avec certaines modifications ou seulement pour quelques patients spécifiques. Prenez le cas de l'intervention Luqué, qui est une technique de broches auto croissantes. Les spécialistes sont d'avis que cette technique peut être utile a contrôler les débuts de scoliose chez les patients jeunes, mais dans une forme modifiée, car elle présente des risques comme l'effet de débris et aussi le risque de spondylodèses spontanées.

La chirurgie sans spondylodèse

La spondylodèse de la colonne a toujours été le prémisse clé de la chirurgie pour corriger les courbures de scoliose. La spondylodèse, traditionnellement pratiquée par chirurgie ouverte a été la méthode la plus employée. Toutefois, la recherche récente montre un haut niveau de succès associé avec la chirurgie sans spondylodèse. La chirurgie sans spondylodèse est mini invasive et spécialement utile en s'adressant à des scolioses progressives chez les enfants en croissance. La chirurgie invasive comme la spondylodèse de la colonne causeront probablement des complications chez les enfants avec des débuts de scoliose ou ceux qui sont près de l'adolescence avec des poussées de croissance en suspens. Même des traitements comme les corsets, qui peuvent être non invasifs, n'offrent pas la correction de la courbure et arrêtent juste la progression de la courbure et procurent un délai la chirurgie pour un moment.

C'est pour de telles raisons que les options de traitements sans spondylodèse sont considérées comme une alternative majeure aux spondylodèses traditionnelles de la colonne, spécialement chez les enfants en croissance.

Voyez notre liste de quelques-uns des derniers développements dans le domaine de la chirurgie de la scoliose et pour comprendre les concepts et l'efficacité de chacun d'eux.

a) L'agrafage vertébral

Dans cette procédure, des agrafes sont placées le long de la plaque de croissance de la colonne pour en moduler la croissance asymétrique. Le but est d'abaisser le niveau de croissance du côté antérieur de la colonne de façon à ce que le côté latéral puisse le rattraper. En fait, des études contrôlées montrent une amélioration de 80% chez les patients chez qui l'agrafage vertébral a été pratiqué comme une chirurgie sans spondylodèse pour la scoliose.

Les spécialistes suggèrent que les meilleurs candidats pour ce type de chirurgie sont les patients dans un groupe d'âge de 8 à 11 ans avec une courbure entre 25 et 35 degrés.

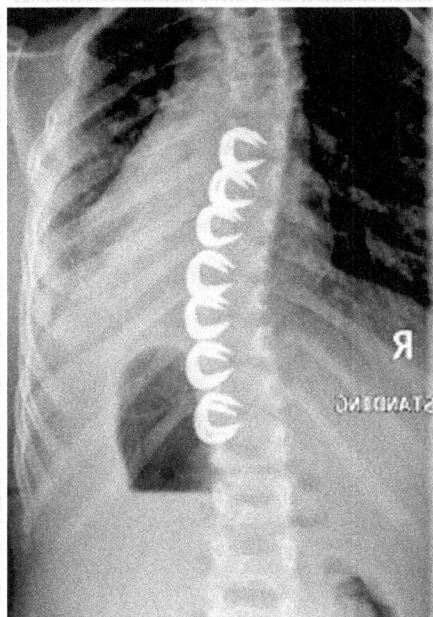

L'agrafage vertébral

b) Une côte verticale extensible en titane comme prothèse (VEPTR)

Le VEPTR est l'une des dernières techniques qui a été analysée par les spécialistes médicaux, spécialement dans le cas de scoliose congénitale. Dans cette technique, un instrument, qui peut être ajusté ultérieurement selon la croissance, est implanté chirurgicalement dans la colonne de l'enfant. Le VEPTR fonctionne en étendant la colonne thoracique, permettant au poumon et à la colonne thoracique de croître. Cela arrive lorsque l'enfant grandit et éventuellement corrige la courbure.

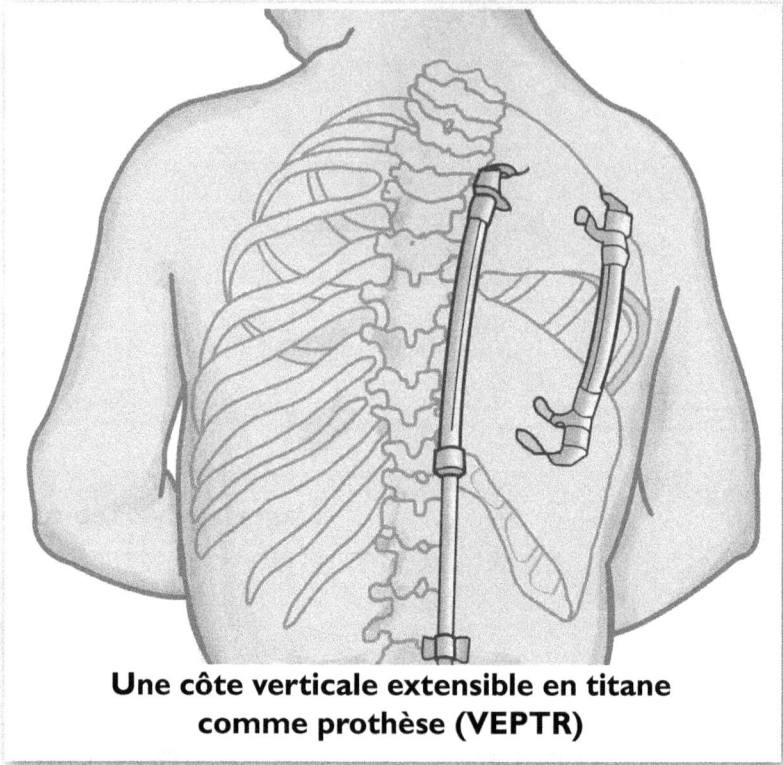

Une côte verticale extensible en titane comme prothèse (VEPTR)

c) Le système de guidage de croissance SHILLA™ de Medtronic

Conçu pour le traitement des jeunes enfants atteints d'une apparition d'un début précoce de scoliose (EOS), Le SHILLATM est le premier instrument de guidage de croissance de Medtronic pour aider les enfants grandissants atteints de scoliose. L'instrument est disponible commercialement en Europe comme une option de traitement pour de très jeunes enfants avec EOS. On revendique qu'il est utile en permettant la croissance naturelle et en réduisant simultanément la déformation de la colonne sans intervention chirurgicale.

Lorsque le concept SHILLATM est utilisé, l'apex de la courbure est d'abord corrigé, fusionné et ensuite fixé à un ensemble de broches duales. Le système SHILLATM guidera ainsi la croissance aux deux extrémités des broches duales au travers d'une procédure programmée. Cette croissance est rendue possible par les vis des pédicules qui sont implantées extra périoste

Que signifie extra périoste ?

Être connecté ou implanté extra périoste signifie que les vis ne sont pas attachée au périoste ou la membrane des tissus connectifs fibreux.

Les vis glissent le long de la broche de chaque côté de la structure. Les études montrent qu'éventuellement la colonne croîtra normalement à sa place avec les implants en place, permettant une croissance régulière chez des enfants atteints de EOS.

Ce système innovant SHILLATM a reçu la marque CE (Conformité Européenne) pendant le Congrès de la semaine de la colonne vertébrale à Amsterdam pour procurer aux jeunes enfants souffrant d'une courbure mortellement grave une alternative appropriée aux interventions chirurgicales débilitantes et limitées.

Le mot de l'auteur

Les chirurgies mini invasive et sans spondylodèse apparaissent définitivement comme de meilleures options que les chirurgies ouvertes traditionnelles pour corriger les courbures scoliotiques. Il y a quelques avantages distincts associés à tous les types de procédures de chirurgie mini invasive pour la scoliose tels qu'un minimum de cicatrices, un temps de guérison plus court, moins de perte de sang et moins de douleur. Cependant, plusieurs de ces interventions sont conçues pour des enfants avec des courbures de la colonne et dans une période de croissance, un stade pendant lequel des fusions permanentes peuvent créer des complications supplémentaires. D'un autre côté, les interventions chirurgicales traditionnelles ouvertes ont été plus longuement testées dans le temps et universellement appliquées.

C'est toujours avantageux d'analyser chacune des options disponibles avec votre chirurgien, spécifiquement selon votre âge, le type et la gravité de votre courbure et surtout, le plus important, l'état de votre santé avant de décider quel type spécifique d'intervention vous devriez avoir comme traitement de votre scoliose.

Histoires vraies de scoliose : La différence que la technologie peut faire

Madame Richard (le nom est changé) avait environ 49 ans lorsqu'on lui diagnostiqua une scoliose. Au sommet de sa vie active, l'idée de voir son efficacité ralentie par une difformité la hantait. Cela ne l'aidait pas du tout que tout ce qu'elle savait de la chirurgie de la scoliose était que c'était très douloureux et comprenait une série d'instruments insérés dans votre corps.

Toutefois, quand elle eut 51 ans, c'est-à-dire deux ans plus tard, elle croisa le chemin d'un chirurgie qui offrit de pratiquer une intervention mini invasive pour corriger sa courbure. La nouvelle technique comprenait d'atteindre la colonne par une incision latérale pratiquée sur le côté du patient sous les côtes. Selon les spécialistes, et la quantité de perte de sang et le temps de guérison sont moindres avec de telles techniques. La patiente retourna à son poste après 3 semaines et elle retrouva un style de vie indépendant

CHAPITRE 16

Les moyens et ustensiles de votre chirurgien

Vous savez maintenant tout sur la préparation pour votre intervention, les risques possibles, et les options disponibles pour une opération spécifique. Maintenant, pour aller de l'avant, il est temps de comprendre la procédure par elle-même, en commençant par les ustensiles qui seront utilisés et ce qui se passera dans le théâtre de l'opération et la façon dont la spondylodèse est en fait pratiquée. Dans ce chapitre, vous pourrez lire en détails la manière dont les instruments majeurs sont utilisés.

Les ustensiles du chirurgien

Depuis que René Guerin, le chirurgien français pensa à appliquer la chirurgie pour corriger la scoliose et que le Docteur Russel Hibbs inventa la chirurgie de la spondylodèse en 1914 au New Orthopedic Hospital, l'instrumentation et les ustensiles utilisés dans la chirurgie de la scoliose ont vraiment été les meilleurs amis du chirurgien.

Après cela, vint l'ère de la fameuse avancée par Paul Harrington dans les années 1950. La procédure étant essentiellement d'utiliser une broche rigide pour étendre la colonne. Cette broche, nommée d'après son inventeur la Broche d'Harrington, a été l'une des premières pièces de l'instrumentation à être utilisée dans la chirurgie de la scoliose.

Les ustensiles et les systèmes utilisés par les chirurgiens dans le théâtre des opérations forment la pièce d'achoppement du succès, pour ce qui en est, l'échec de l'intervention. Après tout, il y a des études concrètes qui démontrent l'importance pour les chirurgiens et les radiologues de la colonne à être complètement familiers des types d'instrumentations variés pour le traitement de la scoliose et à être capable de discerner tout échec possible dans les instruments dans de tels cas. Bien qu'il y ait aussi des preuves que l'instrumentation ne soit pas totalement responsable pour une correction précise de votre courbure, de telles preuves sont maigres et demandent un débat approfondi.

Et par conséquent, cela rend très important pour chaque personne qui subit une opération de la scoliose d'avoir une connaissance très complète de chaque instrument et de la manière dont il est utilisé et ainsi de suite.

Des ustensiles que vous devriez connaître

Les ustensiles et les outils les plus importants qui seront utilisés par votre chirurgien peuvent habituellement être divisés en deux catégories principales qui sont:

1. Les éléments qui s'accrochent aux os – Les crochets, les vis, les fils et les fils subliminaires.

2. Les éléments qui lient de façon longitudinale – Les broches et les plaques

Continuez la lecture car nous donnons en détail les caractéristiques d'un grand nombre de ces ustensiles.

1. Les broches

a) Les broches d'Harrington

Comme mentionné plus haut, la procédure d'Harrington est l'un des plus anciens concepts des procédures de la colonne, bien que la technologie continue d'évoluer et de nouvelles technologies fassent leur apparition dans le domaine de la chirurgie spinale.

La procédure d'Harrington atteint essentiellement la correction de la colonne en la renforçant et en la changeant. Lorsque les spondylodèses étaient pratiquées avant l'invention du docteur Harrington, la procédure était faite de façon rudimentaire. La spondylodèse était pratiquée sans l'utilisation d'implants métalliques et un plâtre était mis après chaque opération, ce qui ensemble avec de la traction devait tenir la courbure droite jusqu'à ce que la fusion soit faite. Toutefois, comme le taux d'échec de la fusion ou de pseudarthrose qui avait lieu était élevé avec cette procédure, l'invention révolutionnaire de Paul Harrington fut l'option préférée par la communauté médicale.

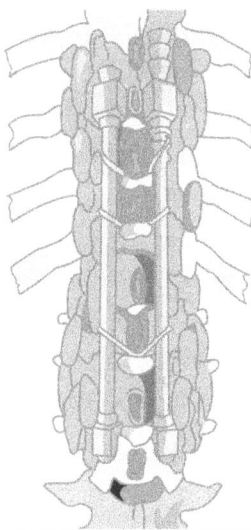

Spondylodèse

Des broches d'acier soutiennent la fusion des vertèbres

Des greffes osseuses sont placées pour croitre dans l'os et fusionner les vertèbres

En quoi consiste la procédure d'Harrington?

Le Dr Harrington a introduit un système d'instrumentation en métal qui aide la colonne à rester droite jusqu'à ce que la fusion ait pris entièrement place. Bien qu'obsolète et plus utilisé, le système Harrington original utilisait un système de cliquets. Il était attaché à la colonne par des crochet au bas aussi bien qu'en haut de la courbure, aidant à l'allonger ou la redresser.

Dans la version moderne de la procédure bien que des variantes existent, la procédure Harrington suit un ensemble d'étapes standard comme ci-après:

- En premier, une broche est utilisée, partant du bas jusqu'en haut de la courbure. Votre chirurgien pourrait choisir d'utiliser deux broches de chaque côté de la colonne vertébrale.
- La broche est soutenue par des chevilles qui ont été insérés dans l'os.
- La broche en acier est alors soulevée, un peu comme lorsque l'on change un pneu de voiture. Elle est alors verrouillée à sa place de façon à assurer la position de la colonne.
- Le stade de la fusion peut alors prendre place.
- Comme mentionné plus haut, un repos alité de 3 à 6 mois est préconisé, ensemble avec un plâtre que le patient doit porter, au moins pendant cette durée.
- La broche en acier reste à l'intérieur à moins qu'elle ne cause des problèmes

Les cassures de broches dans le cas de l'instrumentation Harrington sont plutôt rares. La recherche montre que même dans les cas de fusion serrée, il se passe à peine 10 à 15 % de fractures de broches. Toutefois, il y a deux complications possibles associées avec la procédure Harrington.

Voyons chacune d'elles brièvement.

i) Le phénomène de Vilebrequin

Ce phénomène se produit généralement chez les jeunes enfants, spécialement ceux dont le système squelettique est encore immature. C'est habituellement un type de progression de la courbure dans lequel la portion de la colonne fusionnée continue de croître après la procédure. Comme la colonne fusionnée ne peut croître en longueur, elle commence à se tordre et développe une courbure.

ii) Le syndrome du dos plat

Cette complication se produit lorsque le bas de votre dos perd sa courbure intérieure normale, aussi connue comme une lordose. Après quelques années, les disques peuvent aussi se rompre à l'endroit de la spondylodèse, ce qui rend la position érigée droite pour le patient et procure aussi beaucoup de douleur.

b)Le système de Cotrel-Dubousset (CD)

« Le but essentiel reste l'équilibre 3D de la colonne et non pas le pourcentage d'amélioration de l'angle Cobb. » Jean Dubousset

Il s'agit de l'un des types de systèmes segmentaux utilisés dont les deux broches parallèles sont croisées en utilisant de nombreux crochets de manière à faciliter une plus grande stabilité pour les vertèbres fusionnées. Des instruments adéquats sont placés dans chaque partie de la colonne qui doit être redressée. Les deux fonctions clés de la procédure Cotrel-Dubousset sont:

→ Une correction de la courbure existante

→ Une correction de la rotation existante

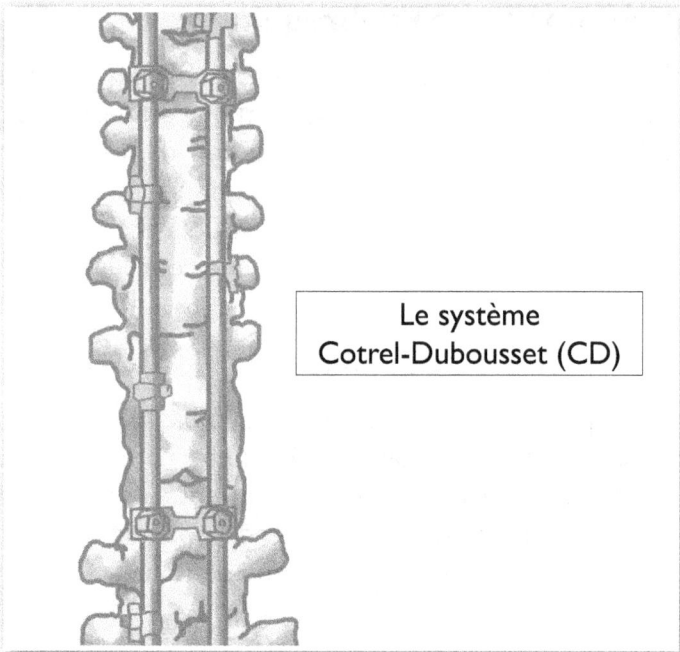

Le système
Cotrel-Dubousset (CD)

L'une des études conduites pour démontrer l'efficacité de ce système à jugé le niveau de correction autour de 66%. Il est intéressant de noter qu'alors que seulement **86%** des patients qui ont subi la procédure Harrington se sont dits satisfaits, dans le cas du CD système, le taux était de **95%**. Toutefois, la durée de l'opération et la perte de sang sont plus élevées lorsque le CD système est utilisé comparé avec la procédure d'Harrington. D'un autre côté, ce système ne cause pas le syndrome du dos plat généralement causé par le concept d'Harrington.

c) L'instrumentation du Texas Scottish-Rite (TSRH)

Un autre type de système segmental est le système TSRH qui est assez similaire à la procédure Cotrel-Dubousset, spécialement dans son aspect de l'utilisation de deux broches pour contrôler la courbure tout autant que dans celui de renverser la rotation existante. Toutefois, cette procédure va plus loin et utilise des crochets et des broches plus doux. Le principal avantage de cette caractéristique est une plus grande facilité à ôter ou ajuster les instruments si une complication survient.

D'autres ensembles

a) L'instrumentation Luque – Maintenant nous savons que la procédure Harrington comprend un risque majeur de Syndrome du dos plat. L'instrumentation Luque a été à l'origine développée pour maintenir la lordose naturelle (la courbure naturelle) du bas du dos dans ce contexte. Par des complications supplémentaires comme la perte de correction après une intervention est grande, cet ensemble d'instruments est la plupart du temps utilisé chez des patients avec une scoliose neuromusculaire et aussi chez les enfants avec des problèmes comme la paralysie cérébrale.

b) WSSI – Connue comme l'instrumentation spinale segmentale du Winsconsin, est généralement considérée comme sûre, comme la procédure d'Harrignton et l'instrumentation Luque. Dans cette méthode, la base de la procédure spinale est utilisée pour la fixation segmentale ensemble avec un implant approprié

c) DDS – Nommée la Spondylodèse Dynamique Dorsale (DDS, en anglais), ce concept est encore au stade expérimental en Allemagne. Un système semi rigide, il offre essentiellement une plus grande flexibilité à la colonne comparé aux autres systèmes conventionnels.

2. Les crochets

Par tradition, les crochets ont été les ustensiles les plus communément utilisés pour sécuriser les broches à la colonne. Une fois les broches placées autour de la courbure de la colonne, les crochets sont alors utilisés pour maintenir les broches en place correctement. Les vis des pédicules sont l'autre option pour maintenir les broches et seront expliquées dans la prochaine section.

Regardons le but de cet ustensile en détail, pourquoi et comment il est utilisé.

L'utilisation et l'implémentation

Communément utilisés comme partie des ensembles de l'instrumentation comme dans la procédure Cotrel-Dubousset (CD), les constructions avec des crochets segmentaux a été considérée comme un partie standard du traitement chirurgical de la scoliose depuis les années 1980. La raison principale de l'immense popularité des crochets provient de la possibilité qu'ils offrent au chirurgien d'en placer un certain nombre le long de la même broche soit en compression soit en distraction.

Les types clés de crochets

Une série de crochets de formes et de tailles variées sont utilisés par les chirurgiens selon l'âge et le type de patient de même que le degré d'étendue de la courbure. Dans cette section, nous discutons chacun de ces types de crochets, avec les détails de leur utilisation et application spécifiques.

1. Les crochets de pédicule

Comme le nom le suggère, ce sont les crochets attachés au pédicule de vos vertèbres. Plus spécifiquement, les crochets de pédicule peuvent être appliqués dans les vertèbres thoraciques (au milieu de la colonne), de T1 à T10. 5veuillez vous référez au chapitre 1 pour plus de détails sur les vertèbres thoraciques). Avec la plaque du crochet toujours placé en position vers le haut, les vis de pédicules sont insérées en utilisant différentes sortes de crochets comme les détenteurs, les propulseurs, les enfermés ou un maillet. De façon alternative une combinaison de ceux-ci peut être utilisée.

2. Les crochets supraliminaires

Toujours placés de haut en bas, le crochet supraliminaire est utilisé dans la portion supérieure de la lamina. Comme expliqué au premier chapitre, la lamina couvre le canal spinal, partant du corps de la vertèbre et formant un anneau enfermant la moelle épinière pour la protéger. Pour mettre le crochet, une infime portion de la lamina doit être ôtée. Une fois cela exécuté, le crochet sera inséré en utilisant un implant adéquat.

3. Les crochets Infra liminaires

Généralement utilisés au niveau T11 et plus bas, ces crochets sont positionnés vers le haut. Pour les insérer, votre chirurgien devra séparer le ligamentum flavum de la face intérieure de la lamina, ce qui gardera votre os intact.

4. Les crochets pour transverse

Un crochet avec une lame large, généralement utilisé dans une construction typique de griffe dans les systèmes CD. Utilisés comme crochets vers le haut ou vers le bas, ces crochets sont implantés après que les tissus tendres aient été ôtés

5. Les crochets de réduction

Un crochet de réduction disponible dans les quatre styles vus précédemment, est typiquement placé en haut de la courbure thoracique sur le côté où celle-ci est corrigée. Le principal but des crochets de réduction est de faciliter le placement des broches, spécialement dans les larges courbures où dans le cas ou les courbures sont accompagnées de considérables lordoses (courbure dans le bas du dos).

3. Les vis de pédicules

La vis de pédicule est l'un des derniers outils de l'instrumentation qui ajoute une valeur certaine aux différentes approches de la chirurgie de la scoliose, comme les approches antérieure et postérieure. Comprises comme des vis spéciales pour la portion du pédicule de vos vertèbres, ce type d'instrumentation est maintenant associé à des facteurs comme un taux de succès plus élevé des interventions chirurgicales et un taux de complication diminué.

Avant de procéder plus avant, considérons brièvement quelques-uns des termes importants que vous devriez connaître.

Des termes que vous devriez connaître

(a) Les pédicules

Un pédicule ou un pédicule de vertèbre est une petite structure comme une tige qui sort de la portion postérieure ou le dos de votre vertèbre. Chaque vertèbre possède deux pédicules différents qui lui sont attachés, comme sur l'image ci-dessous.

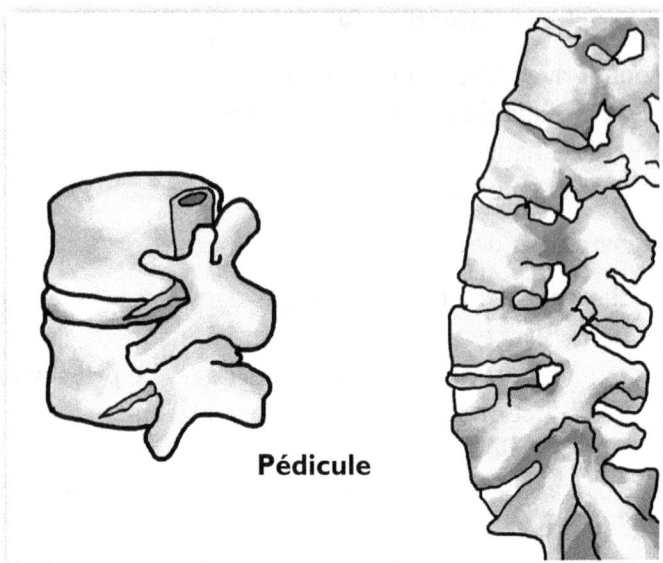

Pédicule

(b) Des vis de pédicule multiaxiales

La vis de pédicule multiaxiale est la dernière et la plus communément utilisée des types de vis de pédicule. Faite en titane, la vis multiaxiale est filetée avec la tête mobile. Tolérant de haut niveau d'usage et de corrosion, les vis de pédicule multiaxiales sont compatible avec les IRM et sont disponibles en un grand nombre de taille. Grâce à sa tête mobile, la vis peut pivoter de qui aide à éviter le stress de la vertèbre. Votre chirurgien choisira parmi une grande variété de taille de 30 mm à 60 mm et d'une diamètre de 5.0 mm à 8.5 mm.

La méthode et le dessein

Les vis de pédicule sont utilisées pour corriger une difformité spinale. Dans le cas spécifique de scoliose, les vis de pédicules sont utilisées comme un élément des ensembles d'autres instrumentations comme la procédure Harrington dans deux buts spécifiques:

→ Fixer les broches et les plaques à la colonne

→ Immobiliser une certaine partie de la colonne pour aider la fusion à se faire

Bien que la procédure exacte puisse varier selon la localisation exacte de l'opération de la colonne (thoracique, lombaire ou sacrale), il y a une façon générale d'implanter les vis de pédicules. En voici une brève description :

- En utilisant des rayons X ou la fluoroscopie, le chirurgien déterminera en premier à quelle profondeur les vis doivent être insérés.
- Une fois que la profondeur aura été déterminée, il faut stimer et finaliser l'angle d'insertion des vis.
- Alors, un canal est creusé au travers du pédicule avec les instruments appropriés.
- Finalement, la vis est insérée à cet endroit.

L'efficacité et la popularité

Les vis de pédicule se fixe typiquement sur les pédicules, qui sont les côtés des vertèbres. Elles tiennent en place les broches en entrant dans l'os.

Il y a un grand nombre d'études qui montrent l'efficacité des vis de pédicule dans l'instrumentation de la correction de la courbure. Par exemple, une étude du Center for Spine Surgery and Scoliosis en Allemagne montre que l'instrumentation de la vis de pédicule segmentaire peut aussi bien être utilisée dans la correction chirurgicale de la déformation frontale que dans la difformité plate de la scoliose thoracolombaire et lombaire de moins de 60 degrés. Les résultats montrent que la fixation avec les vis de pédicule est accompagnée par une durée de fusion plus courte comparée à celle d'une spondylodèse antérieure. De plus, l'instrumentation avec les vis de pédicules offre une meilleure correction de courbure avec une amélioration de la fonction pulmonaire et un minimum de problèmes neurologiques.

Une autre étude similaire rapporte aussi que comparé aux crochets ou aux constructions hybrides, les patients pour qui on a utilisé l'instrumentation avec les vis de pédicules montaient une correction améliorée de la courbure majeure et demandaient moins de traitement de suivi. Toutefois, comme les recherches appropriées montrent, les seuls pré requis pour que l'instrumentation avec les vis de pédicules offre des résultats comme une fixation rigide et une correction améliorée de la difformité est de suivre la technique de façon appropriée qui peut être déterminée par des analyses pré opératoire.

Les études ont aussi commencé à montrer que l'instrumentation avec les vis de pédicule peut apporter une meilleure correction de la courbure sans les problèmes neurologiques notés lors de l'instrumentation avec l'utilisation de crochets de segmentation.

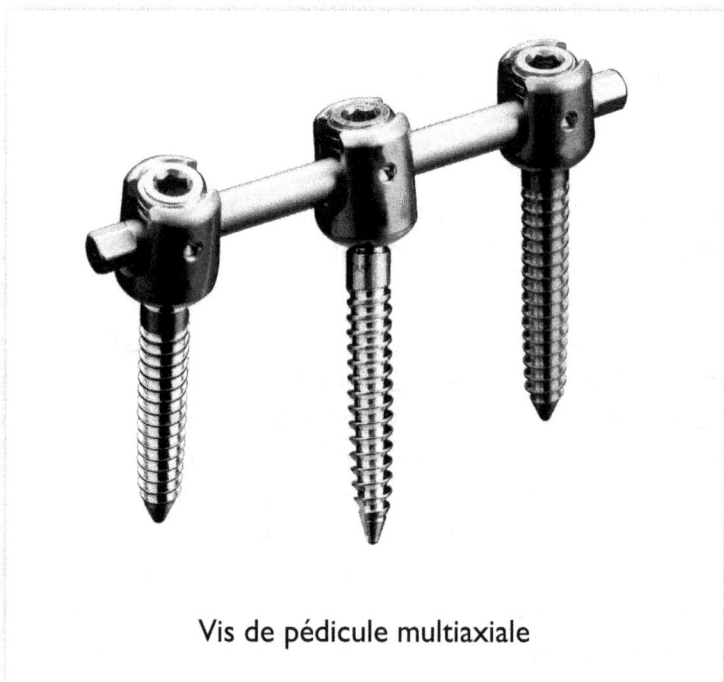

Vis de pédicule multiaxiale

Le crochet segmental vs. La vis de pédicule

Le débat continue pour savoir si les vis ou les crochets sont les meilleurs dans la chirurgie de la scoliose ! A l'origine, les vis de pédicules ont remplacé les crochets segmentaux qui étaient traditionnellement en usage dans la procédure Harrington, l'une des premières techniques chirurgicales utilisées pour traiter la scoliose.

Sur le plan académique, il y a deux raison principales qui font voir aux chirurgiens les vis comme une meilleure option que les crochets, bien que des facteurs de risques existent dans les deux cas. Les deux facteurs qui donnent l'avantage aux vis sur les crochets sont:

- La capacité des vis a résister à une forte tension sur la colonne d'une meilleure façon que les crochets
- On croit que la position du placement des vis leur procure un avantage par rapport aux crochets

En fait, on croit aussi qu'en utilisant des vis, une plus petite portion de la colonne a besoin d'être fusionnée et aussi que le patient subit une perte de sang moindre. Toutefois, une partie du corps médical croit aussi que les crochets offrent moins de possibilités pour des complications neurologiques que les vis de pédicule.

Référence: Liljenqvist, et al. Comparative Analysis of Pedicle Screw and Hook Instrumentation in Posterior Correction and Fusion of Idiopathic Thoracic Scoliosis. In European Spine Journal. August 2002. Vol. 11. No. 4. Pp. 336-343.cv

4. Les câbles

Les procédures modernes pour la scoliose utilisent une combinaison d'outils et d'instruments qui peuvent procurer les meilleurs résultats possibles pour les spondylodèses.

Les câbles, typiquement utilisés comme connecteurs dans la chirurgie de la scoliose, sont considérés comme faisant partie de la seconde génération de systèmes (les années 1960-1970) pour la chirurgie de correction de la scoliose. On pensent que ces systèmes ont dépassé la procédure des broches de Harrington, essayant de surmonter les complications associées à cette dernière.

Un exemple de la façon dont les câbles peuvent être utilisés pour la correction de la courbure de la scoliose est en conjonction avec l'instrumentation de Luque, une partie commune de la seconde génération de systèmes. Dans cette technique particulière, deux broches sont placées de chaque côté de la colonne et attachées en utilisant des câbles.

Les câbles sub lamina – A l'heure actuelle

Après cela il y eut l'époque des techniques de câblage sub lamina, qui sont toujours utilisées, bien qu'inhabituellement. Le câblage sub lamina est habituellement utilisé pour deux catégories de patients:

→ Ceux dont les os sont trop fragiles pour supporter des vis et des crochets
→ Ceux dont la courbure provient de problèmes avec les nerfs et les muscles

Maintenant, les câbles en acier inoxydable typiques ont été remplacés par des câbles en titane. Cependant, les spécialistes se disent inquiets pour les patients ayant une courbure rigide car de tels câbles sub lamina peuvent facilement tirer ou même se casser.

Les câbles sont aussi utilisés pour fixer des courbures dans l'instrumentation dans la méthode Wisconsin et dans le cas de la Dorsal Column Stimulation, une procédure chirurgicale faite pour traiter le mal de dos.

Que dit la recherche?

Beaucoup de différentes sortes de câbles sont utilisées selon le type de chirurgie pratiqué avec des résultats différents pour chacun d'eux. Par exemple, le câble en alliage de chrome de cobalt offre de plus grands avantages que le câble en acier, spécialement en terme de force de tension et de la compatibilité avec le titane. En fait, les câbles solides en alliage de chrome de cobalt sont aussi utilisés comme des implants sub lamina avec une instrumentation en titane, ce qui produit souvent des résultats remarquables. Toutefois, les résultats dans le cas de l'instrumentation de Luque utilisant des câbles montrent un niveau de correction assez faible. Même que le niveau de dégâts causés par le passage des câbles par le canal de la moelle épinière étaient élevés de façon considérable. Généralement, les câbles sont considérés comme dangereux car le processus d'ôter ceux qui sont endommagés ou cassés après une telle intervention chirurgicale peut être périlleux causant des complications comme des blessures neurologiques.

Au contraire, il y a des études qui rapportent que le placement d'un câblage su lamina est sans danger et un adjuvant utile pour le traitement chirurgical de la scoliose idiopathique.

5. Les pinces

Dans le monde de la chirurgie spinale, une pince chirurgicale est un petit instrument métallique qui fonctionne comme interface entre les parties de votre colonne et les tiges de métal, maintenant tout le système d'instrumentation ensemble. Le système de fixation avec pinces attache la broche à la structure spinale utilisant la technique qui épargne les pédicules.

Quand un implant est placé dans la structure de votre colonne pour réduire la courbure de la scoliose, cela cause habituellement une grande quantité de friction, ou ce qui est médicalement connu sous le nom de stress de contact. Les pinces réduisent la quantité de stress de contact en permettant la compression, la distraction, l'inversement de la rotation et la traduction de la colonne. La plupart des pinces connues comme les pinces Universelle (Universal Clamps) peuvent bien fonctionner avec d'autres ustensiles comme les crochets, les vis et les câbles ce qui donne au chirurgien une grande flexibilité dans la procédure. La pince est généralement placée à l'aide d'une bande de polyester tissé et une vis de blocage.

Une étude pertinente analyse l'utilité de la Universal Clamp, un implant d'ostéosynthèse relativement récent comme appareil pour traiter l'AIS. La pince, comprenant principalement une bande sub lamina et une pince en titane, a été considérée comme un appareil efficace, réduisant le risque de fracture de lamina et aidant à réduire la progression de la courbure. La recherche démontre aussi que la Universal Clamp distribue le stress sur une plus grande surface du cortex laminaire que les câbles sub lamina, ce qui réduit le risque de grave fracture laminaire

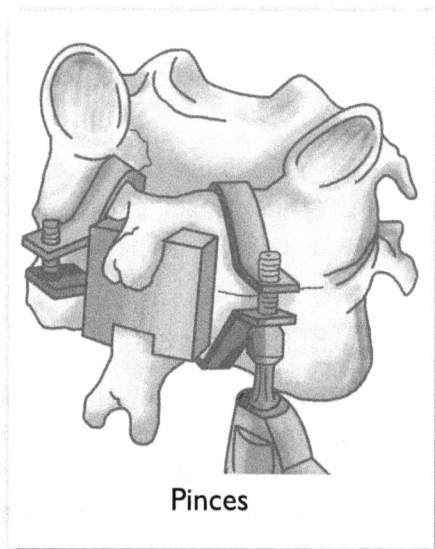

Pinces

La combinaison

Le type de courbure que vous avez déterminera quelle catégorie d'instruments votre chirurgien utilisera, spécialement parmi les crochets et les vis. En fait, dans pas mal de cas, une combinaison appropriée de crochets, de câbles et de vis sera utilisée pour contrôler la courbure.

Histoires vraies de scoliose :
L'expérience avec le matériel!

Jane, avait 16 ans lorsqu'elle subi sa première intervention chirurgicale et elle eu une expérience traumatique avec l'utilisation des outils et des ustensiles. Elle eu la scoliose avec sa structure génétique, car sa mère fut aussi diagnostiquée avec une courbure quelques 20 ans plus tôt. Après avoir porté un corset pour presque 24 heures par jour pour quelque temps, la courbure ne pouvait plus être arrêtée. Elle eut sa première intervention en 1987. Malheureusement, elle dut en subir une seconde en 1995 pour enlever la broche.

Malgré les deux interventions, Jane se sentait mal et elle avait des douleurs après les procédures. Elle souffrait aussi de graves infections et de suintements après les opérations.

Même après plusieurs années, Jane a des difficultés à s'allonger sur le dos ou à s'asseoir avec le dos contre une chaise. Jane pense que le matériel utilisé pour son opération continue de lui faire mal.

CHAPITRE 17
Au bloc opératoire

’état d’esprit a toujours joué un grand rôle dans le monde
de la médecine. Mettre le patient et même l’équipe médicale
dans le bon état d’esprit a toujours été primordial pour
le succès de toute procédure médicale, spécialement les plus
sophistiquées comme celles pour une correction de la courbure de
la scoliose. Pour vous en tant que patient, il est important de savoir
ce qui vous attend comme vous approchez le bloc opératoire. Dans
ce chapitre, nous traitons de ce qui se passe à partir du moment où
vous êtes roulé dans le bloc opératoire jusqu’à ce que l’intervention
proprement dite commence.

La connaissance est le pouvoir!

C’est vraiment bien dit ! Être bien informé, c’est être puissant.
Quand il s’agit de la santé personnelle et ce qui est plus important
de votre sécurité personnelle, vous êtes probablement incapable
de faire confiance à qui que ce soit d’autre que vous-même. Subir
une intervention aussi importante que celle pour une correction
de courbure demande d’être conscient, informé et vraiment en
connaissance de cause de ce qui va se produire.

Dans les chapitres précédents, vous avez pu voir les risques qui
sont associés avec votre intervention, les différentes méthodes
utilisées, les détails de la préparation financière etc. Dans la section

suivante, nous vous expliquons tout ce qui vous attend lorsque vous atteignez le bloc opératoire, jusqu'au moment où votre opération commence. Nous expliquerons le scénario en trois étapes différentes comprenant:

1. Les routines pré opératoires
2. On vous roule à l'intérieur – Votre voyage au bloc opératoire après que les formalités d'admission et les contrôles aient eu lieu.
3. Être installé, contrôlé et endormie – La façon dont vous serez placé physiquement sur la table d'opération dépend de l'approche chirurgicale qui sera utilisée. Divers appareils et des outils de contrôle seront attachés de façon à dépister tout risque potentiel. Éventuellement, on vous endormira pour l'opération.

Lisez plus avant pour une explication détaillée de chacune de ces étapes.

1. Les routines pré opératoires

Comme nous l'avons vu aux chapitres précédents, vous devriez maintenant avoir subi les contrôles nécessaires pré opératoires pour s'assurer que vous pouvez supporter une opération. Ces contrôles comprennent généralement les étapes suivantes:

- Des radiographies, pour aider à planifier l'approche chirurgicale
- Un électrocardiogramme pour s'assurer du fonctionnement normal de votre cœur
- Des tests de la fonction pulmonaire pour s'assurer du bon fonctionnement de votre respiration
- Des photographies médicales pour les rapports et que les photos d'avant et d'après l'opération soient disponibles
- Des tests sanguins pour éviter les infections et autres complications
- Chacune de ces procédures/tests seront généralement faits quelques jours avant l'intervention comme faisant part de l'estimation pré opératoire. Une fois faits, on vous fixera une date pour l'opération. Alors que certains hôpitaux vous demanderont

de venir le jour même, d'autres préféreront que vous soyez admis la veille pour être certain d'une bonne préparation.

Une fois que vous serez admis et que toutes les formalités de routine seront exécutées, on vous remettra un ensemble d'instructions pour les quelques heures à venir.

Peu avant que vous soyez roulé au bloc opératoire, l'équipe médicale entreprendra les étapes suivantes :

- Mesurer votre poids et votre taille
- Prendre votre température, votre pouls, votre respiration et votre pression artérielle
- Vous interroger sur votre dernière consommation de boisson et de nourriture
- Vous remettre un bracelet d'identité à porter au poignet
- Remplir quelques formulaires importants, comme celui de consentement
- Faire quelques prélèvements sanguins pour une donation autogène, si vous l'avez décidé précédemment (voir au chapitre 13 pour les détails)

Peu avant que vous soyez entré au bloc opératoire, on vous remettra un ensemble de vêtements, habituellement une robe de chambre, un bonnet et des knickers. On vous roulera alors au bloc opératoire pour que la prochaine procédure puisse commencer.

2. Au bloc opératoire

Une fois dans le bloc opératoire, vous ferez face à un nouveau scénario. Vous verrez soudainement toute une armée de machines compliquées, de câbles et d'appareils avec des hommes et des femmes habillés en vert. Très souvent le mieux est de rester calme, même si pour cela vous devez utiliser des techniques de relaxation. Quelques-uns des professionnels préparant la procédure au bloc opératoire comprendront :

- Un chef chirurgien
- Des anesthésistes
- Une équipe d'infirmières

- Des techniciens
- D'autres spécialistes

L'anesthésiste

A ce stade, vous aurez une conversation importante avec le chef anesthésiste. C'est le professionnel qui sera responsable de votre sédation pour l'intervention et assurera que vous restiez sous sédatif comme requis pour assurer le contrôle intra opératoire tel que le contrôle de votre moelle épinière. Cela est important pour assurer qu'aucune lésion ne soit portée à la moelle épinière ou d'autres fonctions corporelles pendant l'opération. Référez-vous au chapitre 10 pour les risques et les complications et de tels tests.

Votre anesthésiste vous posera d'importantes questions au sujet de votre histoire médicale et si vous souffrez d'allergies. Cela est pour s'assurer que votre corps supportera les drogues importantes qu'il va utiliser pour votre sédation.

Gardez l'esprit clair...

Il y a pas mal de chirurgiens qui conseillent à leurs patients de consulter une aide professionnelle si ils sont trop stressés au sujet de l'opération. Après tout, votre état psychologique joue un grand rôle dans le succès de votre opération. Tout l'attirail de câbles et d'instruments dans le bloc opératoire peut être intimidant même pour les patients les plus calmes. Cela peut aider de garder un calme de façon consciente et de ne pas devenir agité en approchant la phase finale de la procédure.

---

3. Être installé, contrôlé et anesthésié

A ce stade, une fois dans le BO, votre docteur commencera à vous placer de façon adéquate sur la table d'opération. La position et les précautions qu'il prendra dépendront de la méthode ou approche qui a été décidée comme antérieure, postérieure ou combinée ou une approche VATS. Vous pouvez retrouver ces types d'approches au chapitre 15 sous « Types de chirurgie ».

Rembourrage et Positionnement

Vous serez alors placé sur la table dans une position adéquate. Par exemple, si vous devez subir une spondylodèse par une approche postérieure (par le dos), on vous placera dans un cadre rembourré avec votre ventre découvert. Cela facilitera une progression souple de l'opération et diminuera la perte de sang.

Pour assurer toute la protection de votre corps, un positionnement adéquat sera réalisé et un rembourrage pour protéger vos nerfs et vos articulations. De plus, tous les endroits sensibles de votre peau et de votre visage, comprenant vos yeux seront recouverts pour les protéger.

En même temps que le rembourrage et le positionnement, tous les cathéters importants et les sondes artérielles seront fixés, ce qui peut prendre plus d'une heure du moment où vous arrivez au BO jusqu'à celui où l'opération commence.

Dans la section suivante, nous avons brièvement dessiner les lignes artérielles et intraveineuses et les cathéters qui seront utilisés

IV Sondes et moniteurs

Vous serez aussi rattaché à toute une série de tubes, de sondes intraveineuses, de moniteurs et d'appareils conçus pour vous administrer la médication, la nutrition, la transfusion sanguine et ainsi de suite. De plus, vous serez aussi rattaché à certains moniteurs pour s'assurer que vos fonctions vitales sont en train de bien marcher.

Dans cette section, nous expliquons chacun de ces appareils et outils auxquels vous serez rattaché en vue de votre intervention chirurgicale de la scoliose.

(A) IV Sondes, tubes et cathéters

→ Le cathéter Foley, qui est un petit tube flexible pour vous aider à vider votre vessie de façon à ce que vous n'ayez pas à vous lever pour aller aux toilettes. Il est généralement ôté après 4-5 jours. Il sera inséré pendant l'intervention par le même orifice que celui par lequel vous urinez.

→ La pompe analgésique contrôlée par le patient – Une sonde intraveineuse qui procure les antibiotiques et les analgésiques nécessaires.

→ Une sonde artérielle qui est placée dans votre artère pour contrôler le niveau de la pression artérielle (voir le cadre).

Saviez-vous?

Une sonde artérielle est différente d'une sonde intraveineuse (IV). Alors qu'une sonde IV passe par une veine, la sonde artérielle passe par une artère. En outre, une sonde IV est généralement utilisée pour procurer médication et nutrition, alors que la sonde artérielle fonctionne comme appareil de contrôle et est utilisée pour vérifier votre pression sanguine. Elle peut aussi servir pour prélever du sang pour les analyses récurrentes qui peuvent être nécessaire plus tard

---

→ Une sonde d'intubation endotrachéale, qui est insérée dans votre bouche et votre gorge pour vous aider à respirer facilement. Par conséquent, votre gorge peut être sensible et votre voix enrouée. Comme le cathéter Foley, elle est placée pendant l'intervention.

(B) Les moniteurs et les appareils

→ Une série d'électrodes placés sur votre poitrine. Ce sont des petits stickers mous avec des fils qui sont branchés sur un moniteur cardiaque juste à la tête de votre lit. Ces électrodes et fils sont là pour montrer votre pouls et votre respiration, qui sont inscrits sous forme de lignes et de chiffres sur l'écran.

→ Un masque à oxygène pour vous aider à respirer facilement car il se peut que vos poumons ne soient pas complètement guéris, spécialement si vous avez subi une incision antérieure.

→ Un oxymètre de pulsation qui vérifie votre niveau d'oxygène et est attaché à votre doigt à l'aide d'un bandage.

→ Une paire de bas de contention et des bottes à compression pneumatique qui préviendront la formation de tout caillot de sang dans les veines à cause des heures d'inactivité.

A des fins de surveillance

A ce stade de l'intervention, votre neurophysiologie sera régulièrement examinée. Pour ce faire, un spécialiste médical connu comme neurophysiologiste attachera quelques fils spéciaux à votre tête pour le contrôle pendant l'opération. D'autres moniteurs importants et des sondes intraveineuses seront placés pour assurer que les médications puissent être administrées de façon convenable pendant la durée de l'opération.

L'administration des sédatifs

C'est le moment où votre anesthésiste intervient. Il y a plusieurs manières de la façon dont ils peuvent être administrés : de façon intraveineuse ou par un masque. Votre anesthésiste vous interrogera sur votre choix et verra aussi laquelle des options est la mieux appropriée à votre situation. Cette étape est souvent la plus mystérieuse pour le patient rendu perplexe. La raison est qu'il s'agit de la première véritable procédure physique qui sera administrée exception faite des tests et des examens après avoir pénétré le BO. Comme cette citation l'indique :

« Je pensais que j'aurais été beaucoup plus effrayé. Je ne savais pas à quoi ressemblerait le bloc opératoire. Je pensais que ce serait comme à la télé. Avec un petit lit et tout le monde vous fixant. Mais ce n'était absolument pas comme cela. Il faisait terriblement froid. Ils me donnèrent un ours en peluche. Je le pris dans mes bras et je m'endormis. Au réveil, il était encore dans mes bras. C'était vraiment bien. »

Une fois que l'on vous aura administré les sédatifs, vous vous endormirez doucement d'un sommeil profond et la procédure commencera..

Histoires vraies de scoliose : Une expérience intimidante même pour les courageux

Angelina était une fille gaie et pleine de confiance et regardait avec courage l'opération à venir. Elle était au courant de l'état de sa scoliose et avec sa mère elle s'était informée de ce qui pouvait être fait pour rendre la procédure plus agréable et s'assurer de résultats positifs. Toutefois, même pour une adolescente avec une telle volonté, l'expérience d'être au bloc opératoire avant l'intervention était très intimidant.

Elle fut diagnostiquée avec une scoliose à l'âge de 13 ans. Après une série de diagnoses et différentes approches de traitements, on lui conseilla finalement une opération lorsqu'elle eut 16 ans car elle avait des problèmes graves avec sa courbure. Elle était satisfaite et heureuse de la manière dont les infirmières et les docteurs lui expliquèrent la procédure complète. Toutefois, au moment où elle fut roulée au bloc opératoire, elle vit l'énorme foule d'appareils ce qui commença à la rendre nerveuse. Son expérience la plus traumatique fut lorsque le docteur voulut prendre des photos de sa colonne de façon à pourvoir comparer après l'opération. En fait, Angélina décrivit ce moment où on la cliqua, dans ses sous-vêtements comme le moment le plus « humiliant » et le plus désagréable!

CHAPITRE 18
La chirurgie – La procédure effective

Une fois que vous êtes dans le bloc opératoire, le moment de l'intervention chirurgicale est arrivé. Dans ce chapitre, nous allons visiter le processus de l'intervention complète comme il se déroule.

A propos de la spondylodèse

Que la spondylodèse soit la chirurgie la plus pratiquée pour la correction et le contrôle de la courbure de la colonne est, maintenant, un fait que nous savons avéré. Toutefois, la spondylodèse reste une intervention largement pratiquée, au-delà de la scoliose et elle l'est pour atteindre un nombre d'objectifs. Commençons par comprendre en premier ce qu'est la spondylodèse et pourquoi elle est requise dans le domaine de la douleur, de la difformité et dans le contrôle de la maladie.

La spondylodèse est une fusion qui joint une partie de votre colonne de façon à traiter toute difformité ou à réduire la douleur.

Comme lu aux chapitres précédents, votre colonne comprend un nombre de vertèbres interconnectées, commençant juste au dessous du crâne jusqu'au coccyx. Chacune de ces vertèbres est connectée et reliée l'une à l'autre comme une chaine et elles sont au-dessus les unes des autres. Les vertèbres sont liées de telle manière qu'elles remuent en coordination et permettent à la colonne la flexibilité requise. Pour éviter la friction, chacune de ces vertèbres est rembourrée avec un disque intervertébral entre elles. Ces disques intervertébraux, ensemble avec les joints, permettent à la colonne sa flexibilité et la protègent adéquatement.

Du à un nombre de conditions et de dommages, ces vertèbres dépassent les limites d'un mouvement normal et deviennent malades, âgées ou traumatisées. Lorsque cela se produit, le mouvement normal entre deux ou plusieurs vertèbres affectées devient douloureux et conduit à la douleur et à une instabilité.

C'est ce mécanisme de mouvement douloureux des vertèbres affectées que le processus de la spondylodèse tente d'éliminer. Cela se pratique en fusionnant ensemble les vertèbres affectées par l'utilisation de greffes osseuses et d'instrumentation.

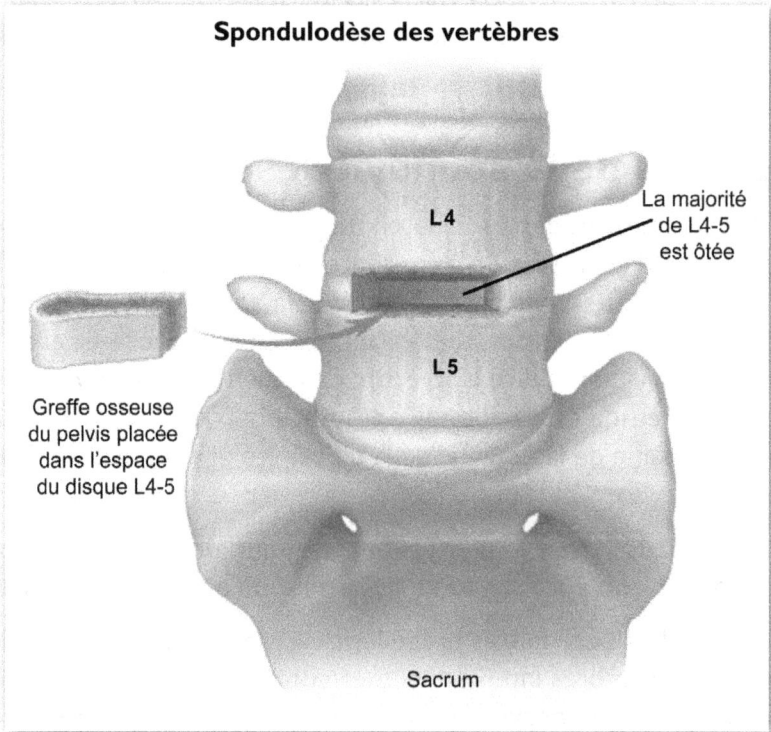

Spondulodèse des vertèbres

L4

L5

La majorité de L4-5 est ôtée

Greffe osseuse du pelvis placée dans l'espace du disque L4-5

Sacrum

Les conditions

Pour plus de clarté, en tant que procédure chirurgicale, la spondylodèse est adoptée dans le cas de l'une ou plusieurs des conditions spinales suivantes:

- Un traumatisme ou un accident produisant des conditions comme une fracture de vertèbre
- Une motion excessive entre des vertèbres particulières résultant en une instabilité de la colonne et de la douleur
- Des problèmes spinaux comme la spondylodèse, la spondylothèsis et l'ostéoarthrite
- Des déformations de la colonne comme la scoliose et la kyphose
- Un disque protubérant ou une hernie discale

Dit simplement...

En tant que processus, la spondylodèse essaie de faire instamment et artificiellement ce que Mère Nature ferait graduellement en imitant le processus de la croissance osseuse. Cependant, cette croissance osseuse fusionne de façon permanente les deux vertèbres et élimine le mouvement douloureux entre elles

---

Les objectifs

Cela dit, la spondylodèse est pratiquée chez des patients avec la scoliose dans des buts bien définis:

- Corriger/redresser la courbure et rendre la colonne à sa position normale aussi bien que possible
- Essayer de réduire la douleur et l'instabilité de la colonne, bien que les résultats puissent varier des attentes
- Arrêter toute progression possible de la courbure
- Prévenir tout dégât possible au système nerveux ou autres organes

Ayant compris les fondements clés de la spondylodèse et connaissant les objectifs à atteindre, voyons plus loin pour comprendre ce qui se produit exactement pendant l'intervention et la façon dont elle est pratiquée.

Le processus en détails

A) L'incision

La première étape de l'intervention chirurgicale sera l'incision par laquelle le chirurgien atteindra la colonne. Le type et la localisation de l'incision dépendront du facteur unique le plus important qui est la localisation de votre courbure. Par des radiographies précédentes, des consultations et autres diagnostiques, votre chirurgien aura déjà planifier et décidé de l'approche à utiliser qui pourrait être postérieure, antérieure ou une approche combinée. Vous pouvez vous référer au chapitra 15 pour en savoir plus sur ces différentes approches.

Avec l'approche déterminée, votre chirurgien fera alors l'incision de la plus haute importance. Selon l'exacte localisation de la courbure, votre chirurgien pourra procéder de faire l'incision des façons suivantes :

→ Pour la colonne lombaire (dans le bas du dos) – Vous serez allongé sur votre ventre et on atteindra votre colonne par le dos. Votre chirurgien fera directement une incision sur la colonne.

→ Pour la colonne cervicale (en haut) – Pour atteindre la colonne et les vertèbres affectées dans la portion cervicale de votre colonne, vous serez allongé sur le dos, pendant que votre chirurgien fera une incision du devant de votre cou pour l'approche antérieure et par le derrière pour une approche postérieure.

→ Pour la courbure thoracique (au milieu) – Dans ce cas, votre chirurgien fera une incision selon votre situation propre. En fait, dans quelques cas où la colonne thoracique est concernée, on pratique les approches combinées postérieure et antérieure.

Incision posté-
rieure cervicale

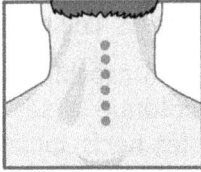

Incision anté-
rieure cervicale

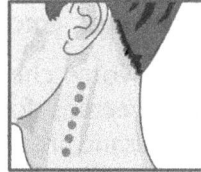

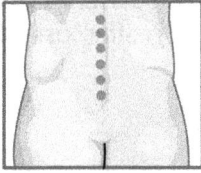

Incision posté-
rieure lombaire

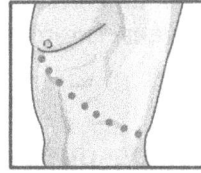

Incision anté-
rieure lombaire

SITES D'INCISION VARIÉS

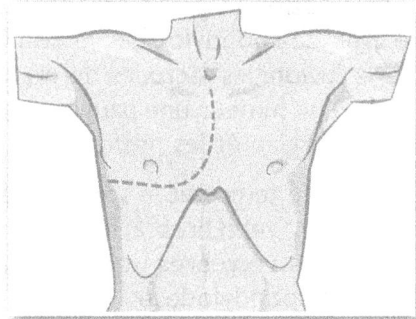

Faisant l'approche décidée, votre chirurgien atteindra en premier les apophyses épineuses, qui sont de petites formations osseuses sur le dos des vertèbres. Avec de fins outils chirurgicaux, il poussera sur le côté les muscles le long de la colonne pour atteindre la lamina (l'os protecteur sur le dos de la surface de la moelle épinière).

A ce point, votre chirurgien contrôlera aussi si des nerfs dans la proximité ne subissent pas une pression quelconque. Dans un processus connu comme décompression, il ôtera soigneusement toute pression et tension des nerfs environnants en ôtant une partie de la lamina ou même en grattant toute aspérité osseuse.

Avec votre incision faite, votre segment de colonne qui a besoin d'être fusionné est à découvert. C'est maintenant que la prochaine étape de la greffe commence.

B) L'extraction des excroissances osseuses

A cette jonction, votre chirurgien sera capable de voir l'endroit où les vertèbres affectées force la colonne à se courber de sa position normale, faisant pression sur les nerfs spinaux et résultant en la courbure de la scoliose. Dans un processus connu comme décompression ou laminectomie, ces excroissances osseuses seront extraites ou enlevées, faisant place aux greffes osseuses qui seront insérées.

C) Les greffes osseuses

Une greffe osseuse comprend habituellement un ensemble de rondelles de matériel osseux qui sera éventuellement placé entre les deux vertèbres affectées. On utilise des facteurs variés pour décider quelle option de greffe osseuse sera utilisée pour la chirurgie incluant le type de spondylodèse, le nombre de niveaux inclus, la localisation de la fusion, les facteurs de risque pour la non fusion (l'obésité, s'il s'agit d'un fumeur, une pauvre qualité dos, un âge avancé), l'expérience du chirurgien et les préférences.

Avec le temps et le soutien de l'instrumentation, la greffe osseuse aidera les vertèbres à fusionner ensemble. C'est ce processus de fusion des vertèbres utilisant la greffe osseuse qui forme la base de toute la spondylodèse.

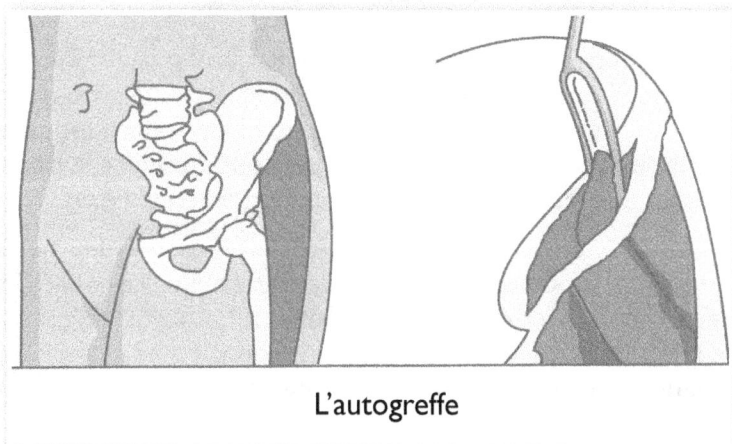

L'autogreffe

Les greffes osseuses

Pour la spondylodèse, les greffes osseuses peuvent être obtenues de sources différentes, comprenant:

1. L'autogreffe osseuse

Comme son nom le suggère, une autogreffe est une greffe osseuse obtenue du corps du patient, le plus souvent de la crête de l'iliaque ou de la hanche. Si votre chirurgien utilise ce genre de greffe, il pratiquera une incision supplémentaire en haut de votre hanche pendant l'étape A ci-dessus. C'est à cette étape que l'os sera extrait de votre hanche si une autogreffe sera utilisée.

2. L'allogreffe osseuse

Il s'agit essentiellement de l'os d'un cadavre et votre chirurgien aura déjà obtenu la greffe osseuse d'une banque d'os avant l'intervention. Une allogreffe osseuse évite au patient la douleur et le risque associés à une incision supplémentaire pour une autogreffe pendant l'intervention. Toutefois, votre chirurgien saura quel sorte de greffe est le mieux pour vous.

3. Matériaux synthétiques de greffe osseuse

Grâce aux développements et aux innovations dans le domaine de la chirurgie et de la médecine, les patients peuvent aussi maintenant opter pour des matériaux artificiels pour les fusions osseuses. Quelques exemples de ces matériaux artificiels pour greffes disponibles commercialement comprennent:

- La matrice osseuse déminéralisée (DBMs) – est obtenue en retirant le calcium d'os de cadavre, DBMs ont une consistance comme du gel et on pense que les protéines qu'ils contiennent accélère la guérison des os.

- Les céramiques – Assez similaires de forme et consistance à l'os d'autogreffe, ils sont faits de calcium synthétique ou de phosphate et ils sont considérés comme une option efficace à l'autogreffe.

- Les protéines morphogénétiques osseuses (BMPs) – Approuvés aux USA par le Food and Drug Administration (FDA), BMPs sont une formule de protéines formant des os très puissantes qui procure une fusion très solide, éliminant totalement le besoin d'une autogreffe.

Les DBMs sont faits en traitant l'os allogreffe et en le déminéralisant pour en extraire les protéines pour stimuler la formation d'os. Ils sont fréquemment utilisés avec les autogreffe car seuls ils risquent de ne pas stimuler une fusion adéquate. Les BMPs sont uniquement approuvés pour des spondylodèses lombaires antérieures et sont très onéreux.

Le placement des greffes osseuses

Le matériel pour la greffe osseuse étant prêt, il est maintenant temps de le placer dans la portion exposée des vertèbres qui sont dans la courbure. Votre chirurgien en utilisant soigneusement des instruments spéciaux, place maintenant verticalement des bâtonnets de la taille d'une allumette dans la portion exposée. Il est important de noter que chaque bâtonnet sera placé de telle manière à ce que chacun d'eux touche la vertèbre adjointe. Seulement de cette façon sera-t-il possible que la fusion se fasse, ce qui est le but de l'opération.

D) L'immobilisation et l'instrumentation

Au moment de la spondylodèse, une instrumentation en métal est utilisée pour procurer de la stabilité et de l'immobilisation pour les premiers mois initiaux avec une fusion des os consistante qui procurera une stabilité sur le long terme.

Ici, votre chirurgien a en fait commencé le processus qui imite la procédure naturelle de la croissance des os. Les deux vertèbres comment à se cimenter avec les greffes osseuses de chaque côté et fusionneront ensemble pour ne plus former qu'une seule structure.

Jusqu'à ce que cette fusion ait réellement eu place, votre chirurgien aura besoin de tenir tout le matériel ensemble incluant vos vertèbres et les greffes osseuses. C'est la raison de l'instrumentation. Dans la plupart des cas, les broches seront utilisées pour maintenir la colonne en place, alors que les vis de pédicules, les crochets segmentaux et les plaques de métal seront insérées pour maintenir la greffe osseuse car cela prendra quelque temps avant que le tout soit réellement fusionné en un seul os.

Référez-vous à l'image ci-dessous pour une représentation picturale détaillée du processus complet de l'intervention.

Corriger les trois dimensions de la scoliose

Les outils pour défaire une torsade de la colonne

Par tradition, on a regardé la scoliose comme une déformation bi-dimensionnelle de la colonne – par exemple, une courbure en forme de « S » qu'un chirurgien essaierait de redresser en « l'allongeant » avec des tiges. Cependant la plupart des patients, incluant Nicolas Sheridan, souffrent d'une sorte de torsade des vertèbres ce qui résultent en une malformation tridimensionnelle. Dr Maric Barry, le chirurgien pédiatre et orthopédique de Nicolas a développé une technique qui corrige les trois dimensions

Les rayons X utilisée-s durant l'intervention aident le chirurgien à placer les vis dans les pédicules de la colonne à un angle correcte. Si les vis sont mal placées, la moelle épinière pourrait être endommagée, ce qui résulterait en paralysie ou pire. Dr. Barry eu besoin de toute une heure pour ancrer les 19 vis qui tiennent les deux tiges placées le long de la colonne de Nicolas Sheridan

Redresser la colonne

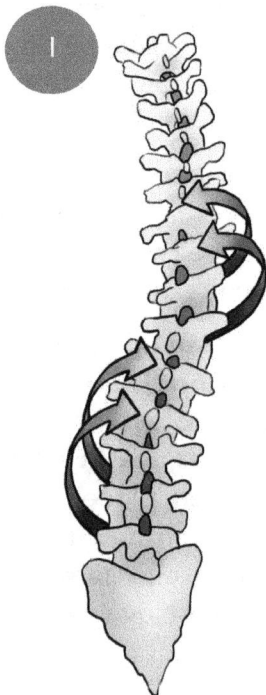

1

2

La scoliose est une difformité causée par la rotation de la colonne en forme de tire-bouchon ce qui cause une douleur constante, et compromet le bon fonctionnement des poumons et du cœur. Le diagramme ci-dessus montre comment la scoliose tord la colonne dans différentes directions

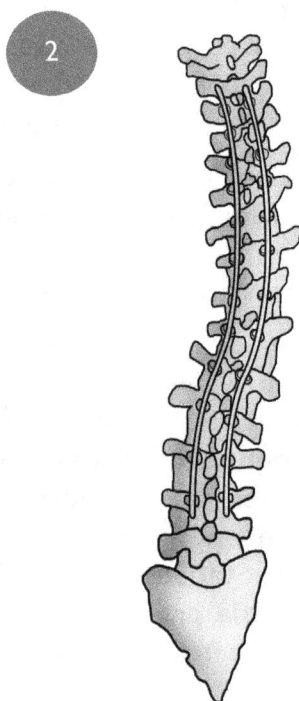

Des vis spéciles sont insérées dans les pédicules de la colonne et des tiges de titane de ¼ de pouce sont alignées par la tête de ces vis. Un clapet est glissé à la fin de la vis pour tenir la tige en place

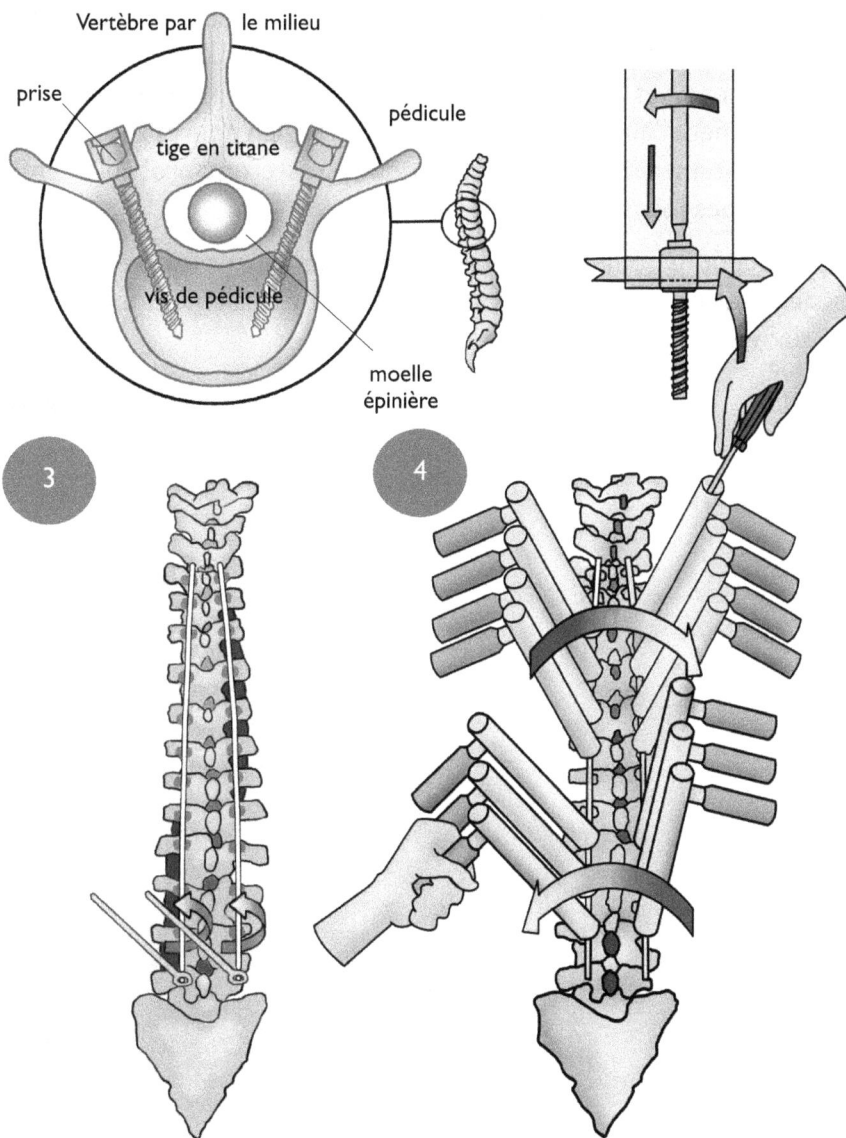

Vertèbre par le milieu

prise

pédicule

tige en titane

vis de pédicule

moelle épinière

3

4

Utilisant deux clés, Dr. Barry tourne les tiges jusqu'à ce que la colonne soit droite vu de dos ou en regardant la colonne du haut. Deux dimensions de scoliose sont ainsi corrigées avec cette procédure, mais les vertèbres tordues (en rouge) doivent encore être traitées par l'équipe chirurgicale du Dr. Barry

En utilisant de multiples ensembles d'outillages à main conçus par Dr. Barry lui-même, le chirurgien et son équipe tourne els vertèbres tordues sur une ligne. Le processus prend environ une minute. Un outil comme un tournevis est utilisé pour clore les vis en place. Une greffe de donneur est alors disposée le long des tiges

E) La fermeture de l'incision

Une fois que l'instrumentation a été insérée et fixée adéquatement pour garder les greffes osseuses en place, votre chirurgien replacera soigneusement les plis de la peau à leur place et refermera minutieusement l'incision. De plus, votre chirurgien pourra aussi placé un ou plusieurs drains sous la peau qui y resteront probablement pour quelques jours.

La procédure complète permettra éventuellement les greffes à se régénérer et croître dans les os spécifiques et, finalement fusionner les deux vertèbres affectées ensemble.

Histoires vraies de scoliose :
L'experience du chirurgien

Bien que la procédure de la spondylodèse soit standard, dans certains cas, elle s'avère compliquée. Alors, seule l'expérience du chirurgien peut procurer au patient de l'aide et un soulagement de ma scoliose.

Cela se produisit avec Harry, un enfant de 14 ans, souffrant d'une grave scoliose. Selon les docteurs, il était penché à un angle de 90 degrés et ses organes vitaux étaient sur le point d'être broyés par la courbure. Les spécialistes firent une intervention pour corriger la courbure, ce qui le fit grandir de 4'10 à un spectaculaire 5'3 en plus de réduire sa courbure à 20 degrés.

L'intervention était compliquée. En fait, Harry perdit presque tout son poids en sang et son cerveau était arrêté. Les chirurgiens craignirent qu'il ne fut mort médicalement et la panique commença à se propager. Toutefois, il commença graduellement à réagir et revenir à la normale. L'état de sa courbure était telle que les chirurgiens avaient averti d'une possible paralysie postopératoire. Cependant, une intervention de 8 heures pour mettre les tiges en titane de chaque côté de sa colonne aida réellement à redresser la courbure et offrit à l'adolescent une toute nouvelle vie.

CHAPITRE 19

Les complications possibles - Ce qui pourrait mal se passer?

ant dire que dans la vie, il y a toujours une grande différence entre ce qui aurait dû se passer et ce qui est vraiment arrivé. Toutefois, dans la médecine et la chirurgie, les choses qui dévient d'un millimètre du plan d'action peuvent créer des ravages considérables, et même parfois être fatales. Comme vous commencez à être bien au courant de la procédure de chirurgie pour traiter la scoliose, nous vous offrons maintenant le côté noir des choses. Ce chapitre traite des aléas néfastes qui pourraient se produire pendant votre intervention, quelles complications se produisent immédiatement et lesquelles peuvent se révéler même après une longue période.

Les attentes

Juste pour un rapide survol, voici ce que vous êtes en droit d'attendre dans la situation idéale après votre intervention chirurgicale:

- Un dos plus droit, avec votre bosse disparue ou réduite
- Une réduction drastique de la douleur
- Un plus grand confort dans les activités journalières
- Une apparence plus séduisante

Le processus de la fusion prend environ 3 mois pour se solidifier, et peut continuer à se consolider pendant deux ans. En conséquence, votre douleur peut encore persister pendant 3 mois après quoi vous pouvez vous attendre à ce que la fonction de vos nerfs se normalise graduellement.

Toutefois, il est très possible que les choses se passent autrement et que des complications inattendues se produisent, comme expliqué dans les sections suivantes.

Si tout ne se passe pas bien...

Il est évident qu'une procédure aussi compliquée qu'une intervention pour la scoliose contient un risque immense de complications possibles, bien que les spécialistes soulignent qu'une diagnose et une technique chirurgicale adéquats peut réduire ces complications.

Des dégâts neurologiques à une perte de sang excessive, de la douleur, la récurrence de la courbure et même la paralysie, une opération de la scoliose apporte une série de complications qui vont de bénignes à graves. Cependant, un bon nombre d'entre elles sont de nature plutôt rares.

Dans le cas où de l'instrumentation externe est impliquée et le chirurgien doit traiter une partie du corps si sensible comme la moelle épinière, la possibilité de telles complications ne peut être ignorée. Par exemple, il y a des études qui montrent que le taux des complications n'est pas influencé par le type de votre courbure, mais qu'il augmente absolument si votre chirurgien utilise une approche combinée antérieure/postérieure ou si vous avez subi des procédures supplémentaires comme une ostéotomie, une procédure chirurgicale pratiquée pour raccourcir, allonger ou changer l'alignement d'un os.

Qu'est-ce que le syndrome post laminectomie (Syndrome post discal)?

Le syndrome post laminectomie aussi appelé « syndrome post discal » est un terme générique donné à une série de problèmes post opératoire qui se présentent par des complications et des symptômes comme plus haut.

Voyons en survol quelques uns des facteurs qui risquent d'augmenter la probabilité de telles complications:

- L'utilisation de métal ou d'autres instruments qui sont essentiellement des corps étrangers et pourraient ne pas être facilement acceptés par le corps.
- Un état faible du corps causé par des complications supplémentaires venant de la scoliose, comme le mal de dos.
- Des découvertes inattendues dans la déformation après que l'incision ait été faite.
- La complexité de la courbure, spécialement dans le cas de courbures rigides et graves.
- Des maladies pré existantes comme le Syndrome de Prader-Willi qui augmente la gamme des complications

Par suite de tels facteurs détaillés comme précédemment et beaucoup d'autres dont nous parlerons dans ce chapitre, il pourrait y avoir un nombre de situations dans lesquelles tout ne se passera pas comme prévu et l'intervention pourrait mal se passer sur plusieurs points. Si compréhensible que cela puisse paraître, il est fortement conseillé au patient en question et même au chirurgien d'être informé et préparé pour toute complication possible qui pourrait surgir pendant ou après l'intervention.

Le recours

Alors que chaque patient est différent et que chaque complication aura ses propres remède et traitement, il est utile de connaître quelques-unes des options de traitement que les spécialistes appliquent pour traiter de telles complications de l'intervention chirurgicale.

Généralement, votre chirurgien décidera de l'une ou plusieurs des approches ci-dessous pour traiter les complications, quelles soient immédiates ou surgissent sur le long terme, bénignes ou sérieuses:

- Des analgésiques
- Des antibiotiques pour combattre l'infection
- D'autres médicaments pour contrôler des saignements excessifs
- Des interventions de révision et refaire le placement de l'instrumentation ou de la greffe osseuse

Les types de complications

Les études montrent que près de 40% des patients subissent une complication mineure alors qu'au moins 20% souffrent d'une complication majeure après une opération de la scoliose.

En premier, il est bon de savoir qu'il y a deux sortes de complications qui peuvent se produire :

→ Celles qui se produisent pendant l'opération, i.e ; intra opératoire

→ Celles qui apparaissent comme une séquelle de l'opération sur une longue période de temps

Dans cette section, nous discuterons chacun de ces deux types de complications associés avec une intervention, démontrant exactement ce qui arrive à votre corps lorsqu'ils se produisent.

Les complications intra opératoires immédiates

1. Le saignement excessif

Aussi connu comme hémorragie, il s'agit peut-être de l'une des complications les plus usuelles qui se produisent lors d'une intervention pour la scoliose. En fait, des études montrent que le saignement excessif est l'une des complications les plus graves qui peuvent se produire aussi bien pendant l'opération que dans un stade post opératoire.

Bien que le risque de saignement excessif soit associé avec la plupart des types d'intervention, il est prépondérant lors de spondylodèse du à la longue incision impliquée. Des conditions allant d'une courbure difficile d'accès, à des tissus adipeux et même une utilisation inadéquate d'instrument peuvent conduire à une perte de sang excessive. Curieusement, des facteurs comme la densité de notre moelle osseuse peuvent aussi influencer l'étendue et la quantité du saignement. Les études montrent que des patients avec une faible densité de moelle osseuse ont neuf fois plus de risques de subir des pertes excessives de sang pendant une opération de la scoliose.

Les spécialistes expliquent que ce n'est pas seulement le volume de sang perdu qui forme le problème. Des complications supplémentaires surgissent lors du remplacement du sang, les plus communes étant le Sida et l'hépatite. De plus, étant donné qu'un tel remplacement de sang prend place de façon intra opératoire (pendant l'intervention), cela crée de nouvelles complications en augmentant la durée totale de l'opération.

C'est pour cette raison que les spécialistes incitent les dons de sang autologues de façon à être équipé au cas où une transfusion serait requise. Vous pouvez vous reporter au chapitre 13 pour les dons de sang.

Votre chirurgien prendra quelques mesures importantes pour minimiser la perte de sang intra opératoire. Ces mesures pourraient comprendre:

→ L'utilisation d'appareils appropriés comme l'armature de Relton-Hall pour positionner le patient de telle manière à ce que son ventre pende librement ce qui réduit la pression intra abdominale et conséquemment l'étendue du saignement

→ L'utilisation d'agents hémostatiques comme la cire osseuse ou Ostene (un matériel nouvellement approuvé par la FDA et sujet à moins de complications)

→ Une éponge de gélatine imbibée de thrombine dans les joints de la facette excisée pour un court moment

2. L'infection

Les infections sont l'une des séquelles les plus attendues d'une intervention chirurgicale à cause de l'utilisation d'instruments, de greffes osseuses externes et aussi des transfusions sanguines. Une infection peut se produire à cause d'une variété de raisons comprenant celles-ci:

→ Lorsque le corps n'accepte pas l'instrumentation d'une manière adéquate

→ Par les transfusions sanguines qui peuvent charrier des agents pathogènes créant des infections

→ Par l'utilisation d'instruments chirurgicaux

→ Par la greffe d'un donneur qui pourrait contenir des agents pathogènes

→ Comme une réaction aux drogues médicales

→ Une condition pré existante comme une paralysie cérébrale peut augmenter le risque d'infection post opératoire chez les enfants

Bien que des antibiotiques soient administrés de façon permanente aussi bien avant qu'après l'opération, des infections peuvent couramment surgir. Quelques-uns des signes avant coureurs d'une infection pourrait être:

• Une sensibilité excessive, une rougeur ou une inflammation autour de la plaie
• Du drainage ou du liquide venant de la plaie
• Une douleur acute
• Des refroidissements
• Un température élevée (supérieure à 37.78 ° C)

3. Les problèmes respiratoires et cardiaques

Des complications pulmonaires sont assez communes avec une spondylodèse. Telle qu'elle est, la courbure anormale de la colonne appuie sur la cage thoracique ce qui peut causer de l'inconfort aussi bien qu'entraver les fonctions respiratoire et cardiaque. Pendant l'intervention le patient peut subir des symptômes comme le manque de souffle, une douleur de la poitrine ou d'autres complications reliées au système cardiaque. D'autres problèmes respiratoires peuvent se produire ju-suq'à une semaine après que l'opération ait eu lieu. Ces problèmes peuvent surgir à cause d'une nombre de facteurs, comme::

- Le stress du à l'intervention
- Une pression physique sur la cage thoracique
- Des altérations soudaines dans la pression sanguine
- Une histoire médicale préalable ou une fonction pulmonaire détériorée
- Des effets averses de la médication

La recherche démontre que de tels troubles respiratoires sont plus habituels chez les enfants dont la scoliose est due à des problèmes neuromusculaires comme la spina bifida, la paralysie cérébrale ou de la dsytrophy musculaire.

Pour se protéger contre de tels troubles, votre chirurgien s'assurera d'un contrôle constant et d'évaluations intraopératives pour éviter de sérieuses complications.

Les complications sur le long terme

La première chose à garder à l'esprit est que la spondylodèse, qui est la plus commune procédure chirurgicale pour corriger la scoliose, fusionne de façon permanente une partie de votre colonne. Cela implique qu'après l'opération, votre dos et votre moelle épinière auront une toute nouvelle forme et structure. Pour la plupart des patients de scoliose cela pourrait signifier retrouver leur posture originale et être libéré de la difformité. Toutefois, dans quelques cas, l'intervention ne se passe pas comme prévue et les résultats ne sont pas ceux attendus. Dans de tels cas, les complications casées par l'intervention sont habituellement visibles après quelques mois ou même années et peuvent se traduire par des problèmes beaucoup plus graves et débilitants que la courbure elle-même.

Fréquemment dans de tels cas, on doit refaire des interventions répétées. L'une de ces études conduites sur plusieurs centres parmi 306 patients révèle un taux de complications aussi élevé que 39%. Alors que 44% des patients couraient le risque d'une intervention de révision, 26% des patients étaient réellement de nouveau opérés pour des complications mécaniques ou neurologiques liées à la chirurgie de la scoliose. En fait, il y aurait des facteurs variés qui pourraient influencer pourquoi de telles complications se produisent, comme la technique chirurgicale, l'âge, la santé, le type de courbe et autres.

Regardons chacun des types de complications sur le long terme en détail.

1. Le mal de dos chronique

Il est tout à fait naturel que le patient ressente quelque douleur à l'endroit de la greffe osseuse. Toutefois, cela devient un problème lorsque cela est douloureux longtemps après que l'intervention ait eu lieu, ce qui peut être 4 ou 5 ans.

Il est possible que vous ressentiez une douleur quelques mois après l'opération. Toutefois, dans certains cas le patient peu soudainement ressentir des douleurs à l'endroit de la greffe après quelques années.

Peut-être l'une des complications sur le long terme les plus communes, la douleur chronique est le résultat de séries de facteurs reliés à votre intervention de la scoliose. Ci-après, nous avons dressé une liste de quelques raisons qui pourraient être la cause de douleur chronique dans un nombre d'années après l'intervention :

- Une étendue limitée de mouvement à cause de la fusion des vertèbres
- Un changement permanent dans la structure et la forme de votre colonne
- Un inconfort à cause des tiges, vis et autres implants métalliques
- Une infection ou une blessure des os, des nerfs ou d'autres tissus autour de la fusion
- Une inflammation des tissus autour de la fusion
- Une dégénération du disque

En plus de ce qui précède, vous pouvez ressentir une douleur générale et un inconfort longtemps après que l'intervention ait eu lieu sans raison spécifique ou plausible. Si cela se produit, consultez votre chirurgien pour vérifier si toute autre cause doit être contrôlée adéquatement.

Gérer la douleur chronique...

Dans la plupart des cas, une telle douleur chronique émanant d'une intervention de la scoliose est tout d'abord traitée de façon conservative à l'aide de médicaments analgésiques en vente libre et des thérapies alternatives. C'est seulement lorsque la douleur atteint un certain point que des médicaments analgésiques sont prescrits sur ordonnance. Si la douleur est causée par des vis ou d'autres implants médicaux, votre chirurgien pourra décider de les enlever chirurgicalement.

2. Des défaillances de matériel

Les défaillances de matériel ou les problèmes avec l'instrumentation utilisée se révèle souvent quelques semaines, mois, voir années après l'intervention. Il y a deux catégories de problèmes qui peuvent se produire à cause de défaillance de matériel:

→ Le rejet par le corps qui n'accepte pas les implants métalliques

→ Des problèmes supplémentaires créés par l'instrumentation comme des cassures, un mauvais positionnement, une taille inappropriée, etc.

Continuez la lecture pour voir quelques situations spécifiques à propos de telles défaillances de matériel et d'instrumentation:

→ Les vis de pédicules peuvent se déplacées ou se dévisser, dérangeant la procédure normale de la fusion. Durant une étude pour analyser les complications produites par les vis de pédicule dans les interventions de scoliose, il s'avère que 11% des patients concernés ont subi des vis mal placées ou en mauvaises positions après une opération de la scoliose.

→ Chez environ 5% des patients, on s'attend à un déplacement des broches où les crochets pourraient bouger de leur position initiale.

→ Chez quelques patients, les broches placées initialement pour garder la colonne droite pourraient commencer à frotter sur des parties sensibles du corps. Cela peut se produire n'importe quand entre 1 et 5 ans après l'intervention et requiert une nouvelle opération pour la révision.

Étant donné que ces cas de défaillances de matériel et de déplacements d'instrumentation peuvent être très risqués, les spécialistes soulignent fortement la nécessité pour les chirurgiens et les radiologues de la colonne d'être totalement familiers des différents types d'instrumentation à utiliser. De tels spécialistes cliniques doivent aussi être suffisamment équipés pour reconnaître immédiatement les signes cliniques et radiographiques de défaillance de matériel de façon à pouvoir gérer dans un stade précoce et efficacement toute complications liée.

3. Les problèmes durant le processus de fusion

Une spondylodèse est un travail chirurgical hautement complexe et compliqué. Il y a une étendue de complications surgissant à plusieurs étapes de l'intervention et même après. Même si tout s'est bien déroulé pendant l'opération, il y a des chances pour que la fusion ne se produise pas comme requis. Faites attention aux signes ci-après qui indiquent que la fusion ne s'est pas proprement déroulée:

→ Une douleur continue dans le dos ou le cou
→ Une douleur vive ou sourde dans le dos ou le cou
→ Un engourdissement ou des « fourmis » dans le dos ou le cou qui irradie jusqu'aux extrémités : les épaules, les mains, les bras, les jambes, les hanches ou les pieds

Qu'est-ce qui fait qu'une défaillance de la spondylodèse se produise?

En d'autres termes, pour quelle raison vos vertèbres ne fusionnent pas proprement malgré la greffe osseuse et toutes les autres procédures ? Voyons quelques raisons:

• Le rejet de la greffe osseuse par votre corps
• La cassure ou un mauvais fonctionnement des implants métalliques ou autres appareils

Histoires vraies de scoliose : La scoliose, le ballet et les vis

La scoliose peut potentiellement se révéler de façon inattendue et déranger les plans et les buts du patient.

Pour quelqu'un qui a toujours aspiré à devenir une danseuse de ballet et qui a pratiqué durement pour cela, être diagnostiquée avec la scoliose est un coup dur. Samantha (le nom est changé) était tout juste une adolescente lorsqu'elle apprit que sa colonne était courbée et du immédiatement porter un corset, ce qu'elle fit pendant les deux années suivantes. Toutefois, cela n'eut aucun effet sur sa courbure qui progressa à 52 degrés en haut et 45 degrés en bas de la colonne quand elle fut dans sa deuxième année au collège. C'est alors qu'elle subit sa première spondylodèse de T4 à T3.

Malheureusement, un contrôle effectué quelques mois après son opération révéla que les crochets en haut de sa colonne s'étaient déplacé. Elle eut sa deuxième spondylodèse peu de temps après. A peine deux semaines après l'intervention, on découvrit que les crochets s'étaient encore déplacés, ce qui résulta en une troisième intervention. Pendant celle-ci, l'instrumentation en haut de sa colonne fut ôtée alors que les crochets du bas furent laissés tels quels. Cependant, rien de tout cela ne l'aida et sa condition continua à se détériorer les années suivantes.

Heureusement, Samantha rencontra un chirurgien qui fit une quatrième intervention.

Utilisant une approche postérieure et des vis de pédicule pour la fixation et sa courbure fut traitée avec succès.

- L'apparition de problèmes dans l'environnement des disques et des vertèbres causés par un stress accru dans ces régions
- Des infections post opératoires graves qui entrave le processus de fusion
- La formation excessive de tissus cicatrisés
- Un saignement excessif ou des caillots qui perturbent aussi le processus de fusionnement

4. Une douleur à l'endroit de la greffe

Cela est uniquement pertinent si vous avez reçu une autogreffe, ce qui signifie que le matériel pour la greffe osseuse a été prélevé de la crête iliaque ou de la hanche. Étant donné que cette procédure est une opération mineure en elle-même, vous pourriez ressentir une douleur à ce point du aux raisons suivantes:

- Une infection due à la chirurgie
- Une blessure causée dans le processus d'extraction
- Une irritation ou une inflammation
- Un inconfort physique général
- Une cicatrisation lente

Les complications rares

Exception faite du susmentionné, il y a quelques autres complications sur le long terme qui sont plutôt rares. Toutefois, comme elles se produisent dans un faible pourcentage chez les patients, il est important de connaître leur signification et les implications de chacune. Nous expliquons quelques-unes de ces plus cruciales complications sur le long terme associées avec une chirurgie pour la scoliose.

5. Les lésions nerveuses

Dans certains cas, des nerfs ou des veines peuvent être blessés pendant une intervention chirurgicale. Comme nous l'avons vu plus haut, une intervention pour la scoliose nécessite d'exposer les couches de muscles et de nerfs pour atteindre la colonne que ce soit par devant ou par derrière ou en approche combinée. Pendant cette procédure, il existe souvent la possibilité d'une blessure aux nerfs et aux tissus environnants. Les lésions nerveuses peuvent aussi se produire à cause d'un étirement ou d'une contusion, ce qui peut se résoudre de soi-même après un laps de temps.

De plus, lorsque l'instrumentation et la greffe osseuse sont mises en place pour fusionner les vertèbres, le chirurgien peut accidentellement utiliser trop de force ou de pression sur la colonne ce qui peut résulter plus tard en plusieurs symptômes comme ceux ci après:

- Une faiblesse de la vessie et ou de la digestion
- Une faiblesse partielle ou complète, un engourdissement, ou des fourmillements dans l'une ou les deux jambes
- Des chutes de pieds
- Un dysfonctionnement érectile

Pour prévenir et détecter de tels troubles à un stade précoce, votre chirurgien utilisera une série de tests intra opératoires comme le test de Stagnara pour s'assurer que vos nerfs fonctionnent normalement.

6. La formation de caillots sanguins

Comme effet apparenté à l'intervention, vous pourriez développer des caillots de sang dans vos jambes. Dans un certain nombre de cas, des caillots de sang peuvent se libérer de la colonne. En fait, ces caillots peuvent être très dangereux s'ils se détachent et remontent aux poumons. Si vous avez eu une opération pour la scoliose vous pouvez faire attention aux signes précurseurs suivants qui indiquent la présence d'un caillot de sang:

- Un gonflement de la cheville, du mollet ou du pied
- Une rougeur ou sensibilité excessives allant au genou ou plus haut
- Une forte douleur au mollet

De façon à protéger votre corps de tels caillots, votre chirurgien peut vous prescrire des anticoagulants et utiliser des dispositifs spéciaux comme des bas de contention.

Information importante...

Dans le cas où un caillot se détache et remonte vers les poumons, vous ressentirez une douleur forte et soudaine à la poitrine avec une toux et un manque de souffle. Cela peut être fatal si ce n'est pas immédiatement traité.

7. La pseudarthrose

La pseudarthrose est médicalement définie comme une condition où les os ne fusionnent pas correctement du à un nombre de raisons. Une fois que les greffes osseuses ont été mises en place, on ajoute l'instrumentation pour maintenir l'alignement de la colonne pendant que la fusion se produira. Toutefois, dans le cas de pseudarthrose, il y a une interruption dans le processus normal.

Avec une incidence de 5% à 10% des cas et très commun chez les fumeurs, la pseudarthrose peut conduire à l'inconfort et à une perte partielle de la correction. Dans la plupart des cas, la pseudarthrose nécessite une intervention supplémentaire pendant laquelle on rajoute du matériel de greffe dans l'endroit spécifique où la fusion ne s'est pas produite.

8. L'inhibition de la croissance

Nous savons comment une intervention chirurgicale de la scoliose fusionnera deux ou plus des vertèbres ensemble et altérera la structure originale de votre colonne. Alors que cela peut ne pas faire beaucoup de différence chez un adulte ou même un adolescent, pourtant un tel processus de fusion entravera probablement le patron naturel de croissance d'un enfant dans un certain nombre de cas. La croissance se produit dans toutes les régions du corps d'un enfant et une croissance appropriée de la colonne est extrêmement importante et possède la capacité de générer des changements dans la structure du squelette de l'enfant aussi bien que dans les fonctionnements des organes.

En conséquence, un retard de croissance reste une complication majeure sur le long terme dans l'intervention de la scoliose chez les enfants.

9. Une déformation accrue

Bien que la chirurgie de la scoliose ait pour but de réduire la déformation de votre dos, pourtant dans certains cas, le résultat peut juste être à l'opposé. Il y a deux types de déformations qui pourraient se produire:

- Une déformation accrue du torse, où la bosse des côtes empirera à cause de la force appliquée pour redresser la colonne par la procédure chirurgicale. Comme la fonction normale de la cage thoracique peut être affectée de façon permanente, votre apparence physique peut changer drastiquement.

- Un dos plat, une difformité sagittale peut empirer du à la réduction de la courbure latérale au milieu du dos, conduisant à la perte de votre courbure du dos naturelle. Il s'agit d'un trouble postural pour lequel une intervention peut s'avérer nécessaire et causer un nombre d'anormalités posturales, la plus évidente étant la perte de lordose lombaire.

10. Autres

Quelques autres complications rares sur le long terme comprennent::

- Des infections des voies utinaires
- Des calculs biliaires
- Une occlusion intestinale
- Une pancréatite

CHAPITRE 20
La chirurgie – Vos 50 FAQ les plus importantes

Tout au long d'une partie de ce livre, nous vous avons introduit aux aspects les plus importants de la chirurgie de la scoliose. De la décision de subir une intervention à l'explication de la procédure réelle, cette section du livre traitait chacun de ces aspects. Comme nous terminons la seconde partie, il est temps de répondre aux questions que vous pourriez avoir concernant une intervention chirurgicale pour la scoliose.

Pour vous faciliter la tâche, nous avons divisé la totalité de ces questions en trois catégories faciles à comprendre de façon que vous sachiez où chercher votre question spécifique. Par exemple, pour connaître les changements spécifiques qui seront requis, allez tout simplement à la partie 3 qui répond aux FAQ sur le post opératoire.

Lisez les réponses à vos préoccupations à propos de la scoliose au travers d'un ensemble de 50 réponses bien établies et des explications détaillées. Bien que l'étendue des questions et des doutes soit infinie, nous avons pourtant essayé de couvrir toutes les demandes possibles que n'importe quel patient potentiel pourrait avoir.

A) Vos préoccupations avant de prendre une décision

Si vous êtes au stade où votre docteur a suggéré, même de loin, une opération de la scoliose pour vous ou votre enfant, alors cette section est pour vous. Regardez les réponses à vos questions les plus cruciales pour peser les risques et les avantages. L'ensemble de questions suivant agira comme un guide, vous aidant dans le processus de prendre une décision.

Q1. Est-ce que la chirurgie est vraiment requise?

Il s'agit peut-être de la première et plus commune question qu'un patient de scoliose peut avoir. Étant fortement invasive et comprenant un potentiel de complications ensuite, l'intervention pour la scoliose semble un concept très intimidant. En conséquence, un patient voudrait explorer toutes les options possibles avant d'opter pour la chirurgie.

Bien que chaque patient aura une histoire médicale et des préoccupations différente à propos de sa scoliose, il y a quelques facteurs qui indiquent la nécessité d'un intervention chirurgicale. Une correction chirurgicale de la scoliose sera habituellement requise si vous éprouvez l'un des syptômes suivants :

→ Si votre courbure est plus de 45 ou 50 degrés selon la Méthode de Cobb (voyez le cadre ci-après) et que vous ayez atteint la maturité squelettique, que l'on attend plus de croissance squelettique majeure. Cela est spécialement valable pour les enfants et les adolescents. Dans le cas où la croissance squelettique est encore dans les possibilités, vous devriez attendre pour une opération.

→ S'il y a une étendue de progression majeure de votre courbure (selon votre âge, la gravité et la localisation de la courbure), alors vous devriez subir une opération.

→ Si vous subissez de graves handicaps et des limitations dans vos routines journalières.

→ Si vous avez de graves problèmes esthétiques avec la courbure vous faisant un dos de bossu

Qu'est-ce que la méthode de Cobb?

La méthode de Cobb reste la procédure standardisée la plus universellement suivie et la plus largement acceptée pour mesurer le degré de la courbure de la scoliose. Elle est identifiée sur une radio de la courbure. L'extrémité des vertèbres de la courbure sont relevées et un ensemble de lignes droites perpendiculaires sont dessinées pour former un angle de mensurations.

Vous pouvez vous référez au chapitre 6 pour en savoir plus sur la méthode de Cobb.

Par ailleurs, pour avoir une meilleure compréhension de votre situation et savoir si la chirurgie est une bonne option pour vous, demandez-vous simplement les 7 questions importantes que nous avons discutées au chapitre 9 et qui sont:

- → Quel est l'état de votre courbure?
- → Quelle est la maturité de votre système squelettique?
- → Quel est le risque de progression de votre courbure?
- → Quelle efficacité ont eu les méthodes conservatives non invasives?
- → Êtes-vous en assez bonne santé pour supporter une opération?
- → Quelles sont les limitations imposées par votre courbure
- → Avez-vous une situation financière appropriée?

Q2. Est-ce que la chirurgie sera très douloureuse?

Vous serez sous anesthésie pendant l'opération, il n'y a donc aucun moyen que vous puissiez ressentir de la douleur au bloc opératoire. Une fois l'intervention terminée, vous aurez probablement une douleur fulgurante, qui s'atténuera graduellement. Certains patients ressentiront un inconfort général avec quelque engourdissement et des picotements, alors que d'autres ressentiront aussi une grande douleur à l'endroit de la greffe. De plus, cela peut être moins douloureux si vous êtes plus jeune et que votre intervention se soit déroulée sans complications.

Toutefois, vous devez vous préparer mentalement à la douleur associée avec les injections intraveineuses et les tests préalables. Globalement, l'intensité de la douleur sera contrôlée et gérée par votre anesthésiste et les spécialistes, avant et après l'intervention.

Q3. Quelles sont les dépenses associées à une intervention de la scoliose?

La totalité des dépenses de votre opération pour la scoliose dépendra d'un nombre de facteurs, comprenant:

→ La gravité de votre courbure et la technique utilisée

→ Le genre d'instruments qui seront utilisés pour l'opération

→ Votre localisation géographique, car les coûts estimés varient de pays à pays et de région à région

→ L'étendue de votre couverture d'assurance pour la procédure

→ Le taux de complications ou de séjour hospitalier supplémentaire dont vous pourriez avoir besoin après l'opération

→ Votre choix du chirurgien et de l'hôpital

Bien que les dépenses puissent varier, une intervention de la scoliose est de loin considérée comme une procédure très coûteuse, coûtant quelque chose entre USD $75.000 et USD $300.000 par opération.

Q4. Est-ce que ma courbure disparaitra complètement?

Cela dépend de l'état actuel de votre colonne et de sa flexibilité avant l'opération. De combien votre courbure se redressera après l'opération dépend d'un nombre de facteurs comme votre âge, la gravité de votre courbure, votre santé générale et ainsi de suite. Par exemple, les études montrent que chez les adolescents 50% de la courbure peut être redressé, ce qui peut ne pas être possible chez les patients plus âgés. En d'autres termes, de combien votre courbure se redressera variera et sera le mieux défini par votre chirurgien.

Q5. Est-ce que moi ou mon enfant souffriront d'handicaps ultérieurs permanents?

Médicalement parlant, le taux de complications après l'intervention n'est pas très élevé. Toutefois, en considérant une intervention pour votre enfant, il y a une légère chance que cela pourrait entraver sa croissance normale, aussi connu comme l'inhibition de la croissance. Chez certains adultes, les vertèbres fusionnées pourraient rendre difficiles ou même impossibles des activités comme se pencher ou se tourner. Aucun autre handicap ne sont généralement rapportés après une intervention sauf si des complications graves et inattendues se produisent pendant la procédure comme discutée au chapitre 19.

Q6. Est-ce qu'une intervention pour la scoliose affectera mes chances d'avoir une grossesse saine?

Il y a une nette connexion entre la scoliose et la grossesse, car la grossesse et l'éducation des enfants augmentent le stress sur la colonne et conséquemment peut influencer le développement ou la progression d'une courbure de la colonne.

Si vous avez une courbure majeure et pensez subir une intervention et prenez en considération de donner naissance à un enfant, le mieux est de ne pas planifier les deux en même temps. Bien que les femmes ayant subi une intervention ont eu aussi des grossesses réussies, il est important de suivre les conseils de votre spécialiste pour planifier le moment de l'intervention et celui de la conception

A lire absolument!

Si vous avez été diagnostiqué avec une scoliose et que vous êtes enceinte ou voulez concevoir, cela vaut certainement la peine de vous procurer un exemplaire de « Guide essentiel sur la scoliose et une grossesse sans complications (2e édition): Mois après mois, apprenez tout ce qu'il faut savoir pour prendre soin de votre colonne vertébrale et de votre bébé » de Dr. Kevin Lau dans lequel vous trouverez tous ce que vous devriez savoir à propos des soins pour votre colonne et votre bébé!

Q7. Quand devrais-je décider une opération pour mon enfant ? Est-ce que la courbure partira d'elle-même?

Tout dépend de l'âge de votre enfant et de la gravité de la courbure. Si votre enfant est encore jeune (4-11 ans) et il doit encore beaucoup grandir physiquement, le mieux est d'attendre pour une intervention car sa croissance pourrait être affectée et les chances que sa courbure revienne serait plus élevées. Reportez-vous au chapitre 7 pour ce phénomène (Le degré Risser-Fergusson).

Toutefois, on ne devrait jamais s'attendre à ce que la courbure disparaisse d'elle-même. La détection et la gestion d'une courbure, même infime, à un âge précoce, peuvent faire toute la différence sur la façon dont la scoliose affectera la vie future de l'enfant.

Q8. Est-ce qu'il existe des techniques minimalement invasives que je peux considérer?

De par son processus original, une chirurgie pour la scoliose est hautement invasive et contient un risque élevé de complications. Il est naturel pour le patient d'être intimidé et de rechercher des options moins invasives. Vous pouvez discuter les techniques suivantes avec votre chirurgien si vous désirez explorer les options minimalement invasives:

→ L'agrafage des vertèbres

→ Une prothèse costale verticale extensible en titane (VEPTR)

→ Une thoracoscopie vidéo-assistée (VATS)

→ Une approche endoscopique

→ La thoracoplastie

Vous pouvez trouver plus d'informations à propos de chacune de ces techniques et leur nature moins invasive au chapitre 15. Mais dans son ensemble, une correction chirurgicale, qu'elle soit pratiquée par spondylodèse, une chirurgie conventionnelle ou par les méthodes ci-dessus minimalement invasives, est généralement considérée comme la seule manière de corriger une courbure à long terme.

Cependant, avant que vous optiez pour la chirurgie, il est aussi conseillé d'utiliser des thérapies non invasives comme les régimes et les exercices dans le but de corriger une courbure. Référez-vous au livre du Dr. Kevin Lau, « Votre programme pour la prévention et le traitement naturel de la scoliose: Prenez votre sante en main », dans lequel vous pourrez trouver tout ce que vous désirez savoir pour traiter la scoliose de façon non invasive.

Q9. Comment puis-je préparer mentalement mon enfant ou moi-même?

La première étape est d'obtenir le maximum d'informations. Apprenez, vous ou votre enfant, tous les aspect de l'intervention. Racontez-lui les tests qui vont avoir lieu. S'il est assez âgé pour comprendre, vous pouvez aussi expliquer brièvement la procédure. Toutefois, l'aspect post opératoire est le plus important et nécessite, en conséquence, d'être expliqué soigneusement. Dites à votre enfant les différences majeures qui se produiront longtemps après l'intervention. Cela devrait comprendre la façon dont la chirurgie changement son aspect physique et affectera ses routines journalières au moins pour quelques mois.

Q10. Est-ce qu'une intervention pour la scoliose sera couverte par l'assurance?

Oui, dans la plupart des cas. Comme la chirurgie pour la scoliose est une procédure plutôt commune, elle est généralement couverte par les assurances aux USA et UK. Partout, le taux exact dépendra de la politique de votre assureur.

Q11. Sera-il nécessaire d'aller faire beaucoup de tests?

Les examens et les tests pré chirurgicaux sont faits pour aider votre chirurgien à voir si vous êtes en assez bonne santé pour subir une opération. Ces tests sont aussi importants pour détecter un trouble majeur dont pourrait souffrir le patient. Référez-vous au chapitre 13 pour en savoir plus à ce sujet. Il est toujours de votre intérêt de coopérer pleinement avec l'équipe médicale et de faire tous les tests requis pour un diagnostique correct. Quelques-un des plus importants tests comprennent:

→ Un examen physique
→ Des radios
→ Des tests pulmonaires
→ IRM et une myélographie
→ Un électrocardiogramme
→ Un encéphalogramme
→ Des analyses de sang
→ Des analyses d'urine

Q12. Comment sélectionné le bon chirurgien et l'hôpital?

Votre choix du chirurgien et de l'hôpital peut faire toute la différence pour le succès de votre intervention. Il y a beaucoup de facteurs à considérer pour choisir les deux comme expliqué au chapitre 12. Ci-dessous nous en avons listés juste quelques-uns.

Pour l'hôpital

→ La proximité ou la distance géographique de votre maison
→ L'infrastructure et les autres facilités disponibles

→ La réputation générale

→ La couverture par l'assurance

Pour le chirurgien

→ Les qualifications académiques et professionnelles

→ Les certificats et licences

→ L'expérience passée, spécifiquement pour votre cas spécial

→ Le taux de succès vs échecs

→ Les références de patients préalables

→ La couverture par l'assurance

Certains patients ont un problème si le chirurgien qu'ils préfèrent ne travaille pas dans un hôpital proche. Dans de tels cas, vous pourrez discuter le problème avec votre chirurgien et l'hôpital et essayer de trouver une option viable.

B) Pendant la procédure

Q13. Les docteurs parlent beaucoup de spondylodèse, qu'est-ce que c'est?

Une spondylodèse est essentiellement un processus dans lequel deux ou plusieurs vertèbres le long de la courbure sont jointes ou « fusionnées » ensemble pour redresser votre colonne. Dans ce processus, une greffe osseuse est placée entre les vertèbres. Des instruments comme des vis de broches et des plaques sont utilisées pour garder le matériel de greffe en place jusqu'à ce qu'il fusionne avec les os.

Q14. Quels sont les instruments utilisés dans la chirurgie?

Les « instruments » est essentiellement un terme générique donné au matériel utilisé en chirurgie. Toutes les broches, tiges, vis, crochets et plaques qui seront utilisés pour redresser la colonne et garder la greffe osseuse en place sont connus comme les « instruments » ou « instrumentation ».

Q15. Est-ce que les chirurgies endoscopique et ouverte sont la même chose ?

Non, elles ne le sont pas. Une chirurgie ouverte comprendra une grande ou une paire de grande incisions. D'un autre côté, la chirurgie endoscopique comprendra un nombre de petites incisions. Guidé par un endoscope (qui est un appareil consistant en un long tube qui contient une petite caméra vidéo et permet au chirurgien de voir l'intérieur de la région chirurgicale par une petite incision), de petits instruments chirurgicaux sont introduits et le processus de fusion prend place.

Q16. Combien de temps durera l'intervention?

La totalité de la durée de votre intervention variera selon la gravité de votre courbure et l'approche choisie par le chirurgien. En moyenne, une intervention typique de scoliose prend environ de 3 à 8 heures.

Q17. Dites-moi les différents types de techniques de chirurgie de la scoliose disponibles.

D'une manière générale, il y a 4 types principaux de techniques pour la scoliose parmi lesquels votre chirurgien peut choisir:

→ L'approche postérieure, où il atteint votre colonne par le dos

→ L'approche antérieure, où il atteint votre colonne par devant, i.e. la cage thoracique

→ L'approche combinée qui utilise les deux approches ci-dessus. Alors que la colonne est atteinte par devant, la spondylodèse est faite par l'accès postérieur

→ Des techniques minimalement invasives telles que l'approche endoscopiques (comprenant plusieurs petites incisions), la thoracoplastie, l'agrafage des vertèbres et ainsi de suite

Q18. Quelle est la meilleure procédure ?

Un chirurgien adroit et une analyse médicale adéquate rend chacune de ces procédures discutées ci-dessus également efficaces. Chacune procédure comprend ses risques et ses avantages. En outre, il y a des types de courbures spécifiques qui répondent mieux à certaines techniques. Par exemple, l'approche antérieure est habituellement considérée pour des courbures localisées dans la région thoracolombaire (T12-L1). Votre chirurgien sera à même de décider d'une technique chirurgical appropriée pour votre cas.

Q19. Serai-je conscient durant l'intervention?

Vous serez sous l'influence de l'anesthésie lorsque vous serez dans le bloc opératoire. Vous reprendrez conscience après que l'entière procédure sera terminée et vous ne serez pas réveillée pour voir ce qui se passe pendant l'opération.

Q20. Quelle sera la longueur de l'incision?

La longueur de l'incision dépend de deux choses, comprenant le type de technique utilisée et aussi le nombre de vertèbres à fusionner. Par exemple, en moyenne, une approche postérieure type demandera une incision de 15 à 30 centimètres, commençant dans le milieu du dos.

Q21. Qu'est-ce que des drains et pourquoi et quand sont-ils placés?

Un drain est essentiellement un tube placé dans la plaie à la fin de l'opération et une fois l'incision close. Cela est fait pour drainer les fluides de la région chirurgicale pour protéger la plaie de tout dégât ou infection.

Q22. Est-ce que les choses peuvent sérieusement se gâter pendant l'intervention?

Oui, elles le peuvent. Bien que rare, il existe la possibilité de sérieuses complications pendant l'opération comprenant:

→ Des troubles respiratoires graves
→ Des problèmes cardiaques
→ Une perte de sang excessive
→ Une lésion nerveuse
→ Une infection
→ Une douleur chronique
→ Des caillots de sang
→ La mort

Q23. Puis-je voir les instruments utilisés?

Avant l'opération et si vous êtes intéressé, votre chirurgien peut vous les montrer et vous familiariser avec les instruments qui seront placés dans votre corps. Si vous êtes bien informé, vous pourriez même demander à votre chirurgien de vous les montrer pendant l'une de vos visites pré opératoires.

Q24. Comment allez-vous prélever la greffe osseuse. Est-ce que l'endroit sera longtemps douloureux?

Il y a trois options pour le chirurgien pour prélever la greffe osseuse. Elles comprennent:

→ L'autogreffe, dans laquelle une greffe osseuse est obtenue de la crête iliaque ou de la région de la hanche pendant l'opération.
→ L'allogreffe, où votre chirurgien obtiendra le matériel pour la greffe osseuse d'une banque d'os avant l'opération.
→ Une greffe osseuse synthétique, qui comprend l'utilisation de plusieurs matériaux pour greffe osseuse et commercialement disponibles

Si votre chirurgien a choisi de prendre la greffe osseuse de la cr^te iliaque, cela ne résultera habituellement pas en une complication majeure ou une douleur excessive après l'opération.

Q25. Est-ce que je perdrai beaucoup de sang?

Une certaine perte de sang est naturelle pendant l'opération à cause de la nature fortement invasive de celle-ci. Il est usuel que le patient nécessite une certaine quantité de transfusion sanguine, du à sa perte de sang. Toutefois, à moins qu'il n'y ait une perte de sang excessive, c'est très improbable que vous souffriez de complications majeures à cause de cela.

C) Vos préoccupations post opératoires

Q26. Comment me sentirai-je juste après l'intervention?

Bien que vous serez sous l'influence d'analgésiques, vous pourriez ressentir une sévère douleur. Vous pourriez aussi la ressentir à l'endroit de la greffe osseuse. De plus, vous serez encore sous l'influence de l'anesthésie et vous vous sentirez droguée de toute cette médication. En outre, tout cet attirail de tubes et cathéters pourrait vous énerver. En conséquence, il est important que vous vous prépariez à cela mentalement avant.

Q27. Après combien de temps serai-je en état de marcher?

Si tout se passe bien avec votre intervention, le personnel de l'hôpital pourrait vous aider à marcher avec une cane le 2ème ou 3ème jour après l'opération. On vous encouragera à marcher progressivement de plus longues distances (comme le couloir de l'hôpital) sans forcer votre dos. De plus, on pourra aussi vous apprendre à continuer la marche avec des aides pour 4-6 semaines après l'opération. Un physiothérapeute vous traitera à l'hôpital, vous aidera à utiliser les appareils appropriés comme une cane ou un déambulateur, vous apprendra la transition entre les différentes déambulations pour être certain que votre dos sera protégé. Ils veilleront aussi à ce que vous fassiez les bons mouvements avant de vous laisser aller à la maison.

Q28. Combien de temps après l'opération pourrai-je manger et boire?

La plupart des patients peuvent avaler quelques gorgées de liquide après 5-6 heures. Vos docteurs augmenteront progressivement la quantité et la fréquence selon votre santé.

Q29. Combien de temps après l'opération pourrai-je prendre une douche?

Le minimum de temps stipulé est d'au moins 72 heures avant que vous ne puissiez prendre une douche. Avant cela on vous baignera avec une éponge humide. Cependant, ce laps de temps peut être plus long si votre plaie prend plus de temps à guérir. Quelles que soient les circonstances, vous ne devriez jamais mouiller une plaie ouverte.

Q30. Sera-t-il nécessaire d'enlever les points de suture?

D nos jours, la plupart des chirurgiens utilisent de la suture soluble. Toutefois, on devra impérativement examiner vos points de suture pour veiller à tout risque d'infection ou le besoin de recoudre après environ une dizaine de jours.

Q31. Quelle est la moyenne de temps pour la guérison?

Bien que le nombre de jours et de semaines puisse varier chez différents patients, la plupart des guérisons ressemblent à ce patron:

- → Séjour à l'hôpital – Environ 3-5 jours
- → Être en mesure d'accomplir la routine journalière – Environ 7-10 jours
- → Retour à l'école – Environ 4-6 semaines
- → Être en mesure de conduire – 2-4 semaines
- → Interdictions de soulever – pour environ 6 mois
- → Guérison complète – Approximativement 8-12 mois

Q32. Quand serai-je capable d'avoir une vie normale?

Le processus complet pour la fusion prend un minimum de 6 mois. Cela implique que votre corps nécessite au moins autant de temps pour guérir et récupérer. Vous devez y aller doucement et devez changer vos routines accordement. Par exemple, votre docteur indiquera des restrictions sur le poids que vous aurez le droit de soulever dans les premiers mois.

Q33. Serai-je indépendant à mon retour à la maison?

Vous aurez besoin de beaucoup d'aide. Pour vous déplacer, et cuisiner, pour soulever et même pour changer de position dans votre lit, vous aurez besoin d'aide. Même si vous êtes du type à tout vouloir faire par vous-même, vous ne pouvez pas forcer votre dos après l'opération et en conséquence, vous aurez besoin d'au moins un membre de votre famille, d'un ami ou d'une aide professionnelle pour vous aider. Idéalement, les spécialistes suggèrent d'avoir quelqu'un avec vous pour au moins 3-4 semaines après l'opération.

De plus, vous recouvrirez plus rapidement si vous êtes jeune, sain, énergique et spécialement si vous aviez une vie active avant l'opération.

Q34. Est-ce que je pourrai ramasser et soulever quelque chose facilement plus tard?

Avec quelque contrainte et en prenant soin, vous devriez être capable de soulever quelque chose du sol facilement. Toutefois, comme vous aurez redressé votre colonne, vous devrez apprendre à vous pencher en pliant les genoux.

Q35. Est-ce que ma taille va augmenter?

Probablement, oui. Étant donné que votre colonne sera plus droite vous gagnerez au moins de 1 à 2 cm.

Q36. Est-ce que je devrai faire des exercices pour faciliter la guérison?

Une fois que vous y êtes apte, votre chirurgien vous enverra vers un kiné qui vous prescrira un certain nombre d'exercices journaliers pour accélérer votre guérison. Le genre d'exercices le plus commun conseillé après l'opération comprennent:

→ Des exercices pour redresser le dos

→ Des exercices de fortification

→ De la marche régulière

→ Des exercices respiratoires pour renforcer la fonction pulmonaire

Votre kiné vous prescrira un ensemble d'exercices selon votre âge et votre état de santé.

Q37. Est-ce que la disparité de mes épaules ou ma poitrine disparaîtra totalement?

Avant tout, l'opération réduira les côtes protubérantes sous la poitrine du côté de la scoliose. Bien qu'une amélioration esthétique majeure soit attendue, il est possible qu'une disparité persiste.

Q38. Aura-je besoin de faire des changements drastiques dans ma vie?

Oui, bien sûr. En fait, la préparation pour cette condition devrait commencer bien avant l'intervention. Pour commencer, vous devrez changer l'emplacement des choses dans votre maison. Vous devrez les garder à une hauteur accessible de façon à ne pas devoir vous pencher ou devoir atteindre des choses trop hautes. Vous pourriez aussi avoir besoin de changer l'emplacement des prises électriques et avoir l'interrupteur d'une lampe de chevet près de votre lit. Vous devrez faire des arrangements alternés pour cuisiner, conduire ici et là et ainsi de suite. En bref, vous devrez regarder chaque aspect de votre routine journalière et vous préparer à l'avance de façon à être confortable plus tard. Par exemple, vous pourriez remarquer qu'il vous faut une chaise avec un dossier et des reposoirs appropriés après l'intervention.

Q39. Aurai-je besoin de changer mon matelas après l'intervention?

Pas vraiment. Tout ce dont vous avez besoin est un bon matelas ferme, spécialement pour les 3-4 semaines après l'opération.

Q40. Aurai-je besoin de changer mon régime après l'opération?

Oui, certainement. Vous aurez besoin de faire quelques changements importants comme:

→ Prendre des repas légers, fréquents

→ Avoir un menu léger, sans épices et peu calorifique

→ Vous abstenir complètement de fumer ou boire de l'alcool

→ Une nourriture spéciale qui aidera votre guérison (Se référer au chapitre 23)

Q41. Est-ce que la courbure réapparaîtra ?

Dans la plupart des cas, la fusion est permanente et les chances de récurrences de la courbure ne sont pas très élevées à moins que vous ne soyez âgé et souffriez de dégénération. Toutefois, une légère bosse ou une disparité peut rester apparente.

Q42. Est-ce que les appareils dans mon dos seront visibles?

Une telle occurrence est vraiment rare. La recherche montre que les appareils placés dans votre dos sont pratiquement jamais visibles à l'œil nu, sauf si vous êtes extraordinairement maigre ou mince.

Q43. Est-ce que les appareils à l'intérieur endommageront mon corps plus tard?

Cela n'est surtout pas le cas. Ces broches et autres instruments ont été spécialement conçus pour rester dans le corps humain et offrir un soutien adéquat. Toutefois, dans certains cas les broches commencent à causer de l'inconfort et de la douleur après quelque temps, ce que l'on traite avec des analgésiques. Cependant, dans des cas graves, une opération supplémentaire peut être requise pour ôter ces broches et autres instrumentation.

Q44. Est-ce que la cicatrice restera longtemps? Sera-t-elle laide?

Habituellement, l'endroit de la cicatrice d'une opération de scoliose est recouvert par les vêtements. A moins que vous ne subissiez une opération esthétique, la cicatrice restera avec vous toute votre vie. Si vous êtes du type à aimer les expériences vous pourriez avoir quelque cosmétique autour de votre cicatrice. Toutefois, demandez conseil à votre chirurgien pour veiller à ce que cela ne soit pas d'un effet néfaste pour votre cicatrice, votre santé ou votre plaie.

Q45. Qu'est-ce que le phénomène de vilebrequin?

Le phénomène de vilebrequin est une complication avec l'utilisation de la procédure d'Harrington et est plus commun chez les enfants dont le système squelettique n'a pas encore atteint sa maturité. Après que la spondylodèse a été effectuée, la section avant de la colonne fusionnée continue de croître. Comme la colonne fusionnée ne peut pas croître plus, elle commence éventuellement à se tordre et développer une courbure supplémentaire.

Q46. Qu'est-ce que le syndrome du dos plat?

C'est aussi associé avec l'utilisation de al procédure d'Harrington. Dans cette condition, le bas du dos du patient perd sa courbure normal vers l'intérieur (lordose). Conséquemment après quelques années, le disque dégénère sous le point de la fusion ce qui rend difficile pour le patient de se tenir debout et est très douloureux.

Q47. Qu'est-ce qu'un teste de réveil et pourquoi est-il fait?

Le test de réveil Stagnara est l'un des nombreux tests intra opératoires (pendant l'opération) pour détecter un dégâts possible au nerfs qui pourrait se produire pendant l'opération.

Q48. Combien de médicaments est-ce que je prendrai après l'opération?

Ceci est une préoccupation spécialement pour les patients allergiques à certaines substances. Immédiatement après l'opération, on vous administrera une sévère dose d'analgésie contrôlée, ce qui signifie que la médication est en accord avec la douleur. De plus, vous recevrez probablement des analgésiques et des médicaments contre l'infection pour quelque temps après l'opération. En conséquence, il est important de discuter de ces facteurs avec votre chirurgien avant.

Q49. Est-ce que je me sentirai très faible à mon retour à la maison?

Cela dépendra de la façon dont vous prenez soin de vous. Vous vous sentirez donc faible et vulnérable pour quelque temps. Toutefois, si vous avez suivi un style de vie sain et actif avant l'opération, vous regagnerez vos forces plus rapidement.

Q50. Quand doit-on avoir une opération de révision?

Une intervention de révision est plutôt une rare exigence et sera nécessaire dans l'un des cas suivants:

→ Une récurrence majeure de la courbure
→ Une gêne grave ou une douleur causées par les broches ou autres instruments
→ Si un réalignement de la colonne est nécessaire
→ Si votre chirurgien a utilisé une technique désuète comme l'instrumentation de Harrington
→ Si un accident majeur ou un trauma affecte le processus de la fusion
→ Si une défaillance du matériel ou une pseudarthrose se produisent

Histoires vraies de scoliose : La douleur persista...

Les résultats d'une opération de la scoliose varient parmi des individus différents et l'expérience de l'un peut être différente de celle d'un autre.

Claudia fur diagnostiquée avec une scoliose 25 degrés quand elle avait onze ans. On lui mit immédiatement un corset pour aider à arrêter la progression de sa courbure. Comme elle grandissait encore, Claudia, comme tous les jeunes, ressentait de la gêne de se sentir différente des autres.

Malheureusement, à 12 ans, sa courbure avait déjà progressé jusqu'à 59 degrés malgré son corset. A ce stade, elle eut une opération pour fusionner le tiers supérieur de sa colonne à une greffe osseuse de la hanche. Longtemps après que l'opération eut lieu, Claudia sentait encore de la gêne et de la douleur. Quand elle eut 19 ans, Claudia subit une autre opération pour ôter quelques unes des vis et du matériel qui causaient sa douleur.

Toutefois, après avoir essayé une série de méthodes pour contrôler la douleur, Claudia ressentait une douleur constante et elle rapporte aussi une perte sérieuse d'efficacité dans sa routine journalière à cause de l'intervention de la scoliose.

Postface

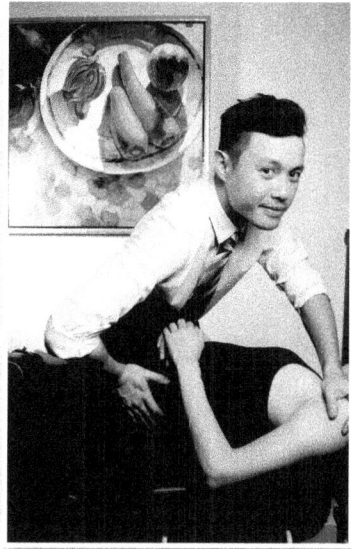

Le monde de la médecine peut souvent être déconcertant. Un profane trouve souvent les mots de jargon technique plutôt ambigus et il est habituellement incapable de comprendre la terminologie sans aide.

Toutefois, dans un monde avec des millions d'organismes vivants, il est virtuellement impossible de rester sain. Cependant, il est aussi intéressant d'observer qu'être malade n'est pas le même qu'être malsain. Même le plus sain des individus peuvent être affligés par des troubles ou des maladie mortels. Tout ce qui est nécessaire pour combattre l'impact de telles maladies est un style de vie sain, un système d'immunité fort et surtout, un attitude positive.

Être sain est un état que nous pouvons consciencieusement maintenir sur une longue période de temps. Quelques-uns des impératifs importants pour de tels esprit et corps sains est un régime équilibré, des exercices réguliers, rester sans stress et positif et surtout un solide système immunitaire.

Quand nous avons un tel état physique et mental maximalement sain, nous sommes bien équipés pour lutter contre les maladies et les difformités comme la scoliose. Fondamentalement, une maladie de désalignement, la scoliose crée un déséquilibre dans la structure originale de notre colonne. Cela demande une série d'étapes, partant du diagnostique et l'analyse d'un bon traitement pour restaurer l'équilibre original du corps. C'est sur ce chemin du traitement que vous devez vous éduquer à nouveau sur l'importance de faire des choix avec une grande perspicacité. « Le manuel complet sur la scoliose et la chirurgie pour les patients » sera un guide juste alors que vous essayer de traiter votre scoliose de façon naturelle.

La médecine, la chirurgie et la thérapie sont vos compagnons essentiels comme vous avancez sur le chemin du traitement de la scoliose. Toutefois, alors que certains d'entre vous géreront très bien la scoliose avec une approche conservative et non invasive, d'autres devront avoir recours à la chirurgie.

Rappelez-vous de discuter avec votre chirurgien de toutes les complications possibles associées avec la chirurgie pour vous préparez mentalement. Équipez-vous avec les informations essentielles à propos de la chirurgie, son processus, l'équipement et ainsi de suite. Pour ce que vous en savez, vous et votre docteur pourriez ensemble décider que vous feriez mieux de vivre avec une courbure moyenne plutôt que de faire face aux hasards de la chirurgie ? Si vous êtes dans le groupe des personnes âgées ou souffrez d'une maladie plus débilitante, cela serait certainement le cas !

Rappelez-vous que votre santé est vraiment entre vos mains. Faites votre recherche, parler à des spécialistes et assurez-vous de faire de votre mieux pour traiter et gérer votre courbure. Mangez bien, faites vos exercices comme vous le pouvez et chercher un soutien. Au cas où vous opteriez pour la chirurgie, vous aurez besoin de faire toutes les modifications possibles à la maison et sur votre lieu de travail et récolter assez de soutien. Chercher quelques amis et membres de votre famille qui peuvent vous surveiller à l'hôpital, mais le plus important lorsque vous rentrerez chez vous. Pensez qu'il vous faudra de l'aide même en vous levant d'une chaise. Il y a un tas de préparation que vous devriez faire à ce sujet.

Après avoir lu ce livre, envoyez toute recommandation ou commentaire que vous pourriez avoir à scoliosis.feedback@gmail.com. Vous êtes le bienvenu à chercher dans la masse d'informations dans les livres informatifs suivants:

- Votre programme pour une prévention et un traitement naturels de la scoliose
- Votre journal de traitement naturel de la scoliose
- Guide essentiel sur la scoliose et une grossesse sans complications

Alors que le DVD « Exercices pour la prévention et la correction de la scoliose » peut être une aide audiovisuelle utile, les App suivantes sont tout à fait ce qu'il faut à la génération techno de nos jours:

- Scolio-track pour iPhone et Android
- Scoliomètre pour iPhone et Android
- Scoliomètre pour iPad

Vous pouvez aussi apprendre plus de chacune d'elles et encore plus sur le site www. HIYH.info.

Ce serait un plaisir d'avoir de vos nouvelles et vos suggestions rendent mon travail encore plus utile. Il est temps d'agir. Prenez votre vie entre vos mains et progressez sur le chemin d'une vie saine

Dr. Kevin Lau D.C.

References

1. Coventry MB. Anatomy of the intervertebral disk. Clin Orthop 67:9-15, 1969.

2. Jinkins JR: MRI of enhancing nerve roots in the unoperated lumbosacral spine. AJNR 14:193-202, 1993.

3. Langenskio¨ ld A, Michelsson JE. "Experimental progressive scoliosis in the rabbit," J Bone Joint Surg [Br] 1969;43:116-20.

4. Yamada K, Ikata I, Yamamoto H, et al. "Equilibrium function in scoliosis and active plaster jacket for the treatment.,"Tokushima J Exp Med 1969;16:1-7.

5. Yamada K, Yamamoto H, Nakagawa Y, et al. "Etiology of idiopathic scoliosis," Clin Orthop 1984;184:50-7.

6. Piggott, H.: "The natural history of scoliosis in myelodysplasia," J. Bone Jt Surg. 62: 54-58 (1980).

7. Kinetic Imbalance due to Suboccipital Strain Newborns. The Journal of Manual Medicine

8. Ikuyo Kou, Yohei Takahashi, Todd A Johnson, Atsushi Takahashi, Long Guo, Jin Dai, Xusheng Qiu, Swarkar Sharma, Aki Takimoto, Yoji Ogura, Hua Jiang, Huang Yan, Katsuki Kono, Noriaki Kawakami, Koki Uno, Manabu Ito, Shohei Minami, Haruhisa Yanagida, Hiroshi Taneichi, Naoya Hosono, Taichi Tsuji, Teppei Suzuki, Hideki Sudo, Toshiaki Kotani, Ikuho Yonezawa, Douglas Londono, Derek Gordon, John A. Herring, Kota Watanabe, Kazuhiro Chiba, Naoyuki Kamatani, Qing Jiang, Yuji Hiraki, Michiaki Kubo, Yoshiaki Toyama, Tatsuhiko Tsunoda, Carol A. Wise, Yong Qiu, Chisa Shukunami, Morio Matsumoto, and Shiro Ikegawa.

9. "Genetic variants in GPR126 are associated with adolescent idiopathic scoliosis"

10. Nature Genetics (2013)

11. Wynne–Davies R. "Familial (idiopathic) scoliosis. A family survey," J Bone Joint Surg [Br] 1968;50:24-30.

12. Cowell HR, Hall JN, MacEwen GD. "Genetic aspects of idiopathic scoliosis," Clin Orthop 1972;86:121-31.

13. Scoliosis & Epigenetics, Written by Dr. A. Joshua Woggon, Copyright 2012.

14. New York Times - http://health.nytimes.com/health/guides/disease/scoliosis/causes.html

15. Scoliosis as a Neurologic Condition: 4 Points on Two New Genes Making the Connection. Becker's Orthopedic, Spine and Pain Management Review. © Copyright ASC COMMUNICATIONS 2011.

16. Machida M, Dubousset J, Imamura Y, et al. "An experimental study in chickens for the pathogenesis of idiopathic scoliosis," Spine 1993;18:1609-15.

17. Scoliosis Associated With Typical Mayer-Rokitansky-Küster-Hauser Syndrome. Keri Fisher, PA-S, Richard H. Esham, MD, Ian Thorneycroft, PhD, MD, Departments of Physicians Assistant

Studies, Medicine, and Obstetrics and GynecologyUniversity of South Alabama, Mobile. Posted: 02/01/2000; South Med J. 2000;93(2) © 2000 Lippincott Williams & Wilkins.

18.   Arai S, Ohtsuka Y, Moriya H, et al. "Scoliosis associated with syringomyelia," Spine 1993; 18: 1591-2.

19.   Emery E, Redondo A, Rey A. "Syringomyelia and Arnord Chiari in scoliosis initially classified as idiopathic: Experience with 25 patients," Eur Spine J 1997; 6: 158-62.

20.   Harrenstein RJ. Die Skoliose bei, Sauglingen und ihre Behandlung. Z Orthop Chir 1 930;52:1.

21.   Lloyd-Roberts GC, Pilcher MF. "Structural idiopathic scoliosis in infancy,". J Bone Joint Surg [Br] 1965;47-B:520-23.

22.   Juvenile Idiopathic Scoliosis. Curve Patterns and Prognosis in One Hundred and Nine Patients. C. M. ROBINSON, B.MED.SCI., F.R.C.S.†; M. J. MCMASTER, M.D., F.R.C.S.†, EDINBURGH, SCOTLAND. The Journal of Bone & Joint Surgery.1996; 78:1140-8. Copyright © The Journal of Bone and Joint Surgery, Inc.

23.   Cobb JR: Outline for the study of scoliosis. Instructional course lectures. American Academy of Orthopedic Surgeons 5:261–275, 1948

24.   Pritchett JW, Bortel DT: "Degenerative symptomatic lumbar scoliosis," Spine 18:700–703, 1993

25.   O'Brien MF, Newman, PO, "Nonsurgical Treatment of Idiopathic Scoliosis," Surgery of the Pediatric Spine, ed. Daniel H. Kim et al. (Thieme Medical Publishers, 2008), 580. books.google. com.

26.   Good CR, "The Genetic Basis of Idiopathic Scoliosis," Journal of the Spinal Research Foundation, 2009:4:1:13-5, www.spinemd.com.

27.   Pearsall, D.J., Reid, J.G., and D.M. Hedden. (1992). "Comparison of three noninvasive methods for measuring scoliosis," Physical Therapy 72(9):648-657.

28.   Wong, H., Hui, J.H.P., Rajan, U., and H. Chia. (2005). "Idiopathic scoliosis in Singapore schoolchildren," SPINE 30(10):1188-1196.

29.   Yawn, B.P., Yawn, R.A., Hodge, D., Kurland, M., Shaughnessy, W.J., Ilstrup, D., and S.J. Jacobsen. (1999). "A population-based study of school scoliosis screening," JAMA 282(15):1427-1432.

30.   Screening for adolescent idiopathic scoliosis. Policy statement. US Preventive Services Task Force. JAMA. 1993;269:2664–6.

31.   Yawn BP, Yawn RA, Hodge D, Kurland M, Shaughnessy WJ, Ilstrup D, et al. "A population based study of school scoliosis screening," JAMA. 1999;282:1427–32.

32.   Karachalios T, Sofianos J, Roidis N, Sapkas G, Korres D, Nikolopoulos K. "Ten-year follow-up evaluation of a school screening program for scoliosis," Is the forward-bending test an accurate diagnostic criterion for the screening of scoliosis? Spine. 1999;24:2318–24.

33.   Screening for adolescent idiopathic scoliosis. Policy statement. US Preventive Services Task Force. JAMA. 1993;269:2664–6.

34.   Hagan, J.F., Shaw, J.S., and P.M. Duncan, eds. 2008. Bright Futures: Guidelines for Health

35. Bunnell, W.P. (2005). Selective screening for scoliosis. Clinical Orthopaedics and Related Research 434:40-45.

36. Negrini S, Minozzi S, Bettany-Saltikov J, et al. "Braces for idiopathic scoliosis in adolescents," Spine (Phila Pa 1976). 2010;35(13):1285-1293. 10.1097/BRS.0b013e3181dc48f4.

37. Karachalios, T., Sofianos, J., Roidis, N., Sapkas, G., Korres, D., and K. Nikolopoulos.

38. (1999). "Ten-year follow-up evaluation of a school screening program for scoliosis," SPINE 24(22):2318-2324.

39. Karachalios, T., Sofianos, J., Roidis, N., Sapkas, G., Korres, D., and K. Nikolopoulos. (1999). "Ten-year follow-up evaluation of a school screening program for scoliosis. SPINE 24(22):2318-2324.

40. An evaluation of the Adams forward bend test and the scoliometer in a scoliosis school screening setting. Grossman TW, Mazur JM, Cummings RJ. Department of Orthopaedics, Naval Hospital, Great Lakes, Illinois, USA. J Pediatr Orthop. 1995 Jul-Aug;15(4):535-8.

41. Amendt, L.E., Ause-Ellias, K.L., Eybers, J.L., Tadsworth, C.T., Nielsen, D.H., and S.L. Weinstein. (1990). "Validity and reliability testing of the scoliometer," Physical Therapy 70(2):108-117.

42. Spine: Affiliated Society Meeting Abstracts: 23–26 September 2009 - Volume 10 - Issue - p 204 Electronic Poster Abstracts. What Does a Scoliometer Really Measure?: E-Poster #73. Cahill, Patrick J. MD (Shriners' Hospital for Children); Ranade, Ashish MD; Samdani, Amer MD; Asghar, Jahangir MD; Antonacci, Darryl M. MD; Clements, David H. MD; MD; Betz, Randal R. MD. © 2009 Lippincott Williams & Wilkins, Inc.

43. Bunnell, W.P. (1984). "An objective criterion for scoliosis screening," J. Bone & Joint Surgery 66(9):1381-1387.

44. Reamy BV, Slakey JB. "Adolescent idiopathic scoliosis: review and current concepts," Am Fam Physician. 2001;64(1):111-116.

45. Lenssinck ML, Frijlink AC, Berger MY, Bierman-Zeinstra SM, Verkerk K, Verhagen AP. "Effect of bracing and other conservative interventions in the treatment of idiopathic scoliosis in adolescents: a systematic review of clinical trials," Phys Ther. 2005;85(12):1329-1339.

46. June 13, 2010: Interview with Dr. Alain Moreau, creator of Scoliosis blood test (http://www.scoliosis.org/forum/showthread.php?10705-Interview-with-Dr.-Alain-Moreau-creator-of-Scoliosis-blood-test)

47. Kane WJ. "Scoliosis prevalence: a call for a statement of terms," Clin Orthop. 1997;126:43-6.

48. Scoliosis Surgery, The Definitive Pateint's Reference. David K. Wolpen

49. Shea KG, Stevens PM, Nelson M, Smith JT, Masters KS, Yandow S. "A comparison of manual versus computer-assisted radiographic measurement: Intraobserver measurement variability for Cobb angles," Spine. 1998; 23:551-555.

50. Variability in Cobb angle measurements in children with congenital scoliosis, RT Loder; A Urquhart; H Steen; G Graziano; RN Hensinger; A Schlesinger; MA Schork; and Y Shyr. 1995 British Editorial Society of Bone and Joint Surgery

51. Chen YL. Vertebral centroid measurement of lumbar lordosis compared with the Cobb technique. Spine, Sept. 1, 1999:24(17), pp1786-1790.

52. J Bone Joint Surg Am. 1984 Sep;66(7):1061-71.The prediction of curve progression in untreated idiopathic scoliosis during growth. Lonstein JE, Carlson JM.

53. Cobb, J.R.: Outlines for the study of scoliosis measurements from spinal roentgenograms. Physical Therapy, 59: 764–765, 1948.

54. Table Peterson, Nachemson JBJS 1995; 77A:823-7

55. Spine (Phila Pa 1976). 2009 Apr 1;34(7):697-700. Curve progression in idiopathic scoliosis: follow-up study to skeletal maturity.

56. The pathogenesis of adolescent idiopathic scoliosis. A systematic review of the literature Kouwenhoven JWM Castelein RM.

57. Bull Acad Natl Med. 1999;183(4):757-67; discussion 767-8. [Idiopathic scoliosis: evaluation of the results]

58. Several factors may predict scoliosis progression Wu H. Eur Spine J. doi:10.1007/s00586-010-1512-9.

59. Assessment of curve progression in idiopathic scoliosis. Soucacos PN, Zacharis K, Gelalis J, Soultanis K, Kalos N, Beris A, Xenakis T, Johnson EO. Source: Department of Orthopedic Surgery, University of Ioannina, School of Medicine, Greece. Eur Spine J. 1998;7(4):270-7.

60. Roach JW. Adolescent idiopathic scoliosis. Orthop Clin North Am. 1999;30:353–65.

61. Nykoliation JW, Cassidy JD, Arthur BE, et al: An Algorithm for the Managemment of Scoliosis. J. Manipulative Physiol Ther 9:1, 1986

62. Spine (Phila Pa 1976). 2006 Aug 1;31(17):1933-42. Progression risk of idiopathic juvenile scoliosis during pubertal growth.

63. Kesling KL, Reinker KA. Scoliosis in twins. A meta-analysis of the literature and report of six cases. Spine. 1997;22:2009–14.

64. Cho KJ, Suk SI, Park SR, Kim JH, Kim SS, Choi WK, et al. Complications in posterior fusion and instrumentation for degenerative lumbar scoliosis. Spine (Phila Pa 1976) 2007;32:2232–7.

65. Brooks HL, Azen SP, Gerberg E, Brooks R, Chan L. Scoliosis: a prospective epidemiological study. J Bone Joint Surg Am 1975;57:968–72.

66. Specific exercises in the treatment of scoliosis--differential indication. Weiss HR, Maier-Hennes A.Source: Asklepios Katharina Schroth Spinal Deformities Rehabilita.tion Centre, Korczakstr. 2, 55566 Bad Sobernheim, Germany. hr.weiss@asklepios.com

67. The postural stability control and gait pattern of idiopathic scoliosis adolescents. Po-Quang Chen, Jaw-Lin Wang, Yang-Hwei Tsuang, Tien-Li Liao,Pei-I Huang, Yi-Shiong Hang. Section of Spinal Surgery, Department of Orthopedic, National Taiwan University Hospital, Taipei, Taiwan, ROC.

68. Relations Between Standing Stability and Body Posture Parameters in Adolescent Idiopathic Scoliosis Nault, Marie-Lyne BSc,*†; Allard, Paul PhD, PEng,*†; Hinse, Sébastien MSc,*†; Le Blanc, Richard PhD,†; Caron, Olivier PhD,‡; Labelle, Hubert MD,§; Sadeghi, Heydar PhD*†.

69. "Influence of Different Types of Progressive Idiopathic Scoliosis on Static and Dynamic Postural Control," Gauchard, Gérome C. PhD*†; Lascombes, Pierre MD‡; Kuhnast, Michel MD§; Perrin, Philippe P. MD, PhD*†. Spine: 1 May 2001 - Volume 26 - Issue 9 - pp 1052-1058.

70. Weiss HR: "The effect of an exercise programme on VC and rib mobility in patients with IS," Spine 1991, 16:88-93.

71. Worthington V, Shambaugh P: "Nutrition as an environmental factor in the etiology of idiopathic scoliosis,"

72. J Manipulative Physiol Ther 1993, 16(3):169-73.

73. Heijmans BT, Tobi EW, Lumey LH, Slagboom PE: "The epigenome: archive of the prenatal environment," Epigenetics 2009, 4(8):526-31.

74. Correction of Spinal Curvatures by Transcutaneous Electrical Muscle Stimulation AXELGAARD, JENS MS, PhD; NORDWALL, ANDERS MD; BROWN, JOHN C. MD.

75. Surface Electrical Stimulation Versus Brace in Treatment of Idiopathic Scoliosis. DURHAM, JOHN W. MD; MOSKOWITZ, ALAN MD; WHITNEY, JOHN BS.

76. http://sciencestage.com/d/573038/transcutaneous-electrical-stimulation-tces-for-the-treatment-of-adolescent-idiopathic-scoliosis-prel.html

77. "Transcutaneous electrical muscle stimulation for the treatment of progressive spinal curvature deformities," 1984, Vol. 6, No. 1 , Pages 31-46. Rancho Los Amigos Rehabilitation Engineering Center, Rancho Los Amigos Hospital, University of Southern California.

78. Morningstar, Mark W. "Outcomes for adult scoliosis patients receiving chiropractic rehabilitation: a 24-month retrospective analysis," Journal of Chiropractic Medicine. January 2011; 10: 179-184.

79. Blount, W. P.; Moe, J. H.: The Milwaukee Brace. Baltimore, Williams & Wilkins, 1973.

80. Goldberg, C. J.; Moore, D. P.; Fogarty, E. E.; Dowling, F. E.: "Adolescent idiopathic scoliosis: the effect of brace treatment on the incidence of surgery," Spine, 26(1):42-47, 2001.

81. Braces for idiopathic scoliosis in adolescents Negrini S, Minozzi S, Bettany-Saltikov J, Zaina F, Chockalingam N, Grivas TB, Kotwicki T, Maruyama T, Romano M, Vasiliadis ES - See more at: http://summaries.cochrane.org/CD006850/braces-for-idiopathic-scoliosis-in-adolescents#sthash.8CQkzUr1.dpuf

82. Nachemson, A.; Peterson, L. E.; and members of the Brace Study Group of the Scoliosis Research Society: "Effectiveness of treatment with a brace in girls who have adolescent idiopathic scoliosis. A prospective, controlled study based on data from the Brace Study of the Scoliosis Research Society," J. Bone and Joint Surg., 77-A: 815-822, June 1995.

83. Effectiveness of the Charleston Night-time Bending Brace in the Treatment of Adolescent Idiopathic Scoliosis. Lee CS, Hwang CJ, Kim DJ, Kim JH, Kim YT, Lee MY, Yoon SJ, Lee DH. Scoliosis Center, Asan Medical Center, College of Medicine, University of Ulsan, Seoul, Korea.J Pediatr Orthop. 2012 Jun;32(4):368-72.

84. Rowe, D. E.; Bernstein, S.M.; Riddick, M. F.; Adler, F.; Emans, J. B.; Gardner-Bonneau, D.: "A meta-analysis of the efficacy of non-operative treatments for idiopathic scoliosis," JBJS, 79A-5:664-674, 1997.

85. The estimated cost of school scoliosis screening Spine 2000 Sep 15;25(18):2387-91 Yawn & Yawn. Department of Research, Olmsted Medical Center, Rochester, Minnesota 55904, USA. Spine (Phila Pa 1976). 2000 Sep 15;25(18):2387-91.

86. Patil CG, Santarelli J, Lad SP, et al. Inpatient complications, mortality, and discharge disposition after surgical correction of idiopathic scoliosis: a national perspective. *Spine J.* 2008 Mar 19 [Epub ahead of print]

87. Risks for Complications After Scoliosis Surgery Identified. Complications after scoliosis surgery more likely in nonambulatory patients, large pre-op curve. Spine. Publish date: Apr 1, 2011

88. The estimated cost of school scoliosis screening Spine 2000 Sep 15;25(18):2387-91 Yawn & Yawn. Department of Research, Olmsted Medical Center, Rochester, Minnesota 55904, USA. Spine (Phila Pa 1976). 2000 Sep 15;25(18):2387-91.

89. http://www.europeanmedicaltourist.com/spine-surgery/scoliosis.html

90. Sharrock NE. Anesthesia. In: Callaghan JJ, Rosenberg AG, Rubash HE, eds. The Adult Hip Philadelphia: Lippincott - Raven Publishers, 1998.

91. [Anesthesia for scoliosis surgery: preoperative assessment and risk screening of patients undergoing surgery to correct spinal deformity]. Rev Esp Anestesiol Reanim. 2005 Jan;52(1):24-42; quiz 42-3, 47.

92. Engelhardt T, Webster NR. Pulmonary aspiration of gastric contents in anaesthesia. Br J Anaesth 1999; 83: 453–60

93. Genever EE. Suxamethonium-induced cardiac arrest in unsuspected pseudohypertrophic muscular dystrophy. Br J Anaesth 1971; 43: 984–6

94. Kafer ER.Review article: Respiratory and cardio vascular functions in scoliosis and the principles of anesthetic management. Anesthesiology 1980; 52:339-351.

95. Peterson DO, Drummond DC, Todd MM. Effects of halothane, enflurane, isoflurane and nitrous oxide on somatosensory evoked potentials in humans. Anesthesiology 1986; 65: 35–40

96. Pelosi L, Stevenson M, Hobbs GJ, *et al.* Intraoperative motor evoked potentials to transcranial electrical stimulation during two anesthetic regimens. Clin Neurophysiol 2001; 112: 1076–87

97. Anterior approach to the thoracolumbar spine: technical considerations. Burrington JD, Brown C, Wayne ER, Odom J., Arch Surg. 1976 Apr;111(4):456-63.

98. Posterior vertebrectomy in kyphosis, scoliosis and kyphoscoliosis due to hemivertebra. Aydogan M, Ozturk C, Tezer M, Mirzanli C, Karatoprak O, Hamzaoglu A. Istanbul Spine Center, Florence Nightingale Hospital, Istanbul, Turkey. J Pediatr Orthop B. 2008 Jan;17(1):33-7.

99. Combined anterior and posterior instrumentation in severe and rigid idiopathic scoliosis, Viola Bullmann, Henry F. H. Halm, Tobias Schulte, Thomas Lerner, Thomas P. Weber, Ulf R. Liljenqvist. European Spine Journal April 2006, Volume 15, Issue 4, pp 440-448

100. Posterior only versus combined anterior and posterior approaches to lumbar scoliosis in adults: a radiographic analysis. Pateder DB, Kebaish KM, Cascio BM, Neubaeur P, Matusz DM, Kostuik JP. Department of Orthopaedic Surgery, Johns Hopkins Hospital, Johns Hopkins University School of Medicine, Baltimore, MD, USA.Spine[2007, 32(14):1551-1554]

101. Vendoscopic Anterior Surgery for Idiopathic Thoracic Scoliosis; Preliminary Report on Pre-operative CT Examination and Small Thoracotomy for Safe and Accurate Screw Insertion. Authors: KAMIMURA M (Shinshu Univ. School Of Medicine) KINOSHITA T (Shinshu Univ.

School Of Medicine) ITOH H (Shinshu Univ. School Of Medicine) YUZAWA Y (Shinshu Univ. School Of Medicine) TAKAHASHI J (Shinshu Univ. School Of Medicine). Journal Title: Spinal Deformity. Journal Code: L0113A.

102. Mechanical Complications during Endoscopic Scoliosis Surgery. J.R. Crawford, M.T. Izatt, C.J. Adam,R.D. Labrom and G.N. Askin.

103. Thoracoplasty in thoracic adolescent idiopathic scoliosis. Thoracoplasty in thoracic adolescent idiopathic scoliosis.

104. Se-Il Suk, Jin-Hyok Kim, Sung-Soo Kim, Jeong-Joon Lee, Yong-Tak Han. Seoul Spine Institute, Inje University Sanggye Paik Hospital, Seoul, Korea.

105. U.S. Army Medical Department Center and School, Fort Sam Houston, Texas. Spine[1994, 19(14):1636-1642]. Geissele AE, Ogilvie JW, Cohen M, Bradford DS.

106. Surgical technique: modern Luqué trolley, a self-growing rod technique. Ouellet J. Division of Orthopaedic Surgery, McGill University Health Centre, Montreal Children Hospital, 2300 Tupper Street, Montreal, QC H3H 1P3, Canada. jean.ouellet@muhc.mcgill.ca. Clin Orthop Relat Res. 2011 May;469(5):1356-67.

107. Hardware complications in scoliosis surgery. Bagchi K, Mohaideen A, Thomson JD, Foley LC. Present address: 5302 Bishop's View Circle, Cherry Hill, NJ 08002, USA. Pediatr Radiol. 2002 Jul;32(7):465-75. Epub 2002 Apr 4.

108. Scoliosis surgery : correction not correlated with instrumentation, quality of life not correlated with correction or instrumentation. Rolf SOBOTTKE, Jan SIEWE, Jan HOKEMA, Ulf SCHLEGEL, Thomas ZWEIG, Peer EYSEL. The University of Cologne, Germany, and the University of Bern, Switzerland.

109. Segmental pedicle screw instrumentation in idiopathic thoracolumbar and lumbar scoliosis. Halm H, Niemeyer T, Link T, Liljenqvist U. Center for Spine Surgery and Scoliosis Center, Klinikum Neustadt, Germany. Eur Spine J. 2000 Jun;9(3):191-7.

110. Comparative analysis of pedicle screw versus hook instrumentation in posterior spinal fusion of adolescent idiopathic scoliosis. Kim YJ, Lenke LG, Cho SK, Bridwell KH, Sides B, Blanke K. Washington University School of Medicine, Department of Orthopaedic Surgery and Shriners Hospitals for Children, St. Louis Unit, St. Louis, MO, USA. Spine (Phila Pa 1976). 2004 Sep 15;29(18):2040-8.

111. Pedicle screw instrumentation for adult idiopathic scoliosis: an improvement over hook/hybrid fixation. Rose PS, Lenke LG, Bridwell KH, Mulconrey DS, Cronen GA, Buchowski JM, Schwend RM, Sides BA. Spine (Phila Pa 1976). 2009 Apr 15;34(8):852-7; discussion 858. doi: 10.1097/ BRS.0b013e31818e5962.

112. Pedicle screw instrumentation in adolescent idiopathic scoliosis (AIS), Se-Il Suk, Jin-Hyok Kim, Sung-Soo Kim, Dong-Ju Lim. European Spine Journal. January 2012, Volume 21, Issue 1, pp 13-22

113. Comparative analysis of pedicle screw versus hook instrumentation in posterior spinal fusion of adolescent idiopathic scoliosis. Kim YJ, Lenke LG, Cho SK, Bridwell KH, Sides B, Blanke K. Washington University School of Medicine, Department of Orthopaedic Surgery and Shriners

Hospitals for Children, St. Louis Unit, St. Louis, MO, USA. Spine (Phila Pa 1976). 2004 Sep 15;29(18):2040-8.

114. Square-lashing technique in segmental spinal instrumentation: a biomechanical study. Eur Spine J. 2006 July; 15(7): 1153–1158.Published online 2006 February 10. doi: 10.1007/s00586-005-0010-y

115. Cobalt chromium sublaminar wires for spinal deformity surgery. Spine (Phila Pa 1976). 2006 Sep 1;31(19):2209-12. Cluck MW, Skaggs DL. University Hospitals of Cleveland Spine Institute, Cleveland, OH, USA.

116. Safety of sublaminar wires with Isola instrumentation for the treatment of idiopathic scoliosis. Girardi FP, Boachie-Adjei O, Rawlins BA. Scoliosis Service, Hospital for Special Surgery, New York, New York, USA.

117. Use of the Universal Clamp for deformity correction and as an adjunct to fusion: preliminary results in scoliosis. J Child Orthop. 2010 February; 4(1): 73–80. Published online 2009 November 28. doi: 10.1007/s11832-009-0221-6

118. Use of the Universal Clamp for deformity correction and as an adjunct to fusion: preliminary results in scoliosis. Jean-Luc Jouve, Jérôme Sales de Gauzy, Benjamin Blondel, Franck Launay, Franck Accadbled, Gérard Bollini. Journal of Children's Orthopaedics. February 2010, Volume 4, Issue 1, pp 73-80

119. Analysis of complications in scoliosis surgery. Xu RM, Sun SH, Ma WH, Liu GY, Gu YJ, Huang L, Ying JW, Jiang WY. Department of Orthopedics, the Sixth Hospital of Ningbog, Ningbo 315040, Zhejiang, China.

120. Scoliosis Research Society Morbidity and Mortality of Adult Scoliosis Surgery. Sansur, Charles A.; Smith, Justin S.; Coe, Jeff D.; Glassman, Steven D.; Berven, Sigurd H.; Polly, David W. Jr.; Perra, Joseph H.; Boachie-Adjei, Oheneba; Shaffrey, Christo.

121. Complications of scoliosis surgery in Prader-Willi syndrome. Accadbled F, Odent T, Moine A, Chau E, Glorion C, Diene G, de Gauzy JS. Spine (Phila Pa 1976). 2008 Feb 15;33(4):394-401. doi: 10.1097/BRS.0b013e318163fa24.

122. Results of surgical treatment of adults with idiopathic scoliosis. J Bone Joint Surg Am 1987 Jun;69(5):667-75

123. Sponseller PD, Cohen MS, Nachemson AL, Hall JE, Wohl ME.

124. Intraoperative blood loss during different stages of scoliosis surgery: A prospective study. Hitesh N Modi, Seung-Woo Suh*, Jae-Young Hong, Sang-Heon Song and Jae-Hyuk Yang

125. Complications and risk factors of primary adult scoliosis surgery: a multicenter study of 306 patients. Charosky S, Guigui P, Blamoutier A, Roussouly P, Chopin D; Study Group on Scoliosis. Spine (Phila Pa 1976). 2012 Apr 15;37(8):693-700. doi: 10.1097/BRS.0b013e31822ff5c1.

126. Complications of pedicle screw fixation in scoliosis surgery: a systematic review. Hicks JM, Singla A, Shen FH, Arlet V. Spine (Phila Pa 1976). 2010 May 15;35(11):E465-70. doi: 10.1097/BRS.0b013e3181d1021a.

127. Hardware complications in scoliosis surgery. Bagchi K, Mohaideen A, Thomson JD, Foley LC. Pediatr Radiol. 2002 Jul;32(7):465-75. Epub 2002 Apr 4.

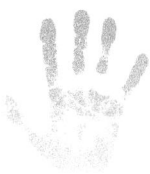

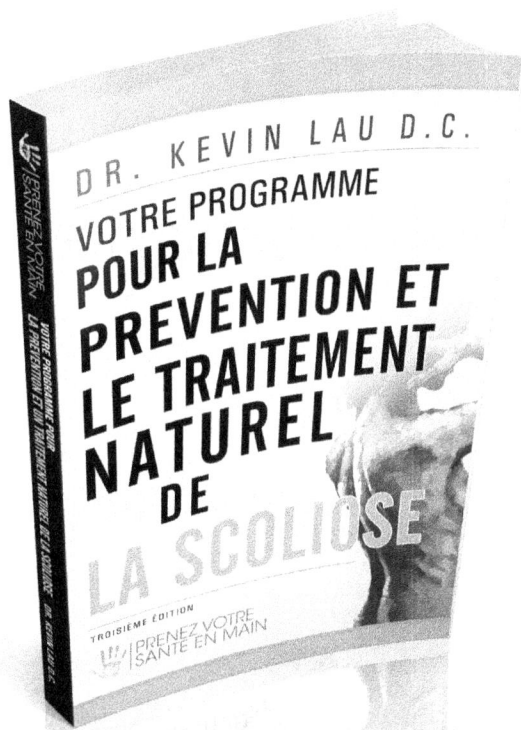

PRENEZ VOTRE SANTE EN MAIN

UN PROGRAMME DE NUTRITION ET D'EXERCICES COMPLETEMENT NATUREL, SUR ET APPROUVE POUR LE TRAITEMENT ET LA PREVENTION DE LA SCOLIOSE !

DR. KEVIN LAU D.C.

VOTRE PROGRAMME POUR LA PREVENTION ET LE TRAITEMENT NATUREL DE LA SCOLIOSE

TROISIÈME ÉDITION

PRENEZ VOTRE SANTE EN MAIN

Dans ce livre, vous pourrez :

- Découvrir les dernières recherches réalisées sur les causes réelles de la scoliose.
- Découvrir comment le port du corset et la chirurgie se limitent à traiter les symptômes, sans s'attaquer aux causes de la scoliose.
- Discerner les traitements qui fonctionnent de ceux qui ne fonctionnent pas et apprendre pourquoi.
- Connaître les symptômes les plus courants chez les patients atteints de scoliose.
- Apprendre comment un dépistage de scoliose chez l'adolescent peut lui assurer une meilleure qualité de vie dans le futur.
- Apprendre pourquoi l'absence d'une bonne nutrition entraîne la maladie et affecte la croissance normale de la colonne vertébrale.
- Lire le seul livre publié dans le monde qui traite de la scoliose en contrôlant la façon dont les gènes liés à la scoliose s'expriment.
- Comprendre en profondeur le fonctionnement des muscles et des ligaments chez les patients atteints de scoliose.

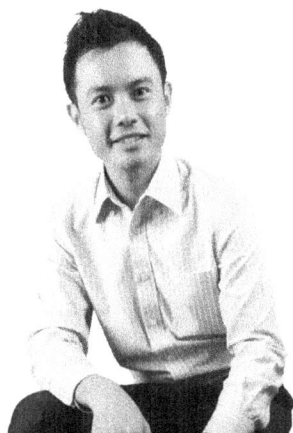

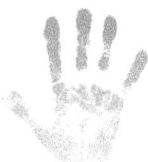

PRENEZ VOTRE SANTE EN MAIN

www.HIYH.info

Le DVD Exercices pour la prévention et le correction de la scoliose est une sélection minutieuse des exercices que vous pouvez faire dans le confort de votre domicile pour faire reculer la scoliose.

DR. KEVIN LAU

EXERCICES POUR LA PREVENTION ET LA CORRECTION DE LA SCOLIOSE

INTERNATIONALE

PRENEZ VOTRE SANTE EN MAIN

Divisé en trois sections simples à assimiler, le DVD vous fera passer par diverses étapes afin de commencer à reconstruire et à rééquilibrer votre colonne vertébrale. Les sections complètes couvrent tout, des étirements pour équilibrer votre corps à la Construction de votre centre, ainsi qu'un certain nombre de différents exercices d'alignement du corps qui ont tous été minutieusement conçus et sélectionnés par le Dr Kevin Lau.

Pour tous ceux qui souffrent de scoliose, les avantages principaux du DVD sont :

- Il offre une prolongation concise de 60 minutes du livre du Dr Lau portant le même nom, Votre programme pour une prévention et un traitement naturels de la scoliose.
- La section Equilibrer le corps du DVD explique en détail les techniques d'étirement correctes pour soulager la raideur chez les personnes atteintes de scoliose.
- La section Construire votre centre se concentre sur le renforcement musculaire qui donne de la stabilité à votre colonne vertébrale.
- Les exercices d'alignement du corps amélioreront l'alignement général de votre colonne vertébrale.
- Tous les exercices présentes sur le DVD sont adaptés pour une rééducation pré et post-opératoire en cas de scoliose.
- Sans risque, même pour ceux qui souffrent.
- Tous les exercices couverts dans Votre santé entre vos mains peuvent être pratiqués à la maison, et aucun équipement spécial n'est requis.

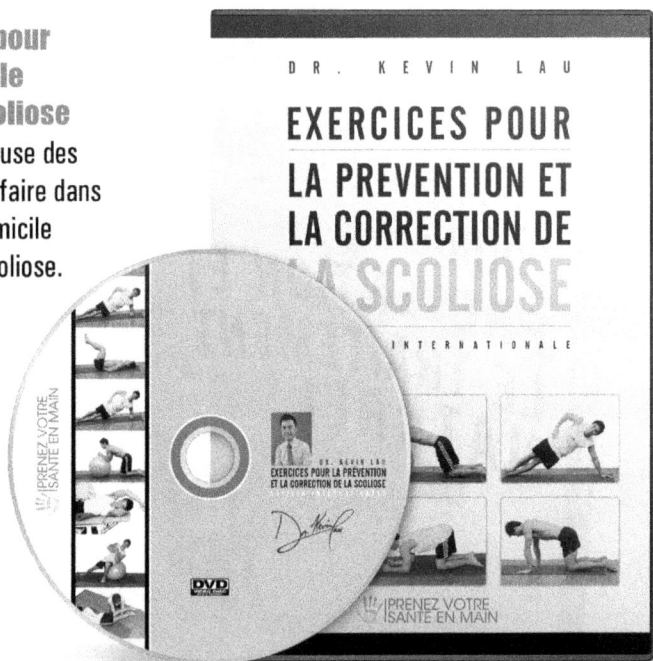

Livre de cuisine

PRENEZ VOTRE
SANTE EN MAIN

Renforcez votre colonne, un repas à la fois !

Le traitement de la scoliose demande une approche compréhensive, une qui restaurera l'alignement naturel de votre corps, en même temps qu'elle préviendra la dégénération inévitable due à l'âge.

« Votre traitement de la scoliose par la cuisine » – unique en son genre, le premier guide pour personnaliser votre régime avec plus de 100 délicieuses recettes qui renforceront votre colonne pour traiter votre scoliose ! Ce livre vous apporte les secrets surprenants, et qui ont fait leurs preuves dans le temps, de l'alimentation optimale pour la santé de la colonne sous forme d'un guide facile à suivre. Suivez simplement pas à pas les instructions pour trouver les aliments appropriés à vos métabolisme et gènes. Une fois cela accompli, la seule chose que vous ayez à faire est de choisir la recette de votre goût et les ingrédients suivant les résultats de votre Type de métabolisme.

Vous découvrirez :

- Réduire la douleur liée à la scoliose
- Augmenter la croissance et le développement de la colonne
- Renforcer vos muscles
- Détendre les muscles
- Équilibrer vos hormones

- Améliorer votre niveau d'énergie
- Prévenir la dégénération de la colonne
- Vous aider à atteindre la taille idéale de votre corps
- Renforcer votre système immunitaire
- Améliorer votre sommeil

PRENEZ VOTRE
SANTE EN MAIN

Le classeur

Surveillez vos progrès vers une pleine santé de votre colonne vertébrale !

Dans ce manuel compagnon du best-seller Amazon « Votre programme pour une prévention et un traitement naturel de la scoliose », le Docteur Lau vous offre les connaissances de bases qui vous seront nécessaires pour réussir votre programme de santé en 12 semaines.

Etape Un : Identifiez l'état de votre scoliose personnelle.

Etape Deux : Identifiez vos besoins nutritionnels unique et votre Metabolic Type

Etape Trois : Conservez votre motivation avec le programme d'exercices établi du Dr. Lau, qui inclut des tableaux d'exercices complets ainsi que des conseils de fitness.

Etape Quatre : Soyez concentré et inspiré en surveillant vos progrès jour après jour

Etape Cinq : Attendez et observez tandis que votre scoliose s'améliore, que votre douleur décroît et que votre dos se renforce

Pour plus d'informations sur le DVD, les Apps ou les livres veuillez vous rendre sur : www.HIYH.info

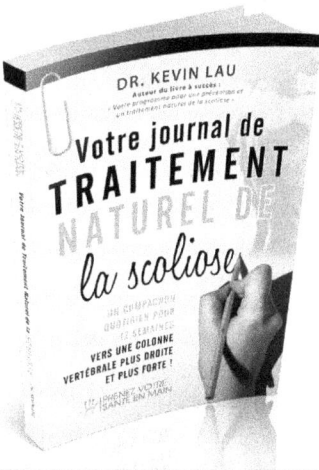

Le chirurgie

PRENEZ VOTRE SANTE EN MAIN

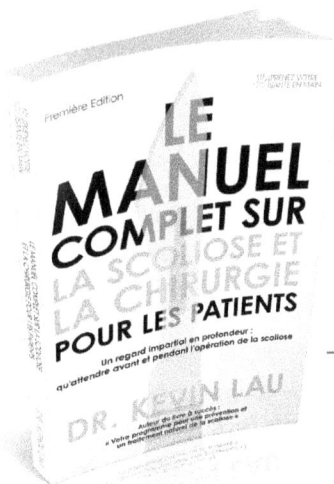

Un regard impartial en profondeur : qu'attendre avant et pendant l'opération de la scoliose

Une opération de la scoliose n'a pas besoin d'être une expérience problématique et pleine d'anxiété. En fait, avec la bonne connaissance et une information correcte, vous pouvez prendre en toute confidence et bien informé les décisions sur les meilleures options de traitement. Le dernier ouvrage de Dr. Kevin Lau vous aidera à découvrir des informations cruciales et actuelles qui vous guideront pour prendre les décisions au sujet de la santé de votre colonne vertébrale.

Vous découvrirez :

- **7 questions à vous poser** – La vérité est que, bien que la chirurgie soit appropriée pour certains patients, ce n'est pas nécessairement le cas pour tous. Considérez ces 7 simples questions pour vous aider à déterminer si la chirurgie est la meilleure option.

- **Les différents types de chirurgie de la scoliose** – Incluant comprendre les composants de la chirurgie comme pourquoi les broches posées dans votre corps pendant l'opération doivent-elle y rester.

- **Des histoires de la vie réelle** – Apprenez de plusieurs études de cas, les succès et les épreuves subies par les patients sur le chemin d'une vie normale et saine.

- **Comment évaluer** les risques associés avec les nombreux types de chirurgie de la scoliose.

- **Des astuces pratiques** – Comment vous permettre votre opération et comment choisir le meilleur moment, la place et le chirurgien.

PRENEZ VOTRE SANTE EN MAIN

La grossesse

Guide complet et facile à suivre pour contrôler votre scoliose pendant une grossesse !

« Guide essentiel sur la scoliose et une grossesse sans complications » est un guide qui aborde mois par mois tout ce que vous devez savoir pour prendre soin de votre colonne vertébrale et de votre bébé. Le livre vous soutient et vous accompagne tout au long de ce voyage merveilleux vers la naissance d'un bébé en bonne santé.

Ce livre offre des réponses et des conseils professionnels pour les femmes enceintes qui souffrent de scoliose. Vous y trouverez de nombreuses informations pour faire face aux bouleversements physiques et émotionnels vécus au cours d'une grossesse si vous êtes atteinte de scoliose. De la conception à l'accouchement et après la naissance, ce guide vous accompagnera pour devenir l'heureuse et fière maman d'un bébé en pleine santé.

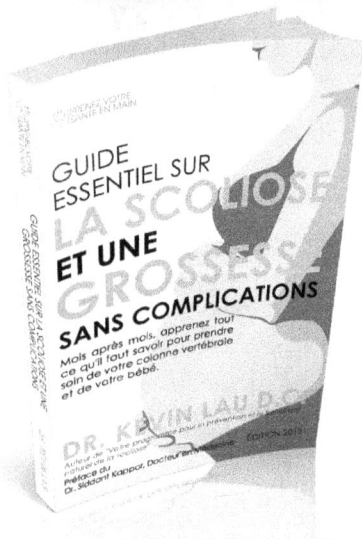

ScolioTrack

PRENEZ VOTRE SANTE EN MAIN

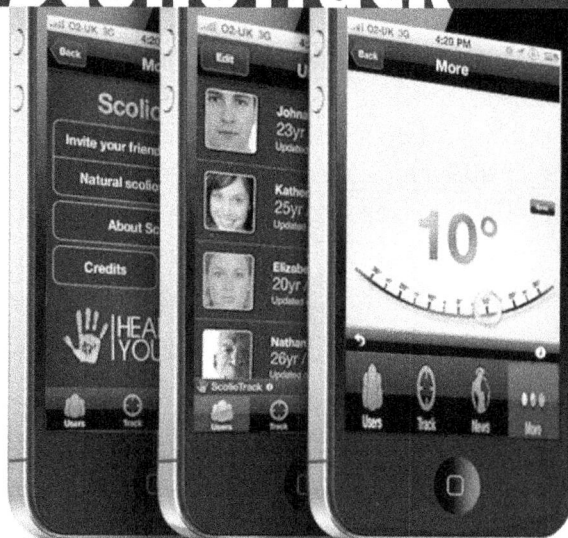

ScolioTrack est une manière sûre et innovante de suivre la scoliose d'une personne mois après mois en utilisant l'accéléromètre de l'iPhone et Android comme un médecin utiliserait un scoliomètre. Un scoliomètre est un instrument utilisé pour estimer le degré de courbure de la colonne vertébrale d'une personne. Il peut être utilisé pendant des examens de dépistage ou pour le suivi d'une scoliose, une malformation dans laquelle la colonne vertébrale se courbe de manière anormale.

Télécharger dans l'App Store — DISPONIBLE SUR Google play

Fonctionnalités de l'application :

* Il peut être utilisé par de multiples utilisateurs et il enregistre les données de manière pratique sur l'iPhone pour des examens de santé ultérieurs.
* Il suit et enregistre l'angle d'inclinaison du tronc d'une personne, une mesure clé dans le dépistage et dans la planification du traitement de la scoliose.
* Il suit la taille et le poids d'une personne – idéal pour les adolescents en pleine croissance atteints de scoliose, ou les adultes qui font attention à leur santé.
* Il affiche les flux d'information récents sur la scoliose pour maintenir les utilisateurs informés et à jour.

PRENEZ VOTRE SANTE EN MAIN

Le scoliomètre

Introduction d'un outil convivial pour dépistage de la scoliose : une app pour scoliometre

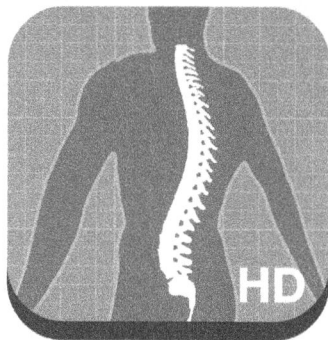

Le scoliomètre est un outil utile et très innovant destiné aux professionnels de la santé, aux médecins et à ceux qui veulent réaliser des bilans de la scoliose chez eux. Nous pouvons toujours vous fournir un remplacement très précis pour un prix beaucoup plus abordable. Les médecins et les professionnels de la santé qui cherchent un moyen simple, rapide et élégant pour mesurer la courbure de la colonne vertébrale peuvent utiliser cet outil précis. Les médecins ont utilisé le scoliomètre comme un outil efficace pour le dépistage de la scoliose pendant de nombreuses années, et maintenant vous pouvez le faire vous-même avec votre téléphone.

Télécharger dans l'App Store — DISPONIBLE SUR Google play

Suivez-nous

Restez informés des tous derniers conseils, nouvelles et informations du Dr Lau sur les médias sociaux. Rejoignez la page Facebook « Prenez votre santé en main » pour avoir l'opportunité de poser des questions au Dr Kevin Lau à propos du livre, de la scoliose en général, de l'App iPhone Scoliotrack et du DVD d'exercices.

facebook.   www.facebook.com/Scoliose

You Tube   www.youtube.com/DrKevinLau

Blogger   www.DrKevinLau.blogspot.com

twitter   www.twitter.com/DrKevinLau

Linked in   https://www.linkedin.com/in/drkevinlau/fr

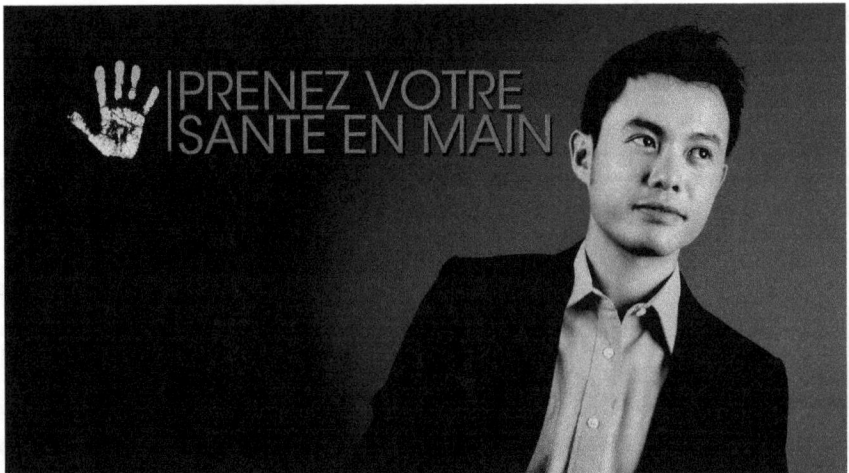

PRENEZ VOTRE SANTE EN MAIN

www.ingramcontent.com/pod-product-compliance
Lightning Source LLC
Chambersburg PA
CBHW060318200326
41519CB00011BA/1767